浙江省医疗机构管理与诊疗技术规范丛书

丛书第三版

# 烧伤管理诊疗常规与技术规范（第二版）

主　编◎韩春茂

U0211224

2024

ZHEJIANG UNIVERSITY PRESS

浙江大学出版社

·杭州·

图书在版编目（CIP）数据

烧伤管理诊疗常规与技术规范 / 韩春茂主编. -- 2
版. -- 杭州 ： 浙江大学出版社，2024.8
ISBN 978-7-308-23967-7

Ⅰ. ①烧… Ⅱ. ①韩… Ⅲ. ①烧伤－诊疗－技术操作
规程 Ⅳ. ①R644-65

中国国家版本馆CIP数据核字(2023)第115521号

**烧伤管理诊疗常规与技术规范（第二版）**

韩春茂　主　编

| | |
|---|---|
| **责任编辑** | 伍秀芳（wxfwt@zju.edu.cn） |
| **责任校对** | 林汉枫 |
| **封面设计** | 黄晓意 |
| **出版发行** | 浙江大学出版社 |
| | （杭州市天目山路148号　　邮政编码　310007） |
| | （网址：http://www.zjupress.com） |
| **排　　版** | 杭州林智广告有限公司 |
| **印　　刷** | 杭州宏雅印刷有限公司 |
| **开　　本** | 889mm×1194mm　1/16 |
| **印　　张** | 13.5 |
| **字　　数** | 304千 |
| **版 印 次** | 2024年8月第2版　2024年8月第1次印刷 |
| **书　　号** | ISBN 978-7-308-23967-7 |
| **定　　价** | 78.00元 |

# 《烧伤管理诊疗常规与技术规范（第二版）》
# 编 委 会

**主　编：** 韩春茂

**副主编：** 陈国贤　陈　炯　林　才　王新刚　夏一兰　张元海

**编　委（按姓氏拼音排序）：**

曹卫红（浙江省台州医院）

陈国贤（浙江大学医学院附属第二医院）

陈　炯（瑞安市人民医院）

韩春茂（浙江大学医学院附属第二医院）

林　才（温州医科大学第一附属医院）

刘政军（温州医科大学第一附属医院）

潘可平（瑞安市人民医院）

邵华伟（浙江大学医学院附属第二医院）

王新刚（浙江大学医学院附属第二医院）

夏卫东（温州医科大学第一附属医院）

夏一兰（浙江大学医学院附属第二医院）

殷　骏（浙江大学医学院附属第二医院）

张建芬（浙江衢化医院）

张莉萍（浙江大学医学院附属第二医院）

张元海（浙江衢化医院）

赵　雄（浙江大学医学院附属儿童医院）

**秘　书：** 张莉萍

# 前　言

烧伤外科是一门三级学科,属于外科学范畴,但是因为涉及病理生理、感染免疫、脏器功能支持和重症医学等方面的内容,所以需要烧伤专科医生掌握更多的内科领域知识。自从 1958 年在上海成功救治烧伤面积达 89%、Ⅲ度烧伤面积达 23% 的患者以后,我国的烧伤救治水平一直处于世界领先水平。然而,随着循证医学的兴起和医疗服务规范需求的增加,烧伤专科的管理、诊疗常规和技术规范并没有随之得到完善。

2005 年和 2007 年,卫生部委托中华医学会烧伤外科分会组织全国著名烧伤专家,分别编写了国内第一部《临床技术操作规范——烧伤分册》和《临床诊疗指南——烧伤外科学分册》。随着时间的流逝和医疗知识的不断更新,鉴于各地区烧伤诊疗工作的不同特点,有必要制定浙江省的烧伤专科管理、诊疗常规和技术规范。自 1995 年起,浙江省烧伤救治技术指导中心就一直致力于浙江省烧伤救治水平的提高并履行相关管理职能。2014 年,在省卫生厅医政处的直接领导下,浙江省烧伤救治技术指导中心出版了《烧伤管理诊疗常规与技术规范》,内容覆盖烧伤专科设置、管理规章制度、基本诊疗常规及技术规范、烧伤感染等。为了能够制定出更加切合实际又能体现更高水平的规范标准,我们再次组织烧伤专家们进行反复讨论、斟酌,编写了《烧伤管理诊疗常规与技术规范(第二版)》,增加了烧伤伦理、烧伤深静脉血栓形成的防治、烧伤 ICU 的管理、小儿烧伤及烧伤后瘢痕防治等章节。期望本书不仅能对日常的烧伤医疗工作有所帮助,而且能为烧伤学科发展提供浙江方案,促进我省乃至全国烧伤医学事业的发展。

本书编写过程中,除了感谢各位编委的辛勤付出,还要特别感谢以下人员积极献言献策:沈涛、徐彬、孙建平、仇旭光、翁旭豪、廖和根、牟晓欣、蔡海军、王帆、陈洪福、康青松、沈明强、李华涛、范友芬、康青松、蒋金珩、沈月宏、陈如俊、林邦长、潘孙峰、王野平、吴继炎、叶礼岳、薛锋、蔡亮。

医疗工作是实践性很强的领域,由于编写及讨论人员均来自浙江省,本书的应用可能会有一定局限,不当之处有待广大烧伤专业医护人员在工作中不断总结经验,提出改进意见。

# 目 录

# 第一章

## 各级医院烧伤外科专科设置基本标准

### 第一节　三级综合医院烧伤外科专科设置基本标准

三级综合医院烧伤外科为热力、低温及其他原因所致皮肤组织损伤的早期和后期提供治疗等专科医疗服务,诊治的疾病包括热力烧(烫)伤、电烧伤、化学烧伤、放射线烧伤、冻伤、各种皮肤创面及瘢痕整复等。

#### 一、科室和床位

**(一)科　室**

至少设有独立的烧伤外科病房、烧伤外科专科门诊和烧伤外科专科门诊换药室。

**(二)床　位**

至少设有烧伤外科专科床位 20 张。

**(三)诊疗组**

至少具备 2 个三级查房职称要求的诊疗组,诊疗组长必须为高级职称。

#### 二、人　员

**(一)医生要求**

必须具备《医师资格证书》和有效的注册,并属于本专业职称的执业医师(如政府相关部门推出专科医师认定标准后,2/3 以上的执业医师必须取得专科医师认证)。

**(二)科主任要求**

具备烧伤外科正高职称,从事烧伤外科工作 12 年以上。

**(三)护士要求**

床护比应达到 1∶0.4 以上,必须为持有执业证书并属于有效注册的护士,其中至少有1 名护士具有主管护师以上职称。护士长任职资格至少为高年资的主管护师职称,且建议从事烧伤专业护理工作 8 年以上。

#### 三、设　备

**(一)专科设备**

1.必备设备:翻身床(儿科除外)、悬浮床、呼吸机、烧伤保温设施、浸浴设施、轧皮机、电动取皮机及辊轴刀。

2. 可选设备：取皮鼓、纤维支气管镜、碎皮机、MEEK 植皮机及功能康复设施。

（二）基本设备

1. 病房：氧气、吸引器、超声雾化器、扩创缝合包、监护仪、大功率除湿机、消毒设备及常用急救设备。

2. 手术室（可与医院共享）：手术床、麻醉机、监护设备（有创及无创）、烧伤外科手术器械（辊轴刀、取皮鼓、电凝器、高频电刀、气囊止血带）、骨科手术器械、无影灯及消毒设备。

3. 监护室：翻身床（儿科除外）、悬浮床、烧伤保温设施、气管插管、气管切开器械包、输液泵、氧气及吸引器、监护设备（有创及无创）、呼吸机（可与医院共享）、血液透析仪（可与医院共享）、除颤仪（可与医院共享）及消毒设备。

4. 具有开展诊疗项目所需的其他设备。

## 四、具备的手术能力

切（削）痂植皮术（手术面积≥20%），并能开展以下 11 项手术目录中的 8 项以上：植皮术、瘢痕切除植皮术、局部皮瓣转移术、深度烧伤创面切除游离植皮术、削痂术＋同（异）种皮移植术、切痂术＋同（异）种皮移植术、全头皮取皮术、手部的游离植皮术、带蒂皮瓣移植术、微粒皮移植术、MEEK 微型皮片移植术。

## 五、相关辅助科室的要求

医院须配有外科（普外科、骨科、神经外科、心胸外科、泌尿外科）、内科（心内科、呼吸科、消化科、肾内科）、疼痛科、心理科、耳鼻咽喉科、眼科、儿科、麻醉科、检验科、放射影像科（CT、B 超、MRI）等相关科室。烧伤专科医院须配有普外科、内科、麻醉科、检验科、放射影像科等相关科室。

## 六、相关制度的基本要求

需制定各项规章制度和人员岗位责任制；具备符合本医院实际情况并有据可依的烧伤外科诊疗规范、感染管理规范、消毒技术规范。

# 第二节　二级综合医院烧伤外科专科或专业组设置基本标准

二级综合医院烧伤外科为热力、低温及其他原因所致皮肤组织损伤的早期和后期提供治疗等专科医疗服务，诊治的疾病包括热力烧（烫）伤、电烧伤、化学烧伤、放射线烧伤、冻伤、各种皮肤创面及瘢痕整复等。烧伤的早期诊疗限定在轻中度烧伤患者（市区级医院重点学科参照三级医院标准）。

## 一、科室和床位

### （一）科　室

设有独立的烧伤外科病房或至少有 1 个烧伤专业治疗组。

（二）床　位

至少设有烧伤外科专科床位 10 张。

## 二、人　员

### （一）医生要求

至少配备 3 名具备《医师资格证书》和本专业职称的执业医师（如政府相关部门推出专科医师认定标准后，2/3 以上的执业医师必须取得专科医师认证），并符合三级查房制度的职称要求。

### （二）科主任、负责人或诊疗组长要求

具备烧伤外科副高以上职称，从事烧伤外科工作 7 年以上。

### （三）护士要求

至少有 5 名护士，其中至少有 1 名护士具有主管护师以上职称。护士长任职资格至少为高年资的主管护师职称。

## 三、设　备

### （一）专科设备

1. 必备设备：烧伤保温设施、辊轴刀。

2. 可选设备：翻身床、悬浮床、轧皮机、呼吸机、电动取皮机及功能康复设施。

### （二）基本设备

1. 病房：氧气、吸引器、超声雾化器、扩创缝合包、监护仪、大功率除湿机、消毒设备及常用急救设备。

2. 手术室（可与医院共享）：手术床、麻醉机、监护设备（有创及无创）、烧伤外科手术器械（辊轴刀、取皮鼓、电凝器、高频电刀、气囊止血带）、骨科手术器械、无影灯及消毒设备。

3. 具有开展诊疗项目所需的其他设备。

## 四、具备的手术能力

切（削）痂植皮术（手术面积 ≥ 10%），并能开展以下 11 项手术目录中的 5 项以上：植皮术、瘢痕切除植皮术、局部皮瓣转移术、深度烧伤创面切除游离植皮术、削痂术＋同（异）种皮移植术、切痂术＋同（异）种皮移植术、全头皮取皮术、手部的游离植皮术、带蒂皮瓣移植术、微粒皮移植术、MEEK 微型皮片移植术。

## 五、相关辅助科室的要求

医院须配有外科（普外科、骨科、神经外科、心胸外科、泌尿外科）、内科（心内科、呼吸科、消化科、肾内科）、眼科、儿科、麻醉科、检验科、放射影像科（CT、B 超、MRI）等相关科室。烧伤专科医院须配有普外科、内科、麻醉科、检验科、放射影像科等相关科室。

### 六、相关制度的基本要求

需制定各项规章制度和人员岗位责任制；具备符合本医院实际情况并有据可依的烧伤外科诊疗规范、感染管理规范、消毒技术规范。

## 第三节 烧伤专科医师准入标准（参照国家的专科医师培养标准）

由于传统观念和经济状况等方面的原因，我国还没有建立统一、科学、规范的专科医师培训与准入制度。随着我国经济的不断发展，建立专科医师准入标准、造就高素质的临床医学人才、为广大人民群众提供可靠的医疗服务质量变得极为重要。本节的专科进修模式和岗前培训＋专科带教模式为国家推出完全实施专科医师3＋X模式前的过渡阶段的并存方案，且依据新人新办法、老人老办法的惯例，对推出烧伤专科医师准入标准前已获取政府部门颁发烧伤专科主治医师职称证书的，统一默认为具有烧伤专科医师准入资格。

### 一、培训模式

#### （一）3+2模式

3+2模式指本科以上教育毕业，继续3年的规范化培训合格后，经政府部门认可的烧伤专科基地培育2年，通过考核合格，即获得烧伤专科医师的准入资格。

#### （二）专科进修模式

专科进修模式指本科以上教育毕业，继续3年的规范化培训合格后，在本单位专科工作2年以上，经政府部门认可的烧伤专科单位进修1年，考核合格取得证明后，即获得烧伤专科医师的准入资格。

#### （三）岗前培训＋专科带教模式

岗前培训＋专科带教模式指本科以上教育毕业，继续3年的规范化培训合格后，在本单位烧伤专科（须具备三级医院资质）由高年资高级职称的专科医师导师制带教（每年有考核记录），连续工作3年以上，并已考取本专业主治医师资格，即获得烧伤专科医师的准入资格。

### 二、培训标准

#### （一）普通专科培训阶段

1. 政治思想：深入学习贯彻习近平新时代中国特色社会主义思想，热爱祖国，遵守国家法律法规，贯彻执行党的卫生工作方针。具有较强的职业责任感、良好的职业道德和人际沟通能力。尊重患者的合法权益。热爱临床医学事业，全心全意为人民健康服务。

2. 专业理论：根据普通专科医师培养标准细则要求，学习有关的专业理论知识，掌握本学科基本理论，了解相关学科的基础知识。

3. 临床技能：掌握本学科基本诊疗技术以及本学科主要疾病的病因、发病机制、临床表现、诊断和鉴别诊断、处理方法、门急诊处理、病历书写等临床知识和临床技能。掌握重点传染病基本防治知识，能及时、正确报告传染病病例。

4. 掌握循证医学的理论和方法，具备阅读和分析专业性期刊的能力，可写出具有一定水平的文献综述或病例报道。

（二）亚专科培训阶段

在达到普通专科医师培训要求的基础上，还应达到以下要求：

1. 专业理论：根据亚专科医师培养标准细则要求，学习有关的专业理论知识，具有较系统的、扎实的专业知识，了解国内外本学科的新进展，并能与临床实际相结合。

2. 临床技能：具有较强的临床思维能力，掌握本专科主要疾病的诊断、鉴别诊断、治疗技术，熟悉门诊、急诊专科疾病的处理和危重患者抢救，能独立处理某些疑难病症，能胜任总住院医师的工作，并对下级医师进行业务指导。

3. 专业外语能力：掌握一门专业外语，能比较熟练地阅读本专业的外文学术论文和文献资料。具有一定的外语交流能力。

4. 科研写作能力：掌握基本的临床科研方法，能结合临床实践，写出具有一定水平的学术论文。

## 三、考核与评价

（一）内　　容

包括《专科医师培训登记手册》的内容、工作态度、医德医风、医学法律知识、行业服务规范；相关专业理论、临床技能、病历书写、临床思维能力、专业外语、临床科研能力、临床教学能力等。

（二）方　　法

依据不同的培训内容，可采取评分、学分积累、笔试、临床技能考核等多种方式。公共科目、专业理论等主要采取笔试方式，临床技能、临床思维能力等主要采取面试的方式（考试官须具备本专业正高职称且尽可能回避同单位）。

# 第二章

# 烧伤外科专科各项管理规章制度

## 第一节　各级人员的职责

### 一、科主任职责

医院实行院长领导下的科主任负责制，临床科主任负责本科室的医疗、教学、科研、预防及行政管理工作，其工作受医院相关职能部门的指导和监督。

1. 根据医院的工作计划和要求，负责制订科室的工作计划和工作制度，并组织实施、督促和考核，逐步形成科主任负责制下的目标管理和效益管理。

2. 组织科室人员学习相关法律法规和各项规章制度，严格执行医疗质量、医疗安全工作制度以及医疗技术操作规范；督促本科人员依法行医、规范行医。

3. 坚守"为患者服务至上"的核心理念，督促本科人员不断提高医疗质量和服务质量，确保医疗安全，减少或避免医疗纠纷和医疗事故争议的发生。

4. 负责组织和协调医院或业务部门指派的任务。

5. 与时俱进，具有创新精神，领导本科人员不断学习和引进国内外先进的医疗技术和经验；根据科室需要，按程序开展新技术、新项目、新方法的申报和应用；积极投入科研活动，在本学科内争取学术领先地位和取得较大的科研成果。

6. 定期行政查房，及时发现和解决日常工作中的具体问题，负责对科室内、科室与科室之间的工作协调和处理，并及时向医院或有关行政职能部门汇报请示；按时完成各种医疗信息、医疗文书的审核上报工作。

7. 领导全科人员认真完成教学任务，加强对进修医师和实习医师的管理。

8. 组织实施科室的成本和效益测算，制订符合科室的各种分配方案。

9. 根据科室工作需要，向医院或有关职能部门提交医疗设备、药品和其他物资采购申请报告。

10. 按时出席各种会议，有事必须请假时，应安排好其他人员参加；各种外出必须在相应职能部门办理请假登记手续。

科室副主任协助科主任负责相应的工作。

### 二、主任医师职责

主任医师负责指导科室或病区（医疗组）医疗、教学、科研、预防、技术培养与理论提高工作。在科主任领导下，主任医师是科室或病区（医疗组）日常医疗活动的主要责任人。

1. 遵守医院、科室制定的规章和工作制度，服从科主任的工作安排。

2. 认真执行三级医师查房制度，定期查房；组织参与并指导急危重、疑难病例的抢救处理和死亡病例的讨论。

3. 运用国内外先进技术指导临床实践，并不断引进新技术和新方法，开展新项目。

4. 负责病区内医疗安全规程的实施与管理，及时发现各种医疗纠纷的隐患并进行处理，必要时向科主任或医院职能部门反映情况。

5. 督促下级医师严格执行各项规章制度和技术操作规范，及时做好各项医疗工作，负责审核查房记录并签名。

6. 有计划地开展业务技术的培训和人员培养工作，提高下级医师的医疗技术水平、教学水平及科研能力，不断提高医疗质量和服务质量。

7. 定期参加专家门诊工作，承担有关教学、科研工作以及职能部门指派的任务。

8. 按要求对进修、实习人员进行相应的业务培训。

副主任医师参照主任医师职责执行。

### 三、主治医师职责

主治医师在科主任领导和主任（或副主任）医师指导下，负责本科一定范围的医疗、教学、科研、预防工作，是治疗组内制订和落实诊疗计划的具体责任人。

1. 严格执行各项规章制度和技术操作规范，及时发现和处理医疗组存在的问题，做到依法行医和规范行医。

2. 严格执行三级查房制度，按规范进行医疗查房，全面掌握医疗组内患者的情况；具体参加和指导下级医师进行诊断、治疗及特殊诊疗操作。

3. 参加科室安排的值班、门（急）诊和会诊工作；担任临床教学，指导进修医师、实习医师工作。

4. 主持一定范围的临床病例讨论及会诊，检查、修改下级医师书写的医疗文件，是病历书写质量的主要责任人。

5. 对疑难、急危重的病例（含新入院患者）进行诊疗。发生病例死亡、医疗纠纷或争议及其他重大医疗事件时，必须及时处理，并向上级医师和科主任汇报。

6. 组织本组医师学习和运用国内外先进医疗技术；在上级医师的指导下，运用新方法和新技术，开展新项目；积极开展科研工作，并做好资料的收集、汇总和整理。

### 四、住院医师职责

在科主任领导和上级医师指导下，根据工作能力、权限，负责相应的医疗工作。

1. 严格执行各项规章制度和技术操作规范，做到依法行医、规范行医；必须尊重患者的知情选择权、隐私权，恰当地履行自己的告知责任。

2. 服从科室（或科主任）的安排；已取得执业医师资格和注册证的住院医师，可独立承担值班、门诊、急诊和部分会诊工作。

3. 严格执行上级医师的医嘱，认真做好病历书写、查房、会诊以及其他诊疗活动。上级医师查房前，应认真准备好患者的病史、体检和相关辅助检查的资料。

4. 按规范进行查房（早晚两次查房），及时发现问题，做好请示汇报工作，并做好相应的记录；对危重患者和有特殊情况的患者必须做好交接班工作。

5. 加强"三基"培训、培养，不断提高业务技术水平。

6. 承担一定的带教任务，按要求对进修医师、实习医师进行相应的指导。

### 五、住院总医师职责

1. 在科主任的领导和上级医师的指导下，协助科主任做好科内各项业务和日常医疗行政管理工作。

2. 协助科主任组织学习相关法律法规和各项规章制度，检查督促规章制度和技术操作规范的贯彻执行，协助科主任处理医疗纠纷或争议。

3. 协助科主任做好科室各项医疗统计和登记工作，参加科室的医疗安全和质量控制工作，做好相关文字资料的记录和整理工作。

4. 协助科主任和各上级医师组织并参加科内疑难、危重患者的会诊、抢救和治疗工作，负责对住院、进修、实习医师的培训和日常管理工作。

5. 可以代理科主任出席常规会议，协助科主任安排科室的排班及行政科主任授予的部分职责。

6. 履行职称相应的职责。

### 六、主诊医师职责

主诊医师应该为副主任医师或以上技术职称，并有能力负责整个医疗组的各项工作。

1. 部分医院实行主诊医师负责制，要求主诊医师在科主任的直接领导下开展工作，全面负责组内的医疗、教学和科研工作。

2. 患者病情明显变化或家属对患者的诊治结果不满意时，应积极处理并立刻向科主任报告。

3. 病情复杂超出自己的能力时，及时向科主任报告，由科主任协调处理。

4. 指导下级医师的业务技能，做好手术的分级管理。

5. 参加院内外的各类突发事件的应急救治工作，并接受各种临时指定性任务。

### 七、护士长职责

1. 在护理部及科室主任领导下，根据护理部科内工作计划制订本病区具体护理工作计划，并付诸实施。

2. 负责本病区护理工作，按时完成月计划、周重点。参加并指导危重、大手术及抢救患者护理工作，根据工作需要随机调度人力、物力，保证救治和安全。

3. 加强病区管理，开展个体绩效评估。要求病区工作人员严格执行各项规章制度和技术操作规范，落实岗位责任制，加强责任心，改善服务态度，密切医护配合，严防差错事故发生。

4. 参加科主任查房，参加科内会诊以及大手术、疑难或死亡病历讨论，深入了解护理工作情况，不断提高护理质量。

5. 组织本病区业务学习和技术培训，包括护理查房、业务学习、小讲课、护理病例查房、操作训练。引导护士开展新业务、新技术及护理科研工作，促进护理学科发展。

6. 指定专人负责、保管及请领病区物品、药品、器材、办公用品等，定期检查。

7. 创造良好的休养环境，督促清洁员、配餐员做好卫生和消毒隔离工作，定期召开工休座谈会，及时听取意见，不断改进工作。

8. 负责指导和管理实习、进修人员，并指定有教学能力的护师担任带教工作，落实教学计划。

副护士长协助护士长负责相应工作。

## 八、主管护师职责

1. 在护士长领导下和本科科主任业务指导下，从事临床护理、教学、管理工作。

2. 参加病区三级查房和病例讨论，解决本科护理业务的疑难问题，参与制订重危、疑难患者护理计划并组织实施。

3. 负责组织本科护理查房和护理会诊，对护理业务技术进行具体指导，不断提高护理水平。

4. 参与本科护师、护士的业务培训及承担临床实习进修生的教学任务，拟订培训计划，负责讲课，落实培训和教学计划。

5. 对本病区发生的护理差错、事故进行分析讨论，并提出改进意见和防范措施。

6. 协助病区护士长对病区护理工作质量进行评价，并提出改进意见。

7. 对患者护理、科研、教学、护理技术革新提出设想和计划，并组织实施。

## 九、护师（士）职责

1. 在护士长及科主任领导和指导下，认真做好护理工作。

2. 严格执行消毒隔离制度、交接班制度、查对制度、急危重抢救制度和护理安全制度。

3. 熟练掌握本科室常用及专用设备、仪器的使用规则，如翻身床、烧伤治疗仪、呼吸机/器、悬浮床、各种监护仪等。

4. 严密观察患者病情变化，正确记录出入量，认真做好基础护理、烧伤各期的护理和创面的护理，防止并发症的发生。

5. 加强与患者的沟通，做好患者心理护理。

6. 注意患者营养，帮助患者提高食欲，满足患者的机体需要量。

7. 向患者和家属做好健康宣教。

## 十、护士责任组长职责

1. 履行主管护师职责。

2. 在护士长领导下，做好分管患者的护理。

3. 运用护理程序开展工作，指导责任护士实施整体护理，并评估实施效果。

4.做好患者家属的健康宣教。

5.指导责任护士做好患者心理护理。

6.对责任护士予以技术指导。

7.征求家属和患者对护理工作的意见。

8.与主管医师沟通有关患者的健康问题。

# 第二节　十大工作制度

## 一、三级医师查房制度

### （一）主任医师查房制度

主任（或副主任）医师负责本医疗组或病区所有患者的医疗工作，是整个诊疗过程的主要责任人和指导者。

各科都必须安排1名或若干名副主任医师以上职称的医师具体负责病房的医疗工作。

主任或副主任医师必须定期查房，并做到以下几方面：

1.主任（或副主任）医师每周至少较全面地查房1次。择期手术患者的术前和术后必须有主任（或副主任）医师查房记录。

2.查房的重点是对患者诊断和治疗等进行系统分析，并明确提出诊疗方案。

3.对危重、疑难患者，主任（或副主任）医师有责任及时提请科室讨论或组织院内会诊。

4.主任（副主任）医师查房时，对于需调整的诊疗措施应予明确指示，并负责指导和督促下级医师对各项诊疗活动的实施。

5.主任（或副主任）医师须及时审核下级医师查房内容的病程记录，并在3天内亲笔签名确认。

### （二）主治医师查房制度

在上级医师的指导下，主治医师是治疗组各患者诊疗计划制订和落实的具体责任人。

1.应每日查房1次。查房时，对诊疗计划须及时制订、及时实施和及时检查。

2.查房的重点是进一步了解和掌握患者病情、症状、体征以及诊治情况；负责对住院医师或进修医师有关诊疗经过进行针对性督检，并提出进一步的措施。

3.对疑难、危重病例或诊断、治疗方案有重大修订的病例，须及时向上级医师或科主任汇报，必要时提请科内或科外有关专家进行会诊。

4.必须认真执行上级医师的指示意见以及其他科室的会诊意见；若有异议，须及时提出讨论。

5.根据查房结果，负责督促和指导下级医师完成各项诊疗活动。

6.对新入院的患者，在入院后48小时内，必须有主治医师查房记录。对于一般患者的查房记录，主治医师必须在3天内亲笔签名确认；对于危重患者，须当日签名。对下级医师查房内容的病程记录，主治医师必须进行审核并签字。

### （三）住院医师查房制度

住院医师查房应做到以下几个方面：

1. 必须进行早查房和晚查房（每日2次）。

2. 查房时对所管的患者进行全面认真的巡视，及时完成和处理各项医疗检查，适时进行各种治疗，及时开出或停止各项医嘱。要做到患者的病情变化、处理与记录相一致。病程记录要符合书写规范。

3. 应带领实习医师认真查房。若查房发现病情变化，要及时向上级医师汇报，并做好相应处理，对危重患者要做好交接班记录。

4. 查房时，有责任及时检查实习医师病历书写质量、纠正不规范的书写并签名，要保证及时、规范地完成患者的诊疗计划，并指导实习医师规范诊疗。

5. 要及时、规范地执行上级医师的查房医嘱。如有异议，应及时请示上级医师。


一个比较规范的三级查房必须做到：

1. 住院医师汇报病史，提供准备好的各项资料。

2. 主治医师总结病史，提出自己的观点、思路，以及查房的目的和要求。

3. 主任（或副主任）医师根据病史，对提供的各项资料及巡视患者所了解的情况（病情）提请各级医师探讨、分析；最后总结，提出自己的诊断及诊断依据、治疗方案及手段、注意事项、监测手段和疗效评价。对诊断不明的患者，提出进一步的思路，并有责任及时提请全科或跨科医师讨论、会诊。

4. 查房结束后，住院医师在病历中按规范记录主任（主治）医师查房的内容。

## 二、病例讨论制度

病例讨论主要是指因医疗质量、教学科研以及法律法规等需要而开展的讨论。科室应当定期或不定期举行临床病例（含临床病理）讨论会。讨论会可以单科举行，也可以多科联合举行，必要时可由医务科或科教科牵头组织。

病例讨论制度包括疑难、危重病例讨论制度，手术前讨论制度，死亡病例讨论制度。

### （一）疑难、危重病例讨论制度

1. 各科必须建立疑难、危重病例讨论制度。主要对临床工作中疗效不确切和诊治困难的病例组织讨论。

2. 科室每月至少组织1次疑难、危重病例讨论，并上报医务科。

3. 讨论由科主任或具有副主任医师以上专业技术职称的医师主持，必须有三级医师参加。

4. 讨论前必须预先通知，各级医师事先作好充分准备，确保讨论的质量和效果。

5. 讨论结果必须规范地记录在病历上，其内容包括：讨论日期、主持人及参加人员名单、参会人员的专业技术职务、患者的简要病情、讨论目的和讨论后的总结意见等。另外，科室必须将每次讨论记录在医院统一的登记本上。

6. 凡涉及多个学科的疾病，必须组织全院相关科室的大会诊。

7. 对急诊室危重患者的抢救,尤其是涉及多学科的病例讨论和会诊时,急诊科具体负责和组织;必要时由医务科（或行政总值班）协助、组织抢救工作。

8. 对于三次门诊未能确诊的病例,科室须及时组织安排讨论或建议专家门诊。

**（二）手术前讨论制度**

1. 手术前讨论旨在制订正确的治疗方案,提高手术疗效。手术科室应常规执行。

2. 手术前讨论由科主任或主任（或副主任）医师主持,手术者必须参加。术前讨论应在手术前一天完成。

3. 讨论内容包括术前准备情况、手术指征、手术方案、可能出现的意外及防范措施等。经治医师应在病历上记录参加讨论者的姓名和专业技术职务、讨论日期、讨论结果等,并且签名。

4. 疑难、危重患者的手术,新开展的手术,毁损性手术,以及涉及其他专科的手术等,应在手术前讨论后填写重大、疑难手术审批单,报请科主任、医务科二级审批。夜急诊时,由科最高唤医师负责并报医院行政总值班批准。

5. 术前讨论与主任查房应分别记录。

**（三）死亡病例讨论制度**

1. 经抢救无效死亡的病例,不论有无纠纷或问题,主管医师或值班医师应当及时完成各项记录,必须客观、真实、详细地记录病情改变、抢救经过及诊治措施等,记录时间必须具体到分钟。

2. 死亡记录须即刻完成。若因抢救原因不能完成的,应在死亡后6小时内据实补记。

3. 对于死因不明确或患者家属对死因有异议的死亡病例,经治医师有责任向家属说明尸体解剖的必要性。

4. 病例死亡后的1周内,科室要完成死亡病例讨论,讨论必须由科主任组织全体同志参加,认真分析病情、抢救经过以及死亡的原因,从中发现和总结问题,汲取经验教训。

5. 经治医师在病历上应记录参加讨论者的姓名和专业技术职务、讨论日期、讨论结果等,并且签名,再由科主任审核签字后送病案室保管。

6. 科室必须将每次讨论记录在医院统一的登记本上,按月填表上报医务科备案。

7. 死亡病历的出借须由科主任签字同意。

8. 在急诊室发生的死亡病例,其病历由急诊科负责封存、分科记录,其门诊病历、观察室病历一律不出借,特殊情况须经医务科同意。

### 三、会诊制度

会诊是指在对患者诊治期间,因病情需要相关科室或其他医疗机构协助诊疗时,由经治医师提起的会诊申请以及参加会诊的医师书写意见的行为。会诊包括院内会诊（含急诊室会诊）、病区间会诊、院外（或外出）会诊和外院会诊。

原则上规定参加会诊的医师资格为:本院会诊要求由高年资住院医师及以上职称的医师承担,外院会诊要求由高年资主治医师及以上职称的医师承担。

会诊记录应按规范书写,内容包括申请会诊记录和会诊意见记录。会诊申请单应由经治的主管医师签字同意。

经治医师应做好会诊前的准备工作，如无特殊原因，会诊时应当在场，与会诊医师共同完成会诊工作。

**（一）院内会诊（含急诊室会诊）**

1. 对涉及多科疾病（包括疑难、危重情况）的患者，首诊科室医师要尽快了解病情且采取相应的诊疗措施，并及时向上级医师汇报、请示；应根据病情需要及时提请相关科室的会诊要求；通过会诊明确患者归属科室后，必须做好交接班工作，再由归属科室继续负责抢救及后续治疗。

2. 对生命垂危的急诊抢救患者，首诊科室医师（包括预检护士）可直接向相关会诊科室的上级医师提请会诊要求。

3. 会诊意见要求明确，可直接记录在门（急）诊病历上。

4. 首诊科室以及被邀会诊科室的医师有责任向患者或患者家属代表告知有关病情、可能发生的不良反应和严重后果以及注意事项等。

**（二）病区间会诊**

1. 普通会诊应在24小时内完成。

2. 对急会诊，经治医师有责任通过最快捷的方式告知被邀会诊医师有关会诊的具体情况和要求，被邀会诊科室医师必须及时赶赴会诊科室。在急会诊申请单的左上角应注明"急"字样，并注明时间（具体到分钟）。对被邀医师必须电话联系确认。

**（三）院外（或外出）会诊**

1. 院外的会诊工作必须严格按照卫生行政部门的有关法规、规章执行。会诊工作必须在医务科备案，由医务科负责安排和协调。

2. 原则上规定参与会诊的医师资格应具有副主任医师及以上职称的医师（低于该标准的须经科室考核同意并报医务科备案）。

3. 外院点名会诊必须在不影响本科室工作的前提下，根据规范的程序，经医务科同意后通知科室安排。

4. 保健任务、卫生行政部门指令性任务或指派任务须按文件要求执行。

5. 院外会诊和外院任何形式的聘任工作必须符合相关法规和程序。外出会诊过程中，若发生或可能发生医疗纠纷、过失，必须及时向邀请会诊的医院及本院医务科报告。

6. 对未经医院批准私自外出会诊的，责任自负；造成不良后果的，将按《中华人民共和国执业医师法》（简称《执业医师法》）及医院的有关规定处理。

**（四）外院会诊**

需要其他医疗机构协助诊疗时，申请会诊记录须由治疗组的负责医师及科主任审核签字，并报医务科批准、备案。

## 四、病历书写质量考核制度

**（一）医院建立病历质量管理组织**

1. 设立院级病历质控专家小组，由各科室高年资副主任医师及以上职称的医师组成。

2. 各科室设立病历质控专职人员，由各科"三基"过硬、责任心强的主治医师或住院总医师担任。

（二）制定病历书写质量二级考核制度

1. 科主任、病历质控医师对病历要长抓、长管，制定一套符合科室病历质量管理的制度。

2. 把好"出科关"。对每份出科病历，经治医师要认真检查，并由病历质控医师复核后方可归档。

3. 对现病历，各科每月随机自查 10 份病历，从中发现问题，提出整改意见，并将结果按月填写报表，上报医务科。

4. 病案室负责"入库关"，完成病历装订、输入和归档。对不符合归档要求的病历，及时要求相关科室改正。

5. 对每月归档的病历，一般情况下各科随机抽取 4 份病历，由院病历质控专家小组成员负责检查考评，并将检查结果及时反馈给科室；若科室对结果有异议，医务科再组织专家共同评定。

6. 病案室负责把每月病历检查的结果汇总，上报医务科。

（三）病历质量奖惩标准

1. 全院病历甲级率 ≥ 90%，杜绝丙级病历。

2. 根据每月检查结果，医务科按相应标准实施奖罚，奖罚结果原则落实在当事责任人。

3. 病历质量与职称晋升相挂钩。对进修、实习医师，其病历书写质量应作为临床实践考核的一项基本内容，考核结果记入鉴定内。

（四）病历书写基本要求

1. 病历应当使用蓝黑墨水、碳素墨水书写，门（急）诊病历和需复写的资料可用蓝或黑色油水的圆珠笔书写。

2. 病历书写应当使用中文和医学术语，通用的外文缩写和无正式中文译名的症状、体征、疾病名称等可以使用外文。

3. 病历书写应当文字工整、字迹清晰、表述准确、语句通顺、标点正确。在书写过程中，若出现错字，应在错字上用双线标识，原字迹应可辨认，不得采用刮、粘、涂等方法掩盖或去除原来的字迹。

4. 病历书写内容要求客观真实，重点突出；记录应当规范、准确、完整、及时，以充分体现病历的客观性、科学性和法律性等特点。

5. 病历应当按照规定的内容书写，并由相应医务人员签名。

实习医务人员、试用期医务人员书写的病历，应当经过在本院合法执业的医务人员审阅、修改并签名。

进修医务人员应当由接收进修的科室根据其胜任本专业工作的实际情况认定后书写病历。

6. 上级医务人员有审查、修改下级医务人员书写的病历的责任。修改时，应当注明修改日期，修改人员签名，并保持原记录清楚、可辨。修改过多时，在不违反法律、法规的前提下，下级医师应重新誊写。

7.因抢救急危患者而未能及时书写病历的，有关医务人员应当在抢救结束后 6 小时内据实补记，并加以注明。

8.对按照有关规定须取得患者书面同意方可进行的医疗活动（如特殊检查、特殊治疗、手术、试验性临床医疗等），应当由患者本人签署同意书。患者不具备完全民事行为能力时，应当由其法定代理人签字。患者因病无法签字时，应当由其近亲属签字；没有近亲属的，由其关系人签字。为抢救患者，在法定代理人或近亲属、关系人无法及时签字的情况下，可由医疗机构负责人或者被授权的负责人签字。

因实施保护性医疗措施而不宜向患者说明情况的，应当将有关情况通知患者近亲属，由患者近亲属签署同意书，并及时记录。患者无近亲属的或者患者近亲属无法签署同意书的，由患者的法定代理人或者关系人签署同意书。

9.住院病历、门（急）诊病历等各项内容的书写规范，按照《浙江省病历书写规范》执行。

### 五、值班岗位责任制度

1.值班医师必须有高度的责任感，准时接班，认真做好危重患者的交接班工作，必要时须书面记录危重患者病情改变及处理意见。

2.值班医师上岗后，应各尽其职，全面巡视病房或急诊室本科患者。上级医师重点巡视危重患者和诊断不明的患者，尤其是抢救患者。下级医师必须及时向上级医师汇报患者病情，并认真执行上级医师诊疗意见。

3.上级医师上岗后，应对科室危重、抢救患者已使用的医疗器械运作情况进行检查，必要时应及时与相关部门和人员联系。

4.危重患者抢救过程中，最高唤医师根据患者病情变化的需要，可通过科室、医务科及行政总值班，组织非值班的本科或其他有关科室医师会诊，协同抢救。

5.夜间值班期间，医师外出急会诊必须由行政总值班安排，必要时由科室协调，要确保本科室的医疗安全。

6.各级值班医师不得擅自离岗，若必须离开，应标明去向，并随带呼叫器或保证可靠的联系方式，听到呼叫后 5 分钟内必须到岗；值班人员轮流进餐。

7.值班人员严禁在值班时间内从事与医疗业务无关的活动。

8.配有呼叫器或移动电话的值班人员上岗前必须试机，确保呼叫器或移动电话无故障。有情况离岗时，除标明去向外，需再次确认呼叫器或移动电话无故障，如发现有故障应及时报告院办、医教科或行政总值班，并落实可靠的联系方式。对离岗后呼叫不到而影响抢救工作的，应追查当事人责任，并令其承担由此而引起的后果。

### 六、诊疗知情同意制度

诊疗知情同意是患者行使有关知情权、选择权的具体体现，也是医务人员依法告知的责任和义务。为切实贯彻和落实此项制度，规定如下。

**（一）72小时谈话制度**

1. 72小时谈话制度主要指非手术患者自入院后的72小时内，经管医师必须与患者进行一次病情、诊疗措施的告知同意谈话，并以书面的形式记录在病程记录中。

2. 记录内容包括患者入院后的主要病情、重要的体格检查结果、辅助检查结果、诊断、已采取的医疗措施、进一步的诊疗措施、医疗风险、重要或主要药物的严重不良反应、并发症及预后、患者本人或家属应注意的事项、患者签名、医师签名、谈话日期等。

**（二）术前、术后谈话制度**

1. 手术前，主刀医师或经治医师必须向患者或其授权委托人就手术方案、危险性、并发症、预后以及术前准备、防范措施等进行说明和解释。在患者或其授权委托人充分了解病情、风险和预后以及医师所采取的防范措施后，由患者或其授权委托人和主刀医师共同签署手术知情同意书。麻醉科医师必须在手术前会诊患者，并向患者或其授权委托人充分说明和解释后共同签署麻醉知情同意书。

2. 手术进行过程中若发现新情况、新问题或需改变手术方案，必须及时向患者家属解释和说明，征求其意见；谈话内容必须记录在病历上，患方代表签字，并及时向科主任和上级医师汇报。

3. 手术记录及术后病程记录必须在手术后及时完成。手术记录必须由主刀医师签名；手术后，经治医师必须就手术情况、术后可能的并发症及防范措施、注意事项等向患者或其家属交代清楚，并让患方代表签字。

**（三）特殊检查（治疗）知情同意制度**

特殊检查、特殊治疗同意书是指在实施特殊检查、特殊治疗前，经治医师向患者告知特殊检查、特殊治疗的相关情况，并由患者签署同意检查、治疗的医学文书。内容包括特殊检查、特殊治疗项目名称、目的、可能出现的并发症及风险、注意事项及防范措施、患者签名、医师签名等。特殊检查、特殊治疗是指具有下列情形之一的诊断、治疗活动：

1. 有一定危险性，可能产生不良后果的检查和治疗；

2. 由于患者体质特殊或者病情危急，可能对患者产生不良后果的、危险的检查和治疗；

3. 临床试验性检查和治疗；

4. 在费用方面可能对患者造成较大的经济负担的检查和治疗。

在实际工作中，发生下列情况时，如医生对患者的诊断、治疗方案有修改，患者病情发生突然变化，特殊用药，严重的药物毒副反应等，可根据医疗需要进行知情同意谈话、记录。

## 七、手术审批制度

**（一）常规手术审批制度**

1. 手术审批由科主任或指定的副主任医师及以上职称的医师把关。

2. 手术通知单由把关人员签字后方可送出。

3. 毁损性手术，疑难、危重患者手术以及新开展的手术应由科主任签署意见，报医务科审批。

4.手术医师执业标准暂定为：住院医师和低年资主治医师（承担本级别手术时间满2年度）为一、二类手术，高年资主治医师为一、二、三类手术，副主任医师以上为一、二、三、四类手术。

### （二）越级手术审批制度

1.越级手术医师资格：必须在本职称任职3年以上，具有高度的责任感、良好的医德医风以及扎实的基础理论知识、过硬的实践操作技能等。

2.越级手术审报必须逐级上报，首先由本人提起申请，科室2位副主任医师以上职称的医师推荐，科主任再根据民主评议结果决定是否申报。

3.申报越级手术等级时，原则上只可超越一级手术范围。特殊专业有卓越才能的医师，可根据医院、科室需要制订相应的计划。

4.科室上报后，由职能科室医务科及业务院长根据上报材料进行调查核实后，决定批准与否。批准越级手术申报日起，即为有效时间。

5.对已批准越级手术的医师，各科主任仍需"把关"，加强指导和督检。

6.凡未被批准越级手术的医师，若违反规定越级手术、产生严重后果的，当事人以及科室负责人承担责任。

## 八、手术安全核查制度

1.手术安全核查是由具有执业资质的手术医师、麻醉医师和手术室护士三方，分别在麻醉实施前、手术开始前和患者离开手术室前，同时对患者身份和手术部位等内容进行核查的工作。

2.本制度所指的手术医师是指术者，特殊情况下可由第一助手代替。

3.本制度适用于各级各类手术，其他有创操作应参照执行。

4.手术患者均应佩戴标示有患者身份识别信息的标识以便核查。

5.手术安全核查由麻醉医师主持并填写《手术安全核查表》。如无麻醉医师参加的手术，则由术者主持并填写表格。

6.实施手术安全核查的内容及流程：

（1）麻醉实施前：由麻醉医师按《手术安全核查表》中内容依次核对患者身份（姓名、性别、年龄、病案号）、手术方式、知情同意、手术部位与标示、麻醉安全检查、皮肤是否完整、术野皮肤准备、静脉通道建立、患者过敏史、抗菌药物皮试结果、感染性疾病筛查结果、术前备血情况、假体、体内植入物、影像学资料等，并由核查三方共同核查确认。

（2）手术开始前：由手术医师、麻醉医师和手术室护士按上述方式，共同核查患者身份（姓名、性别、年龄）、手术方式、手术部位与标示，并确认风险预警等内容。手术物品准备情况的核查由手术室护士执行并向手术医师和麻醉医师报告。

（3）患者离开手术室前：由手术医师、麻醉医师和手术室护士按上述方式，共同核查患者身份（姓名、性别、年龄）、实际手术方式，清点手术用物，确认手术标本，检查皮肤完整性、动静脉通路、引流管，确认患者去向等。

（4）三方核查人确认后分别签名。

7. 手术安全核查必须按照上述步骤依次进行，每一步核查无误后方可进行下一步操作，不得提前填写表格。

8. 术中用药的核查：手术医师或麻醉医师根据情况需要下达医嘱并做好相应记录，由手术室护士负责核查。

9. 手术科室、麻醉科与手术室负责人是本科室实施手术安全核查制度与持续改进管理工作的主要责任人。

10. 医院医务部门、护理部门等医疗质量管理部门应根据各自职责，认真履行对手术安全核查制度实施情况的监督与管理，提出持续改进的措施并加以落实。

11. 《手术安全核查表》应归入病案中保管。

12. 手术科室病房与手术室之间要建立交接制度，并严格按照查对制度的要求进行逐项交接。

## 九、医嘱制度

1. 医嘱是指医师在医疗活动中下达的医学指令。用于患者的各类药品和各项检查、操作项目，均应下达医嘱。

2. 医嘱内容及起始、停止时间应当由执业医师书写，并直接书写在"医嘱单"上。

3. 医嘱内容应当准确、清楚，每项医嘱应当只包含一个内容，并注明下达时间，应当具体到分钟。医嘱不得涂改，需要取消时，应当使用红色墨水标注"取消"字样并签名。

4. 一般情况下，医师不得下达口头医嘱。因抢救危急患者需要下达口头病嘱时，护士应当复诵一遍。抢救结束后，医师应当即刻据实补记医嘱。

5. 执行医嘱时要做到"三查七对"。每班护士要查对医嘱，夜班查对当日医嘱，每周由护士长组织查对 2 次。如发现有可疑之处，应立即报告医师。

6. 凡需下一班执行的临时医嘱，都要进行文字交班。

7. 凡转科后，可在最后一项医嘱的下面用红笔画一横线，表示以上医嘱作废，再重新下达医嘱。

8. 对长期住院的患者，应根据治疗变化，适时调整医嘱。

9. 根据患者病情变化，及时更改医嘱（尤其在节假日期间）。

## 十、上班岗位责任制度

1. 上班医师必须准时上班，不迟到、不早退。

2. 门诊上班医师不得随意离岗、脱岗，若因特殊原因需离岗时，应向门诊组长或护士请假，并妥善安排好就诊的患者。

3. 除上午查房或手术外，医疗组必须有病房上班医师在岗位。发现患者病情变化时，经管医师必须向上级医师汇报并做好相应的处理和记录。住院医师必须认真执行晚查房，并写好危重患者交班记录。

4. 上班时间，病区医师需离岗时，应标明去向和留有可靠的联系方式，否则造成后果的，责任自负。

5. 医师在进行医疗工作时，一律谢绝会客，对进行的医疗工作不得因私事而半途终止。

6. 上班时，各级医师必须坚守岗位，不得私自或科内自行安排外出行医。外出参加学术活动等，须经科主任同意。科主任外出须经医务科同意并登记。

7. 病区各级医师擅自离岗而影响患者抢救及治疗时，根据所造成的后果、程度追究当事人的责任。

8. 医师的考勤要真实且符合实际，由科主任严格把关。

# 第三节　门诊工作制度

门诊工作制度内容主要包括门诊诊疗活动中的医疗服务质量、医疗安全、服务流程和工作环境等方面。由于各单位门诊规模不同，仅供参考。

## 一、组织管理

根据医院发展总体规划，制订每年门诊工作目标和工作计划，每月进行工作量、门诊患者数量等统计。建立和完善门诊管理工作职责及各项管理制度。其中，门诊管理的核心制度包括岗位责任制度、首诊负责制度、门诊会诊制度、疑难病历讨论会诊制度、临床路径制订及实施管理，其他制度包括门诊医疗文书及处方质量管理制度、门诊患者电子数据管理制度、专家门诊和专家特需门诊准入及退出制度、伤口护理管理制度、患者教育管理制度、硬件设施管理制度、无菌管理制度及各类医疗诊断证明规范管理制度等。

## 二、门诊硬件

对门诊服务布局、流程、标识、设施、设备进行标识和介绍，各种门诊诊疗信息应通过多种形式（医院网站、显示屏、公示栏等）及时、正确、规范公示，以方便患者就诊，提高患者满意度。

## 三、人员安排

设立门诊管理组及负责人，根据门诊就诊情况合理安排出诊医务人员，并根据情况及时增补人员，确保门诊工作正常运行。设定流程，及时协调、处理与门诊有关的医疗纠纷和投诉事件，及时化解矛盾。设定流程处理与门诊工作相关的其他事项，处理与医院相关部门及相关科室的合作事项。

## 四、制度实施

### （一）岗位责任制度

按照医疗机构执业许可的诊疗科目设置门诊科室，落实各岗位工作职责。未取得医师执业证书和护士执业证书的医务人员不得单独在门诊从事诊疗活动，岗位医师及护士严格遵守工作制度，不可擅自脱岗。上午 10：30 或下午 4：00 以后，若门诊仍有大量患者，门诊部应立即通知相关负责人，请求增援，以更好解决问题，防止发生意外情况。

**（二）首诊负责制度**

对在其他医院或本院其他科室就诊过、但本科室首次就诊的患者，本科室首诊医师要对本科室相关疾病的治疗负责。门诊医师应与病房加强联系，根据病床使用及患者出院情况，有计划地收入需要住院的患者及安排出院患者进行门诊治疗。门诊医师接收住院患者进入当天值班医生的治疗组。门诊医师根据相关临床路径等进行规范诊疗，在患者转入社区或当地医院时要提出诊治意见。

**（三）门诊会诊制度**

发现患者其他方面的疾病，或与本科室疾病相关的、需要其他科室合作治疗的，要及时邀请其他科会诊，及时处理问题；与相关科室建立合作，按照患者病情及时进行分流，给予患者最需要的诊疗。

**（四）疑难病历讨论会诊制度**

对疑难病例或复诊 3 次仍不能确诊者，或患者对治疗效果不满意时，应及时会诊或建议专家门诊，包括科内疑难病例讨论及相关科室会诊。

**（五）临床路径制订及实施管理制度**

根据国内和国际相关指南、循证医学证据、本科室研究及本科患者具体情况，及时制订符合本科室门诊患者情况的临床路径并不断完善，从而为患者提供更加经济、有效的治疗服务，同时加强路径实施的管理以保证临床路径的确实有效性。

**（六）门诊患者电子数据管理制度**

有条件的医院应建立、完善患者电子数据库，必要时设立专门人员进行登记及管理，及时更新软件功能，确保数据库正常运作，并为临床及研究提供更加有效的帮助。

**（七）门诊医疗文书及处方质量管理制度**

严格按照相关规定确保文书及处方完整，定期抽查，及时发现问题。

**（八）专家门诊和专家特需门诊准入、退出制度**

必要时设定专科门诊以便为患者提供便捷服务。

**（九）伤口护理管理制度**

护理人员应严格、正确地执行医生医嘱，严格遵守相关操作规范。

**（十）患者教育管理制度**

医生、护士或专门人员应对患者进行相关疾病教育，比如通过医患沟通、相关宣教资料的分发、定期宣教学习班、定期随访等模式对患者进行全面的宣教，并定期检验效果，以确保宣教的有效性。

**（十一）无菌管理制度**

严格区分有菌区域、无菌区域、灭菌区域等，严格进行无菌操作，对环境定期消毒，对器械严格遵守规范消毒；定期对空间、器械等进行检查，确保无菌。

**（十二）硬件设施管理制度**

设定门诊核对制度，对各种物品包括消耗性的敷料等进行每日核对，发现问题及时汇报负责人。

（十三）各类医疗诊断证明规范管理制度

门诊患者的医疗诊断证明应符合有关规定，经门诊管理部门审核盖章后出具，本院人员的医疗诊断证明须经科室相关负责人签发。

### 五、门诊质量管理及奖惩

门诊质量管理纳入医院和科室的目标考核内容，指定专人负责本科室的门诊质量管理工作，建立检查通报、建议整改及效果评价制度，考核结果与奖惩挂钩。

# 第四节　科研和教学制度

### 一、烧伤学科科研制度

1. 学科各课题组应当由课题负责人定期召集课题组成员进行文献阅读、专题讨论，原则上每月不少于 1 次。

2. 对课题组的学习研讨活动应当进行记录。

3. 鼓励医务工作者认真调查研究，在摸清国内外烧伤学科科研进展的基础上综合分析，结合临床工作，选定并设计课题，完善科研设计，在课题组内进行讨论并实施。

4. 对于已完成并取得的科研成果，应当鼓励医务工作者进行推广交流，包括且不限于国内外学术交流活动、学习班、专题进修班等。

### 二、烧伤学科教学制度

（一）教学管理工作安排制度

1. 设立兼职或专职教学管理人员 1～2 人。

2. 根据临床教学工作规划，组织、实施全科的临床教学日常工作。

3. 制订教学工作计划和总结。

4. 教学管理人员负责接纳见习医师、实习医师、规培医师、进修医师，按照规定确定相应的学习轮转计划，安排岗前培训、医德医风教育、出科考试（包含临床理论知识、技术操作等）等事宜。

5. 配合医院教学部门组织开展教学评比工作及教学研究工作。

（二）岗前培训制度

1. 见习医师、实习医师、规培医师、进修医师到岗报道后均需进行岗前培训。

2. 岗前培训的内容包括科室概况、科室工作制度、临床教学管理制度、带教老师介绍、医疗安全教育、职业道德和医德医风教育等。

（三）教学小讲课制度

1. 科室定期组织小讲课，每 2 周一次，根据实习大纲，主要内容涵盖烧伤外科的基本知识，结合临床进行讲课。原则上由主治医师及以上职称的医师主讲，提前 1 个月准备好讲义。

2. 为保证教学质量，初次担任临床小讲课的主讲人员应当有高级职称医师旁听。高级职称医师听课后，应针对主讲人所讲述内容进行评价，对教学内容、教学方法、时间安排等提出意见和建议。

3. 听讲医生需要签到登记，并在听课后进行讲课质量评价。

（四）教学查房制度

1. 科室定期组织教学查房，至少每月 1 次。教学查房一般由副主任医师及以上职称的医师主持，内容由主讲带教老师选定，病种一般选取烧伤外科的常见病或多发病。

2. 教学准备：查房前通知管床医师做好准备，并指导参阅有关文献及经典书籍资料，全面掌握患者近期的病情变化。

3. 根据所查病例，从基础理论到病因、病理生理进行讲解，要求带教老师熟悉教学内容，重视基础理论。

4. 教学查房过程应当严格按照标准流程：

（1）查房病例简介及教学查房主题介绍；

（2）床边查房时，管床医师汇报病史、重要辅助检查及病情近期变化情况。床边检查患者时，管床医师或实习医师完成患者体格检查，特别是专科体格检查（与诊断及鉴别诊断相关）；

（3）分析讨论，对病史特点进行总结，提出诊断依据及鉴别诊断，解释重要辅助检查的意义及治疗方案的选择；

（4）带教老师归纳总结该病例中应当掌握的内容，对学生查体及讨论中出现的问题进行讲评。

（五）出科考核制度

1. 对于实习医师、住院医师规范化培训医师、专科规范化培训医师及进修医师，应按照不同教学大纲的要求，安排出科考核，出科考核应包含理论知识考试、临床技能考试等。

2. 住院医师规范化培训出科考核合格者应掌握烧伤外科病案书写的要求，例如烧伤外科特有的烧伤面积估算、深浅度评估等，同时应了解烧伤清创术，掌握烧伤急救的基本要点，对于烧伤急诊抢救有初步的认识，掌握烧伤抗休克治疗的基本原则。

3. 对于规培医师及进修医师的出科考核要求根据各自教学大纲进行调整。

4. 最终考核的试卷及评分表应归档待查。

# 第三章

# 烧伤外科基本诊疗常规

## 第一节　烧伤急诊处理

热力、电流和化学物质以及放射损伤均属烧伤。烧伤造成的创面局部和机体内环境改变可能引起休克、内脏损伤、化学中毒等病理改变，有关病情需要急诊处理。急诊时，须对患者作出伤情判断以决定门诊或住院治疗，同时酌情给予减轻损害、镇静止痛、创面处理以及必要的复苏和补液治疗。

### 一、诊　断

#### （一）病　史

现病史应包括受伤时间、现场环境、烧伤原因、致伤因素（温度、化学物品浓度、电压等）、接触时间、可能合并的其他外伤和现场急救情况等。既往史方面，重点关注精神病史、癫痫发作史、药物过敏史、重要脏器器质性和功能性病变史。

#### （二）估计烧伤面积

以相对于体表面积的百分率表示。成人多用中国九分法和手掌法相结合计算。对于成人，头面和颈9%，双上肢18%，躯干包括会阴27%，臀与双下肢46%。12岁以下儿童按下列公式计算头面和颈及下肢面积：

头面和颈面积（%）＝［9＋（12－年龄）］×100%；双下肢面积（%）＝［46－（12－年龄）］×100%。

患者自己的手五指并拢，手掌加手指的掌侧范围的面积为1%。

#### （三）判断深度

四度五分法：一度、浅二度、深二度、三度和四度。

1.一度烧伤：红斑、无水疱、无渗出、干燥、轻度痛觉过敏。

2.浅二度烧伤：大水疱，水疱壁薄，去除表皮见基底湿润，呈淡红色并有疼痛和感觉过敏。

3.深二度烧伤：无水疱或小水疱，水疱壁较厚，去除表皮见基底微湿，苍白杂有红色小点，干燥后出现网状血管栓塞，创面疼痛较轻，感觉迟钝。

4.三度烧伤：皮革样、失去弹性，创面干燥，呈蜡白或焦黄，干燥后出现树枝状血管栓塞，痛觉消失，创面温度低。

5. 四度烧伤：黄褐色或焦黄或炭化、干瘪，丧失知觉，活动受限。

烧伤深度因继发损害而加深，伤后 48 ～ 72h 须重新评估和判断。患者出院时须重新核对烧伤面积和深度。

**（四）合并伤诊断**

1. 详细询问病史和分析致伤原因，爆炸伤、电烧伤和有高处坠落史是合并伤的主要原因。

2. 观察和检查颅脑损伤、胸腹部损伤、实质内脏破裂、空腔内脏穿孔、周围神经损伤和骨折的症状和体征。

3. 核查病情严重程度与烧伤伤情是否相符。

4. 必要时进行胸、腹腔穿刺，以及 B 超、X 线摄片和 CT 等诊断性检查。

**（五）合并化学中毒的诊断**

化学物质烧伤需重点了解该化学物质是否会引起中毒，详细了解化学毒物接触史，明确受累器官和系统的中毒程度，并与其他病因引起的类似病情相鉴别。

**（六）吸入性损伤诊断**

参见本章第六节"吸入性损伤"。

**（七）决定门诊治疗或住院处理**

凡有下列情况之一通常需住院治疗：

1. 成人烧伤总面积大于 10% 体表面积，儿童大于 5% 体表面积，三度烧伤面积大于 1% 体表面积。

2. 头面、颈、手、会阴、臀部等功能部位深度烧伤。

3. 电烧伤、吸入性损伤、热挤压伤等特殊原因烧伤。

4. 烧伤可能合并化学中毒或合并需住院治疗的外伤。

5. 尚应考虑年龄过大、过小、妊娠、原有疾病等全身因素。

## 二、治　疗

1. 脱去烧伤部位污染的衣服。

2. 小面积烧伤：烧伤部位用冷水冲洗或浸泡、冷敷 20min 以上。

3. 化学烧伤：现场立即用大量流动清水冲洗，时间最好达 30min 以上。

4. 成人烧伤总面积大于 15% 体表面积、儿童大于 10% 体表面积，或成人三度烧伤面积大于 10% 体表面积、儿童三度烧伤面积大于 5% 体表面积的，应立即建立静脉通道。

5. 存在呼吸道梗阻或已发生窒息，应立即切开气管、吸氧；对有呼吸道梗阻和窒息可能者，应及时做预防性气管切开；有条件行纤维喉镜检查者，可根据伤情行气管内插管。

6. 处理危及生命的合并伤。

7. 镇静止痛：哌替啶 1 ～ 2mg/kg，静脉注射。伴有颅脑损伤的患者或 1 周岁以下婴儿禁忌。

8. 清创：

（1）头面部烧伤须剃除头发，腋窝、会阴部烧伤须剃除该处毛发，剪除指（趾）甲。

（2）用肥皂水或生理盐水清洗创面周围正常皮肤。

（3）烧伤创面应用1∶2000氯己定（洗必泰）或1∶1000苯扎氯铵（洁尔灭）溶液或0.5%～3.0%聚维酮碘溶液清洗，去除脱落的表皮。清除创面上玷污的异物，如碎衣片、尘土、炭渣等。创面玷污油腻或沥青时，先用松节油、麻油或液状石蜡尽量擦净，再用生理盐水冲洗创面。

（4）小水疱无须处理，大水疱则在低位处剪破引流，保留水疱表皮，原位覆盖。若伤后48h后就诊，水疱可能感染，可去除。

（5）尽可能去除残留在深度烧伤创面的腐皮。

9. 创面局部予以包扎或暴露等处理。

10. 注射破伤风抗毒素（TAT），成人1500～3000IU，肌肉注射，皮试阳性，行脱敏注射或注射人破伤风免疫球蛋白250IU。对污染重的深部创面、潜在厌氧菌感染的患者，可在1周后追加注射一次量。门诊治疗参见上文"小面积烧伤"。

11. 轻度烧伤可酌情使用抗生素，中度烧伤选择一线抗生素静脉滴注，重度烧伤选择二线抗生素，特重度烧伤选择二线、三线或两联抗生素。

# 第二节　烧伤入院处理

对急诊时决定住院的患者，应根据病情的轻重缓急进行紧张有序的处理。首先应处理危及患者生命的问题，按照下列程序进行。

1. 保证呼吸道通畅。对于吸入性损伤和头、面、颈部烧伤，鼻导管吸氧后，若动脉血氧分压低于8kPa，须立即气管插管或气管切开；若状况未改善，可应用机械通气。若动脉血氧分压持续低于9kPa，应尽早用呼吸机。

2. 迅速建立静脉通道：必要时建立两条静脉通道，以保证及时、有效的液体复苏。建立静脉通道后，应立即快速输入乳酸钠林格溶液。

3. 应首先处理合并危及生命的外伤，如大出血、张力性气胸、硬脑膜外血肿等。

4. 伴有化学物品中毒者，应采取相应急救措施。

5. 留置导尿管。成人烧伤总面积大于30%体表面积、儿童大于15%体表面积的，有中毒可能的化学烧伤和电烧伤者，须留置导尿管，记录每小时尿量，观察有无血红蛋白尿和肌红蛋白尿。血红蛋白尿和肌红蛋白尿处理参见本章第九节"电烧伤"。

6. 待开始静脉补液或休克复苏有效、全身情况稳定，才能进行清创。清创方法参见本章第一节"烧伤急诊处理"。若经静脉补液仍不能复苏休克，可不予以清创。清创可用1%磺胺嘧啶银霜剂或其他有效局部抗菌药物。

7. 肢体和躯干环形烧伤或非环形烧伤，且组织肿胀明显、张力增高者，需进行焦痂切开减张术，必要时还应行筋膜切开减张术（参见第四章第二节"二、烧伤焦痂及筋膜切开减压术"）。

8. 测量或询问患者体重。

9. 采集血标本，配血，进行血常规、血清电解质、血清蛋白、肝肾功能、血气分析、乙肝三系等检查。

10. 预防破伤风：参见本章第一节"烧伤急诊处理"。

11. 预防性应用抗菌药物：随着各医院耐药菌的增多，可以考虑根据流行病学调查，选择敏感抗生素预防，但这种预防性抗生素应用须严格掌握适应证。一般来说，轻度烧伤，选择口服抗生素；中度烧伤，选择一线抗生素静脉滴注；重度烧伤，选择二线抗生素；特重度烧伤，选择二线、三线或两联抗生素。延迟复苏或已发生休克的大面积深度烧伤者，须用广谱抗生素。

12. 预防厌氧菌感染：对电烧伤或毁损性烧伤伴有大量肌肉坏死者，用青霉素钠盐320万 U，每6h 一次，静脉滴注；或应用 0.5% 甲硝唑 200ml，每 12h 或每日一次，静脉滴注。

## 第三节　轻度烧伤

轻度烧伤通常无生命危险，无须全身治疗，也无须住院，经门诊换药可修复创面。浅度创面修复后，一般无功能问题。

### 一、诊　断

成人烧伤总面积小于或等于 10% 体表面积、儿童小于 5% 体表面积的二度烧伤。

### 二、治　疗

#### （一）急诊时应用冷疗

浸泡于清净冷水中或以冷水冲之，水温以 15℃ 左右为妥，不宜用冰水处理。化学烧伤用大量流动水冲洗至少 30min。

#### （二）烧伤饮料

可口服烧伤饮料。配方：氯化钠 0.3g、碳酸氢钠 0.15g、糖精 0.04g、水 100ml。

#### （三）创面处理

1. 浅二度烧伤可选用下列方法之一：

（1）应用 1% 磺胺嘧啶银霜剂或其他有效局部抗菌药物，以多层纱布包扎或胶布固定，隔日或每日换药，也可视创面情况延长换药间隔时间直至创面愈合。早期渗出液浸湿外层敷料需要急诊或次日换药；而伤后立即就诊、创面无污染者，内层可用无菌凡士林纱布及多层纱布包扎。

（2）应用市售的异体皮、异种皮、甲壳胺膜等生物敷料或半透膜、水凝胶、水胶体、泡沫敷料等各种合成敷料，生物敷料需外层敷料包扎，而具有自黏性的合成敷料不需包扎。应用合成敷料一般需要隔日检查，若发现敷料下感染或大量渗出物积聚，需更换或改用 1% 磺胺嘧啶银霜剂或其他有效局部抗菌药。若采用复合银的泡沫敷料，可根据产品说明或实际情况适当延时更换敷料。

2. 深二度烧伤同浅二度烧伤，但有明显坏死组织时，坏死组织未脱落前，禁忌用生物敷料。

3. 创面严重感染伴有局部明显炎性浸润时，全身应用抗菌药物。原则上应根据创面细菌培养和药敏结果选择抗菌药物。

4. 创面严重感染伴有全身症状者，须住院治疗。

**（四）防治增生性瘢痕**

对于 2 周以上愈合的创面，愈合后需防治增生性瘢痕，可选择下列其中一种方法治疗或联合治疗。

1. 应用弹力套：参见本章第十六节"烧伤康复治疗"。

2. 积雪苷片剂：成人 18 ～ 24mg，每日 3 次，口服；儿童，6 ～ 12mg，每日 3 次，口服。积雪苷霜：外涂，每日 2 ～ 3 次，涂药时结合局部按摩。

3. 康瑞保或硅酮类凝胶、喷剂外用。

4. 自黏性硅胶片（疤痕敌、疤痕美皮护等）：硅胶片需每日清洗，待干后再粘贴于创面，每日粘贴创面时间至少 12h。局部破损时暂停使用。

5. 其他防治增生性瘢痕的有效药物，如曲尼斯特。

# 第四节　中度烧伤

中度烧伤有一定生命危险并可出现烧伤相关的并发症，如早期休克、烧伤创面脓毒症、肺部感染等，需住院治疗。除创面处理外，还需早期液体复苏，全身预防性应用抗菌药物和治疗相关的并发症。营养风险评分≥ 3 分者需要营养支持。

## 一、诊　断

中度烧伤的烧伤总面积：成人 11% ～ 30% 体表面积，或三度烧伤面积为 1% ～ 10% 体表面积；儿童 5% ～ 15% 体表面积，或三度烧伤面积小于 5% 体表面积。

## 二、治　疗

**（一）早期液体复苏**

确定一个液体复苏公式预算液体需要量。公式计算的预算仅为参考，必须根据患者治疗的反应进行调整。

1. 成人烧伤总面积小于 15% 体表面积、儿童小于 5% 体表面积，非头面部二度烧伤，可口服含钠盐饮料，必要时静脉补给乳酸钠林格溶液。

2. 静脉补液复苏时，不伴有吸入性损伤，可按照 Brooke 改良公式。

（1）烧伤面积按二度、三度或四度烧伤面积计算。

（2）烧伤后第 1 个 24h，每 1% 烧伤面积每千克体重补给乳酸钠林格溶液 2 ～ 3ml，不补给水分。

（3）烧伤后第 2 个 24h，每 1% 烧伤面积每千克体重补给血浆 0.3 ～ 0.5ml，补给水分，补给量以能维持尿量为准。

（4）伤后 0 ～ 8h 输入第 1 个 24h 的 1/2 量，余量在伤后 9 ～ 24h 输入。

（5）成人每小时尿量维持在 30ml 以上，或成人每小时 0.5 ～ 1.0ml/kg，儿童每小时 1.0ml/kg。

（6）对治疗反应不良者应加用胶体。

（7）有额外水分丧失背景的应予以补给水分。

（8）入院时已休克者，需应用胶、晶体，胶、晶体需要量增加。

（9）第 1 个 24h 补液量不足而发生休克，第 2 个 24h 液体需适当增加胶、晶体量。

（二）放置导尿管

伤后 48h 内每 2 ～ 4h 观察并记录尿量和 24h 出入量，必要时留置导尿管。

（三）常规监测

每 2 ～ 4h 测定心率、呼吸次数，每 6h 测体温，必要时心电监护。

早期可每日检测血、尿常规；每周 1 ～ 2 次测血清电解质、血浆蛋白、肾功能；每周检查肝功能，病情变化时可每日测定；每周 2 次（必要时每日进行）创面细菌培养和药敏测定，必要时进行真菌培养。疑有侵袭性感染时，可行血细菌和真菌培养。

（四）全身应用抗菌药物

1. 早期应用一线或二线抗生素。

2. 围手术期根据创面细菌培养和药敏结果选择敏感抗菌药物，可静脉应用或肌肉注射。

3. 脓毒症和感染性并发症根据创面、痰或其他分泌物细菌培养和药敏结果选择敏感抗菌药物，静脉应用；未获得细菌学资料者，参照病房流行菌种和耐药性监测结果，经验性选择抗菌药，包括铜绿假单胞菌和耐甲氧西林金葡菌的广谱足量抗菌药物或联合应用，并酌情使用抗真菌药。

（五）营养支持

根据营养风险筛查（NRS2002），评分大于 3 分者需要营养支持，低于 3 分者可加强饮食营养，1 周后复做营养风险筛查。有重度营养风险者（NRS ≥ 3 分）辅以肠内营养口服；肠内营养不能满足营养需要者，适当肠外营养。粗略估计患者能量需要量为 25 ～ 35kcal/kg，蛋白质 1.5 ～ 2.0kcal/kg（详见第四章第三节）。

（六）创面处理

1. 浅二度烧伤可选择下列方法：

（1）应用 1% 磺胺嘧啶霜剂或其他有效局部抗菌药物包扎，每日或隔日换药；也可视创面情况酌情延长换药间隔时间直至创面愈合。

（2）应用生物敷料包扎，隔日检查，黏附良好可不包扎；敷料下如有少量积液需继续包扎，隔日再次检查，若积液吸收，可不包扎；敷料下积脓示感染或大量积液需更换敷料，或改用 1% 磺胺嘧啶银霜剂或其他有效局部抗菌药物。

2. 深二度和三度烧伤可早期在麻醉下行磨痂、削痂和切痂手术：

（1）切、削痂面积小于 10% 体表面积者，植网状或邮票状自体皮片，网状皮片扩张比例如大于 1 ∶ 3，需覆盖生物敷料。功能部位植大张中厚或全厚自体皮。如估计创面基底受皮条件差，暂用猪皮或异体皮类敷料覆盖，二期植皮。

（2）切、削痂面积大于 10% 体表面积者，暂用猪皮或异体皮类敷料覆盖，分次更植刃厚网状或邮票状自体皮片，网状皮片扩张比例如大于 1：3，可覆盖生物敷料。功能部位植大张中厚或刃厚自体皮片。首次更植 3～7d 进行，更植间隔通常为 5～7d，视可供移植自体皮肤来源而定。更植手术尽可能在 2 周内完成。

（3）深二度烧伤削痂创面残留上皮组织多者，可覆盖生物敷料，等待上皮化。

（4）围手术期全身应用抗菌药物。

（5）术前备充足血源。

（6）术中维持循环血容量平衡和气道通畅。

（7）术后酌情及时检查移植皮片。皮片下血肿须清除；皮片如感染，应剪除感染皮片；创面应用 5%～10% 磺胺米隆或其他有效局部抗菌溶液，感染控制后补植自体皮片。

### 三、康 复

参见本章第十六节"烧伤康复治疗"。创面已愈合 95%、残留创面不植皮即可愈合者，可出院门诊治疗。

# 第五节 重度烧伤和特重度烧伤

重度以上的烧伤病情复杂，疗程长，不仅并发症发生率高，并可出现多种并发症。特别是脓毒症，病死率较高。烧伤总面积大于 80% 体表面积并三度烧伤面积大于 50% 的特大面积烧伤者，需加强护理。重度以上的烧伤者，往往免疫功能低下，在营养支持中需补充具有调节炎症和免疫功能、改善代谢的营养素。对于大面积烧伤伴有深度烧伤，修复后通常遗留功能问题，由于供皮区短缺，创面难以尽早覆盖，疗程较长。

### 一、诊 断

重度烧伤指烧伤总面积大于 30% 体表面积或三度烧伤面积大于 10% 体表面积者，或烧伤总面积不足 31%，但有下列情况之一者：全身情况严重或有休克者；有复合伤或合并伤（如严重创伤、化学中毒等）的患者；中、重度吸入性损伤的患者；婴幼儿头面烧伤超过 5% 者。特重度烧伤指烧伤面积大于 50% 或三度烧伤面积大于 20% 体表面积者。

### 二、治 疗

#### （一）早期液体复苏

按照胶体 – 电解质溶液公式预算液体需要量，应用血浆、全血、乳酸钠林格溶液。天然胶体不足时，可适当用新型人工胶体，即羟乙基淀粉（130/0.4）。

1. 烧伤面积按实际烧伤面积计算。

2. 烧伤后第 1 个 24h，每 1% 烧伤面积按每千克体重补给胶体和晶体总量为 1.5～2.0ml，成人需补充水分总量为 3000～4000ml，儿童按每千克体重补给水分 70～80ml。如果晶体是乳酸钠林格溶液，它的钠离子浓度是 130mmol·$L^{-1}$，大量补充时应该考虑到每 1000ml 乳酸钠林格溶液要少补充水分 100ml。

3. 烧伤后第 2 个 24h，胶体、晶体补给量为第 1 个 24h 实际补给量的 1/2，水分补给量同第 1 个 24h。

4. 每小时尿量成人维持 0.5 ～ 1.0ml/kg，儿童 1ml/kg。对于特重度烧伤或特大面积烧伤，每小时尿量应该放宽些（50 ～ 90ml），可能更利于休克复苏和脏器保护。

5. 胶、晶体比例 1：1 ～ 1：3。若烧伤总面积大于 60% 体表面积或三度烧伤面积大于 30% 体表面积，胶、晶体比例选择 1：1。

早期液体复苏其他注意事项参见本章第四节"中度烧伤"。

**（二）放置导尿管**

记录每小时尿量。观察有无血红蛋白尿和肌红蛋白尿，处理参见本章第九节"电烧伤"。

**（三）常规监测**

1. 每小时测心率、呼吸次数，休克期每 2h 测体温，进行心电图与氧饱和度监护。

2. 每日检查血、尿常规，血清电解质，血尿素氮、肌酐；每周 2 次检查血浆总蛋白、白蛋白和球蛋白；每周检查肝功能；病情变化时可每日测定。每周 2 ～ 3 次进行创面细菌培养和药敏测定，必要时进行真菌培养。疑有侵袭性感染时，可行血细菌和真菌培养。血尿素氮升高时，可测定 24h 尿氮排量。

**（四）全身应用抗菌药物**

参见本章第四节"中度烧伤"。大面积烧伤，特别是早期休克病情不稳定者，易发生早期脓毒症，入院后应立即或根据病情发展尽早全身应用广谱抗菌药物，静脉应用。

**（五）营养支持**

早期经胃肠道供给营养，以肠内营养为主，辅以肠外营养，补充肠内营养不足。粗略估计烧伤面积 < 40% TBSA 的患者，能量需要量为 125 ～ 146kJ/kg（30 ～ 45kcal/kg）；烧伤面积 ≥ 40% TBSA 的患者，能量需要量为 146 ～ 209kJ/kg（45 ～ 50kcal/kg）。蛋白质每日 2.5 ～ 3.0g/kg，补给谷氨酰胺、精氨酸和 ω-3 不饱和脂肪酸等。在严密监测血糖的同时，在伤后 1 周左右建议开始使用人重组生长激素（详见第四章第三节"烧伤营养治疗规范"）。

**（六）输　血**

血浆白蛋白低于 30g/L，应用人白蛋白或血浆；血红蛋白低于 100g/L，输红细胞悬液。

**（七）创面处理**

1. 浅二度烧伤：参见本章第四节"中度烧伤"。

2. 深二度和三度烧伤：伤后 48h 内或伤后 3 ～ 10d，在麻醉下分别进行削痂和切痂手术，术中须用无创监护，必要时行有创监护。对于头、面、会阴、手掌、足底、臀的三度烧伤创面，除非已成为严重的感染源，一般情况下，不赞成早期手术切痂。

（1）对烧伤总面积小于 60% 体表面积、三度烧伤面积小于 30%，而切痂、削痂面积大于 10% 体表面积者，暂用猪皮类敷料或异体皮覆盖，一次或分次更植刃厚网状自体皮片（1：3）、邮票状皮片或 MEEK 皮，网状皮片上覆盖生物敷料。功能部位首选大张中厚或刃厚自体皮片。

（2）对烧伤总面积大于 60% 体表面积、三度烧伤面积大于 30% 体表面积者，暂用猪皮类敷料或异体皮覆盖。若难以在 2 周内完成分次更植刃厚网状自体皮片或 MEEK 皮，尽可能采用混合移植（大张异体皮或猪皮打洞嵌入自体小皮片或自体微粒皮肤移植）或皮浆修复创面。

（3）对三度烧伤创面大于 70% 体表面积、切痂创面暂时性覆盖物者，首选同种异体皮，采用混合移植方式修复创面。

### 三、康　复

参见本章第十六节"烧伤康复治疗"。创面已愈合 95%、尚有散在的残余创面不需植皮即可愈合者，转康复部或出院门诊治疗。

# 第六节　吸入性损伤

吸入性损伤是因吸入烟雾、化学物质和（或）高温空气、蒸汽、热粉尘等所导致的呼吸道损伤甚至肺实质损伤，主要是化学性损伤，可伴有毒物质吸收中毒。重度吸入性损伤会损害呼吸功能，以急性呼吸功能衰竭、窒息、缺氧和二氧化碳潴留为主要症状，肺水肿、肺不张和肺部感染为主要并发症。

## 一、诊　断

### （一）临床表现

1.病史

（1）密闭空间烧伤。

（2）受伤时呼叫。

（3）吸入烟雾、高温空气、化学刺激性气体、蒸汽、热粉尘等。

（4）意识丧失但不伴有颅脑损伤。

2.临床症状和体征

（1）面颈部深度烧伤。

（2）口腔黏膜烧伤、鼻毛烧焦。

（3）声音嘶哑。

（4）刺激性咳嗽或咳嗽反射消失。

（5）痰中带炭黑。

（6）呼吸急促，呼吸困难伴梗阻症状或进行性非梗阻性呼吸困难、哮喘。

（7）烦躁不安、意识障碍。

（8）呼吸道黏膜坏死脱落。

（9）肺部听诊闻干、湿啰音，哮鸣音。

### （二）检　查

1.胸部 X 线常规检查，定期复查。显示肺水肿、肺不张、代偿性肺气肿、支气管肺炎等。重度吸入性损伤者,右前斜位显示气管狭窄,气管黏膜增厚。怀疑病变而胸部 X 线检查不能发现时,建议及时作 CT 检查。

2. 咽喉部检查。可常规行喉镜检查,有条件者在伤后尽早进行纤维喉镜检查,注意上呼吸道黏膜水肿和气道受阻情况。

3. 纤维支气管镜检查。疑为重度吸入性损伤者,视病情需要和条件检查。伤后 48 ～ 72h 进行检查,必要时复查。有特殊致伤原因（如热水泥粉尘）的,应尽早检查和灌洗。检查时可发现呼吸道黏膜充血、水肿、出血、坏死等病变和相应征象,如气管软骨环消失、支气管腔狭窄、黏膜面溃疡、出血和软骨裸露等。

4. 血气分析。$PaO_2$ 小于 8.00kPa,氧饱和度小于 90%,吸纯氧肺泡动脉血氧分压差（$P_{A-a}DO_2$）大于 39.9kPa,$PaCO_2$ 小于 4kPa（早期通气过度）或大于 6.6kPa（气道梗阻塞）。

5. 怀疑一氧化碳中毒时,有条件者测定血碳氧血红蛋白水平。

6. 确诊依赖纤维支气管镜检查或有坏死的呼吸道黏膜脱落。

## 二、治 疗

1. 意识丧失的幸存者,现场立即施行气管插管,吸纯氧。重度一氧化碳中毒者,须高压氧治疗。

2. 躯干、颈部有环形焦痂的,须焦痂切开减张。

3. 解除呼吸道梗阻,保持气道通畅。

（1）直接用喉镜检查咽部,发现水疱予以刺破。

（2）有以下情况之一者,须施行气管插管或气管切开。气管插管困难或气管导管放置需超过 3 日的,须施行气管切开。

1）面、颈部深度烧伤,有发生上呼吸道梗阻可能者。

2）梗阻性呼吸困难者。

3）持续低氧血症,需应用呼吸机者。

4）有气管、支气管黏膜坏死和脱落可能者。

5）口唇外翻似鱼嘴,口鼻渗液大量外溢,颏下、颌下焦痂紧缩者。

4. 解除缺氧、改善呼吸功能。

（1）$PaO_2$ 小于 10.7kPa,氧饱和度小于 95%,呼吸频率小于 30 次 / 分,不伴有呼吸困难者,导管给氧,氧流量为 $4L \cdot min^{-1}$。

（2）有下列情况之一者,应用呼吸机通气,选择呼吸未正压、间歇指令性通气方式或高频喷射通气。高频喷射通气时间不超过 22h。

1）导管给氧不能纠正低氧血症。

2）$PaO_2$ 小于 8kPa,氧饱和度小于 90%,$PaCO_2$ 小于 3.3kPa 或大于 6.6kPa,呼吸频率 35 次 / 分。

3）吸纯氧 30min,$P_{A-a}DO_2$ 大于 39.3kPa。

5. 气管内灌洗:灌洗前吸 40% 氧气 5 ～ 10min。每次灌洗时,向气管内注射 5 ～ 10ml

0.45% 盐水或用 1.25% 碳酸氢钠溶液,并立即吸引,连续 3 ~ 4 次。为避免频繁灌洗引起窒息或支气管痉挛,需至少间隔 30min 再重复。若气管内灌洗效果不佳,需纤维支气管镜灌洗。

6. 吸入性损伤伴皮肤烧伤,液体复苏应较单纯皮肤烧伤为多,胶体与晶体比例为 1：1。

7. 冬眠合剂:应用冬眠合剂须以补充容量为前提。严重呼吸困难者,应用呼吸机;仍缺氧烦躁者,可应用冬眠合剂（哌替啶 100mg、异丙嗪 50mg、氯丙嗪 50mg、5% 葡萄糖溶液 250ml）125ml,静脉滴注。一般需要根据个体差异调整剂量,以患者安静、呼之能应为佳,连续应用 2 ~ 5d。

8. 支气管痉挛者,可酌情选用以下一种或多种药物治疗。

（1）沙丁胺醇（舒喘灵）气雾剂喷雾,每 6h 一次。

（2）氢化可的松 500mg 或地塞米松 40mg 静脉滴注,必要时每 12h 重复一次。

（3）冬眠合剂静脉滴注,适用于激素无效者。

9. 每日或每周 2 ~ 3 次采集气道深部分泌物进行细菌培养,根据培养与药敏结果选用敏感抗菌药物。

10. 吸入性损伤伴大面积深度烧伤,在机械通气支持下施行早期焦痂切除手术者,应用异体皮或异种皮覆盖创面。

# 第七节　手烧伤

手遭受热力、化学物质、电和热挤压等因素造成皮肤烧伤,可累及肌腱、关节、骨骼。深二度和三度烧伤愈合后,由于瘢痕增生和关节挛缩造成关节半脱位或脱位,手丧失部分或全部功能而形成畸形。

## 一、诊　断

1. 询问致伤原因。热挤压伤需询问挤压因素。

2. 面积估计:双手占 5% 体表面积。

3. 深度判断:参见本章第一节"烧伤急诊处理"。

4. 热挤压伤需手正斜位 X 线摄片,确定是否合并骨折。

## 二、治　疗

**（一）浅度烧伤（估计 21 天内愈合的二度烧伤）**

1. 清创

（1）清除已分离的表皮和未烧伤皮肤皱褶、指缝间污垢。

（2）小水疱予以保留,大水疱低位引流,去除破损或感染的水疱。

（3）1：2000 氯己定溶液或 1：1000 苯扎氯铵（洁尔灭）溶液清洗创面。

（4）创面严重污染者用 3% 碘伏消毒,用生理盐水冲洗。

（5）化学烧伤可用大量清水冲洗,至少 30min。

2. 包扎

敷料的厚度以渗液不渗至最外层纱布为原则，手的姿势处于腕关节背屈 15°；2 至 5 指掌指关节屈曲 70° 和指间关节屈曲 5° ～ 10° 半握拳；拇指对掌，指间用纱布"隔开"。

未感染创面选用下列一种敷料包扎：

（1）薄凡士林纱布，每日检查敷料，若无渗出和感染征象，不需要更换。

（2）猪皮、异体皮等生物敷料或水凝胶、水胶体和泡沫类等合成敷料。应用生物敷料需包扎，48h 后检查。若无渗出物积聚，可不包扎，直至创面愈合。如有少量渗出物，在引流后继续包扎，隔日检查；大量渗出物积聚需更换敷料；对高危感染风险的创面，如污染严重的或超时清创的创面，按感染创面处理。应用具有自黏性合成敷料则不需要包扎，但需每日检查敷料下渗出物积聚和感染情况。

3. 感染创面用 1% 磺胺嘧啶银霜剂或其他有效的局部抗菌药物包扎，每日或隔日换药，直至创面愈合。

4. 抬高患肢，手高于心脏平面。

**（二）深度烧伤（估计需 21 天以上愈合的深二度和三度、四度烧伤）**

1. 清创：同浅度烧伤，但需去除烧伤表皮。

2. 焦痂切开减压：腕、手指环形三度烧伤从腕关节尺、桡侧切开，切口经大、小鱼际肌延伸至掌指关节或指间关节，应用 3% ～ 5% 碘伏或 1% 磺胺嘧啶银霜剂纱布填塞切口。

3. 包扎：用 1% 磺胺嘧啶银霜剂或其他有效的局部抗菌药物包扎，每日或隔日换药，直至切、削痂手术为止。手包扎姿势见本章第三节"浅度烧伤"。

4. 抬高患肢，手高于心脏平面。

5. 坏死组织未脱落前，禁忌应用各类生物敷料。

6. 尽早去除坏死组织，修复创面。对深二度烧伤者，施行削痂手术；对三度烧伤者，施行切痂手术。

7. 四度烧伤要扩创皮瓣修复或截肢。

（1）围手术期：单纯手烧伤，可选用一线或二线抗生素，或根据创面分离细菌的耐药性选择敏感的抗菌药物。

（2）手术时应用止血带。

（3）保留间生态组织，去除坏死组织。

（4）根据手烧伤的深度和烧伤总面积决定修复方式。

1）烧伤总面积小于 30%：移植大张中厚自体皮片。

2）烧伤总面积 30% ～ 50%：移植大张或网状（1.5∶1）中厚自体皮片或暂用猪皮覆盖，3 ～ 7d 内更植自体皮片。

3）肌腱、关节、骨骼外露的处理：①用周围软组织覆盖，移植大张中厚自体皮片。②不具备软组织覆盖条件者，须皮瓣修复。③不具备皮瓣修复条件者，可换药治疗或考虑用负压封闭引流技术或人工真皮移植，周围能受皮的软组织先植自体皮片，待外露的肌腱、关节、骨骼区域形成肉芽后，肉芽创面植自体皮片。④病情危重，暂停手术。

8. 扩创：早期未进行切痂手术者，伤后 2 ～ 3 周扩创，基底健康或肉芽新鲜移植网状

（1.5：1）或大张中厚皮片；创面残留坏死组织应暂覆盖猪皮，延期更植自体皮片。

9. 截肢

（1）手指全部干性坏死者，施行截指。

（2）部分干性坏死者，待坏死界限明确后扩创或截指。

（3）手湿性坏疽或为感染病灶危及生命者，须立即施行截指或截肢。

10. 指骨骨髓炎、关节炎的处理

（1）每日以温水或 1：2000 氯己定（洗必泰）溶液浸泡并鼓励关节主动活动。若关节腔暴露，禁忌活动。

（2）清除已分离焦痂。

（3）用 1% 磺胺嘧啶银霜剂或其他有效的局部抗菌药物包扎，每日换药。

（4）抬高患肢，夹板固定。

（5）伴有全身症状、全身应用抗菌药物者，根据感染菌种选择敏感抗菌药物。

（6）感染控制后施行扩创，暂用猪皮、异体皮覆盖，3 ～ 5d 更植自体皮，围手术期全身应用抗菌药物。

（7）指骨骨髓炎者，应行指骨钻孔引流。

**（三）热挤压伤**

1. 扩创

急诊可减张或伤后 48h 内扩创，切除坏死皮肤，清除损伤肌肉，尽可能保留肌腱。关节外露者，应尽可能用周围软组织或皮瓣移位修复，二期行关节成形术，必要时施行关节融合术，保持在功能位。伴有骨折的，用克氏钢针固定。

（1）未累及肌腱、关节和骨骼的，则延期移植大张中厚或全厚皮片。

（2）肌腱、关节外露的，须皮瓣修复。

（3）对于严重感染的热挤压伤，扩创后暂用猪皮、异体皮覆盖，延期更植大张中厚自体皮片或皮瓣修复。

2. 截肢指征

（1）手血运丧失（干性坏死）。

（2）合并多发性严重粉碎性骨折。

（3）手功能丧失。

（4）病灶危及生命。

3. 围手术期

选用一线或二线抗生素，或根据细菌培养使用敏感有效抗生素。

## 三、康 复

为了保持和恢复手的功能，手深度烧伤者必须进行康复治疗。

1. 抬高患肢，手高于心脏平面。

2. 每日清洗愈合创面。

3. 康瑞保、积雪苷霜（肤康霜）等外涂，每日 3 次；或润肤霜外涂，每日 2 次。

4.应用热塑夹板等维持手在合适姿势,以对抗挛缩、预防关节脱位和矫正已发生的关节挛缩畸形。

5.弹力绷带包扎或戴弹力手套预防瘢痕增生和挛缩,参见本章第十六节"烧伤康复治疗"。

6.应用分指板、握力器等运动器械锻炼关节功能和恢复肌力。

# 第八节　头面部烧伤

头面部烧伤常累及颈部、眼睑、外耳等部位。由于皮下组织松弛,血管、淋巴管和神经丰富,早期渗出多,水肿严重。咽喉部水肿可引起上气道梗阻,颈部软组织水肿可压迫气道而引起上气道梗阻。全身反应强烈,易发生休克、急性胃扩张,儿童更易发生高热、抽搐和昏迷。深度烧伤愈合后常致毁容、睑外翻、小耳、小口畸形等后遗症。

## 一、诊　断

1.头面部占体表面积6%。12岁以下儿童,年龄越小,头面部占体表面积比例越大。参见本章第一节"烧伤急诊处理"。

2.头面部烧伤深度判断参见本章第一节"烧伤急诊处理"。

3.肿胀显著,头围增加,常伴有睑、唇外翻。

4.检查口腔、咽喉,可见水疱、黏膜剥脱和水肿。

5.上气道梗阻。

## 二、治　疗

（一）留院观察或住院

儿童面部烧伤、成人深二度以上、烧伤累及颈部和早期有发生上气道梗阻危险者,需急诊留院观察或住院。

（二）早期处理

1.液体复苏:参见本章第四节"中度烧伤"和本章第五节"重度烧伤和特重度烧伤",但需适当增加胶、晶体量和酌情减少水分量。儿童烧伤后第1个24h,每1%烧伤面积每千克体重给予胶、晶体总量3～4ml。

2.伤后48h内,全面部烧伤者禁止口服,局限性烧伤者口服亦应十分慎重,但不禁忌早期肠内营养。早期肠内营养应该尽量将营养管放置在空肠;若放置在胃,需减慢肠内营养的输入速度,并严密监视胃内容物是否潴留。

3.儿童反应性高热或高热惊厥。

（1）苯巴比妥钠4～7mg/kg,肌肉注射。

（2）地塞米松。

（3）安定。

（4）水合氯醛。

（5）高热惊厥的预防：苯巴比妥钠 3 ～ 5mg/kg，肌肉注射。

（三）局部处理

1. 浅二度烧伤

（1）清创：去除已分离的表皮，剃除头发，应用 1 ∶ 2000 氯己定溶液或 1 ∶ 1000 苯扎氯铵（洁尔灭）溶液轻拭创面。

（2）1% 磺胺嘧啶银霜剂纱布或其他有效抗菌物质纱布半暴露，未感染创面也可用暴露疗法或外涂薄层抗菌物质暴露。

（3）每日检查创面，发现痂下积脓，及时充分引流。

（4）经常清除眼、耳、鼻分泌物，保持创面清洁。

（5）用氧氟沙星眼药水等抗生素眼药水滴双眼，每日 3 次；用氧氟沙星眼膏涂双眼，每晚 1 次。

（6）外耳烧伤者禁忌睡枕头和向患侧卧，避免受压。局部用 1% 磺胺嘧啶银霜剂或其他外用抗菌制剂，每日换药直至创面愈合。

2. 深二度烧伤

（1）清创：同“浅二度烧伤”。

（2）1% 磺胺嘧啶银霜剂纱布或其他有效抗菌物质纱布半暴露，未感染创面也可用暴露疗法或外涂薄层抗菌物质暴露。每日换药。

（3）眼、耳处理同“浅二度烧伤”。

（4）头皮深二度烧伤可早期削痂治疗。

3. 三、四度烧伤（包括颅骨烧伤）

（1）清创：同“浅二度烧伤”。

（2）局限性头皮三度烧伤：伤后早期应用局部转移皮瓣或者早期头皮扩张术修复。

（3）广泛性头皮三度烧伤

1）不具备早期切痂植皮或游离皮瓣修复条件者，采用暴露疗法。伤后 2 ～ 3 周焦痂分离后，肉芽创面植游离皮片。

2）颅骨外板坏死：彻底清创后，应用局部转移皮瓣覆盖颅骨暴露部位。周围软组织用游离皮片修复，或凿除外板或钻孔；待肉芽生长后，肉芽创面植游离皮片。

3）颅骨全层坏死：早期尽可能皮瓣修复。若不具备条件，可清除全部坏死颅骨，在健康的硬脑膜上植游离皮片或转移皮瓣修复。颅骨修复待创面愈合后择期进行。

（4）面部三度烧伤

1）伤后 10d 左右施行扩创，创面暂用同种异体皮或猪皮覆盖，3 ～ 5d 后更换。若创面基底坏死组织已脱净、健康，更植大张中厚皮片，否则再用同种异体皮或猪皮覆盖，3 ～ 5d 后再更植自体皮片。

2）植自体皮前需彻底止血，清除残留坏死组织、上皮岛和异物。

3）按照颜面部解剖分区放置移植皮片。

4）移植皮片需缝合和良好固定，必要时打包固定。3 ～ 5d 拆包。

5）术后 3 ～ 7d 内鼻饲流质饮食。

（5）眼部三度烧伤

1）眼睑三度烧伤：应用中厚或全厚层皮片修复，打包固定，双眼共同包扎，5d 后拆包，必要时施行睑缘缝合。

2）角膜三度烧伤：采用大量无毒液体对化学烧伤进行及时冲洗，这是一种非常有效的急救措施。化学烧伤至角膜三至四度烧伤时，建议急诊行放射状球结膜切开及前房穿刺术，可有效引流化学残余物。手术治疗包括：单纯新鲜羊膜移植或与自体角膜缘上皮共同移植；角膜干细胞移植；新鲜羊膜联合自体角膜缘干细胞移植等。药物治疗包括：局部及全身抗炎；早期糖皮质激素应用；大剂量维生素 C 治疗；自体或动物血清局部应用；散瞳可以解除睫状肌痉挛，减轻虹膜炎症。必要时可行角膜移植。

（6）外耳三度烧伤：耳廓植皮后，耳廓置于正常位包扎；耳软骨炎者，需切除部分或全部坏死软骨。

### 三、康　复

1.浅二度烧伤：减轻或避免局部色素变深。

（1）避免紫外线照射。

（2）可应用维 A 酸或氢醌酸霜剂外涂。

2.深二度或三度烧伤：防治瘢痕增生和挛缩畸形，参见本章第十六节"烧伤康复治疗"。

# 第九节　电烧伤

电烧伤可分为电接触烧伤、电弧烧伤和闪电烧伤。电弧烧伤，处理同"热力烧伤"。电接触烧伤为人体直接接触电流或人体进入高压电场（超越安全距离）导致的烧伤。电接触烧伤面积不大，但损伤可深达肌肉、血管、神经、骨骼或内脏；有电流的入口和出口，入口处损伤较出口处严重。常因肢体屈曲痉挛造成电流短路，形成多处电流出口，产生不连续的跳跃性伤口，肌肉呈夹心性坏死，截肢率高。电流可直接损害脑、脊髓、心、肺、肝、肾、胃肠道、眼晶体并出现相应的症状。单侧或双侧性白内障是特有的并发症，轻度白内障可吸收，大多数白内障患者需手术。

### 一、诊　断

（一）临床表现

1.病史

（1）接触低压电源（220V 或 380V）或进入高压电场（大于 1000V）、超高压电场（大于 220000V）史。

（2）询问高处坠落史。检查是否合并骨折、颅脑和内脏损伤。

2.临床症状

（1）全身症状

1）轻型：面色苍白、面容呈恐惧状、尖叫、心悸、四肢软弱、全身乏力和意识短暂丧失。

2）重型：休克、抽搐、昏迷、严重心律失常（如室颤、心跳、呼吸骤停）。

（2）局部征象

1）低压电烧伤：范围局限于接触部位，以二度烧伤为主，也可伤及深层组织。

2）高压电烧伤：三、四度烧伤为主，常深达肌肉、骨骼，伤口呈锥体形。入口创面中心炭化；中间为环形灰白色区，呈皮革样坏死；外周为一圈狭窄的黑色或绛红色坏死皮肤，边缘略高；出口创面呈圆形，干燥。

3）不同部位电烧伤出现不同临床表现：①颅骨高压电烧伤，可累及颅骨内板、硬脑膜和脑组织；②带电电源插头放入口腔中发生短路，导致口腔内和口唇深度烧伤；③颈部电烧伤易伤及颈部血管而造成大出血；④胸部洞穿性胸壁全层电烧伤，可发生肺组织、横隔灶性坏死；⑤腹部电烧伤可累及腹腔，合并脏器穿孔，出现急腹症症状；⑥会阴电烧伤创面常为电流出口，男性可致阴茎、阴囊及睾丸烧伤；女性可致大阴唇、小阴唇、阴道口和尿道外口烧伤。

（二）检　查

可疑骨折和骨烧伤区需 X 线摄片或其他影像学检查。常规行心电图和心肌酶谱等检查。

## 二、治　疗

（一）现场急救

1.迅速切断电源。

2.呼吸停止：施行口对口人工呼吸或气管插管，应用简易呼吸器。

3.心搏骤停：施行胸外心脏按压术。

（二）早期液体复苏

参见本章第四节"中度烧伤"和本章第五节"重度烧伤和特重度烧伤"。胶、晶体需要量应较等面积热力烧伤者酌情增加，胶、晶体比例为（1～2）：1，并酌情输血。每小时尿量，成人不少于 1.5ml/kg，儿童不少于 1.8ml/kg。

（三）血（肌）红蛋白尿处理

1. 20% 甘露醇，每次 125ml，静脉滴注。酌情重复使用。

2. 5% 碳酸氢钠溶液 125ml，静脉滴注。酌情重复使用。

3.增加液体复苏量。

4.维持每小时尿量：成人不少于 $1.8ml \cdot kg^{-1}$，儿童不少于 $2.0ml \cdot kg^{-1}$。

（四）改善微循环

应用低分子右旋糖酐和（或）前列腺素 E1 等其他扩血管活性药物。

（五）预防厌氧菌感染

1. 扩创时应用 3% 过氧化氢水溶液（双氧水）冲洗伤口。

2. 破伤风抗毒素，成人 1500～3000IU，肌肉注射。皮试阳性，行脱敏注射或注射人破伤风免疫球蛋白 250IU。

3. 5% 甲硝唑溶液 100ml，每日 1～2 次，静脉滴注。

4. 青霉素 G 钠盐 600 万～1200 万 $U \cdot d^{-1}$，分等量，每 6h 一次，静脉滴注，或酌情使用其他抗生素。

（六）创面处理

1. 焦痂和筋膜切开减压术：适应证为环形电烧伤和张力创面，尽可能在伤后 8h 内施行，参见本章第二节"烧伤入院处理"。

2. 扩创手术：伤后 3～5d 内施行。

（1）按解剖层次沿肌束上、下追踪探查，清除全部失活肌肉，而肌腱、神经尽可能保持解剖连续性。

（2）肱动脉、腋动脉裸露或周围残留坏死组织者，需做腋动脉、静脉第 2 段或锁骨下动脉、静脉结扎。

（3）用 3% 过氧化氢水溶液（双氧水）、生理盐水和 3% 碘伏溶液或其他局部抗菌药物溶液冲洗创面。

（4）根据损伤部位及深度选择修复方式。

3. 创面修复方式

（1）游离皮片修复：适用于非功能部位和仅浅层肌肉烧伤。

1）大张刃厚或中厚皮片修复。

2）扩创不彻底，暂用同种异体皮或猪皮覆盖创面，3～5d 后再次扩创，需根据基底条件植小块邮票状、网状皮片或大张皮片。

（2）皮瓣修复：适用于功能部位严重电烧伤和肌腱、神经、血管、骨骼等深层组织裸露创面。

1）根据手术方法简单优先的原则，选用邻近皮瓣、带血管蒂皮瓣或肌皮瓣。

2）带蒂皮瓣无法修复创面且血管吻合条件者，应用游离皮瓣或游离肌皮瓣修复。血管吻合应选择在受区血管外观完全正常、近心端 5cm 以上处进行。

（七）截肢手术

1. 截肢指征

（1）肢体主要血管栓塞，血运完全中断，肢体坏死。

（2）血运虽保存，但主要肌肉、神经、骨骼严重损伤，无法修复或重建，或修复后功能完全丧失。

（3）并发威胁生命的感染，特别是厌氧菌感染。

2. 截肢平面

（1）原则上应尽可能保留患肢长度和功能。

（2）肘关节离断者不适合装配假肢。

（3）拇指尽可能保留长度。

3. 截肢手术应力争在伤后 2 ～ 5d 内施行，无法修复或重建的肢体须尽早截除。

4. 继发性出血处理：床旁常规放置止血带和扩创手术包。一旦发生出血，肢体先应用止血带，其他部位先压迫止血，然后立即在出血处近心端健康组织内贯穿结扎出血血管，并尽早施行扩创，以杜绝再次出血的可能。

### （八）其　他

1. 电烧伤后 2 ～ 3d 应尽量常规心电监护。心电图示心律失常者，需延长心电图监护天数。

2. 监测肝、肾功能。

3. 测定出血、凝血时间和凝血酶原时间。

# 第十节　碱烧伤

常见的碱烧伤为苛性碱（NaOH、KOH）、石灰、氨水烧伤。氢氧化钠（钾）具有较强的吸水性，溶于水时放出大量热。生石灰即氧化钙也具有强烈的吸水性，与水化合生成氢氧化钙（熟石灰）并放出大量热。氨为无色、有刺激臭味的气体，易溶于水生成氢氧化铵，即氨水，氨在常压下液化成液氨，贮存于钢瓶内。工业事故常为液氨泄漏，氨液汽化带走皮肤上热量引起冻伤，继而生成氢氧化铵，进一步造成化学烧伤、组织损伤严重且常合并吸入性损伤和眼烧伤。

## 一、诊　断

1. 有明确的碱性物质接触史。

2. 碱性化学物质与皮肤接触后局部细胞脱水，皂化脂肪组织向深层组织侵犯，皮肤呈现湿润、油腻状，皮纹、毛发均存在，而损伤可超过皮肤全层，易误将三度烧伤诊断为二度烧伤，组织损伤呈进行性。

3. 苛性碱烧伤因组织溶解坏死，创面深度继续演进，边界不清，焦痂软、潮湿。

4. 检查是否合并吸入性损伤和眼烧伤。

## 二、治　疗

### （一）现场急救

1. 迅速脱离事故现场，脱去或剪去受污染的衣服。

2. 立即用大量流动清水冲洗，至少持续 30min，至创面无油腻感，尤其需注意眼部冲洗。冲洗前避免使用中和剂。生石灰烧伤应先去除石灰颗粒，然后用大量水冲洗，也可用高压水龙头直接冲洗，嵌入皮肤的颗粒可用镊子等去除。

3. 冲洗后，有条件者可用 3% 硼酸溶液湿敷 30min，中和创面残存的碱性物质，然后再用水冲洗。

4. 冲洗后，可用石蕊试纸测定创面 pH 值，接近中性者可停止冲洗。

**（二）清　创**

方法见本章第一节"烧伤急诊处理"。清创后，创面应用 1% 磺胺嘧啶银霜剂或其他有效局部抗菌药物包扎，换药，直至创面愈合或施行切、削痂手术。

**（三）手术治疗**

碱烧伤通常为深度烧伤，需早期施行切、削痂手术和移植自体皮。碱穿透组织，属渐进持续烧伤，宜尽早手术。手术后覆盖物选择和植皮方式的选择，需根据烧伤总面积和三度烧伤面积决定，参见本章第四节"中度烧伤"和本章第五节"重度烧伤和特重度烧伤"。

**（四）早期液体复苏**

液体复苏方法同热力烧伤，见本章第四节"中度烧伤"和本章第五节"重度烧伤和特重度烧伤"。通常液体需要量较同等面积热力烧伤的多。

# 第十一节　酸烧伤

酸烧伤可分为无机酸和有机酸烧伤。有机酸种类繁多，化学活性差异大，致伤力度较无机酸弱。无机酸常见有硫酸、硝酸、盐酸等，有机酸有醋酸、氯乙酸等，液态时可引起皮肤烧伤，气态可造成吸入性损伤和眼烧伤。氢氟酸、氯乙酸为剧毒化学物，小面积烧伤即可能导致死亡。

## 一、诊　断

1. 有明确的酸性物质接触史。

2. 混合酸烧伤须明确酸的成分，如含有氢氟酸，虽然浓度很低，也可能引起全身中毒。

3. 酸烧伤后 24h 内，痂的颜色因酸的种类不同而异，硝酸烧伤呈黄色、黄褐色，硫酸烧伤呈深褐色、黑色，盐酸烧伤呈淡白色或灰棕色。痂的颜色可作为判别何种酸烧伤的参考，但不是诊断依据，24h 后痂脱水干燥后都演变成褐色或黑色。

4. 不论酸烧伤种类，痂色浅而柔软者为二度烧伤；痂色深，较韧如皮革样，脱水后明显内陷，边界清楚，并可见树枝状血管栓塞者，为三度烧伤。

5. 检查是否合并吸入性损伤和眼烧伤。

## 二、治　疗

**（一）现场急救**

1. 迅速脱离事故现场，脱去或剪去受污染的衣服。

2. 立即用大量流动清水冲洗，至少持续 30min，尤其需注意眼部冲洗。浓硫酸、氯磺酸等与水结合时释放大量热，但不必强调用干布把创面上的残液吸干再水冲洗，大量流动水可带走热量，不至于因产热而加重损害。

3. 冲洗后，可用 5% 碳酸氢钠溶液湿敷 30min，以中和创面残存的酸性物质，然后再用清水冲洗。

4. 冲洗后，可用石蕊试纸测定创面 pH 值，接近中性可停止冲洗。

### （二）清　创

方法见本章第一节"烧伤急诊处理"。清创后，深二度和三度创面可施行暴露疗法。浅二度烧伤创面应用1%磺胺嘧啶银霜剂或其他有效局部抗菌药物包扎，换药，直至创面愈合或施行切、削痂手术。

### （三）手　术

三度烧伤创面早期施行切、削痂和移植自体皮，深二度创面也可根据情况选择早期削痂和移植自体皮。手术后覆盖物选择和植皮方式根据烧伤总面积和三度烧伤创面而定，见本章第四节"中度烧伤"和本章第五节"重度烧伤和特重度烧伤"。

### （四）扩　创

伤后3周创面尚未愈合者，需进行扩创。扩创基底残留坏死组织的，暂用异体皮或猪皮覆盖，或负压封闭引流，二期更植自体皮片；扩创基底为健康肉芽组织的，植自体皮片；扩创基底残留上皮组织数量较多者，可覆盖生物敷料，等待上皮化。

### （五）早期液体复苏

液体复苏方法同热力烧伤，见本章第四节"中度烧伤"和本章第五节"重度烧伤和特重度烧伤"。液体需要量，通常较同等面积热力烧伤的少。

# 第十二节　氢氟酸烧伤

氟化氢是一种无色、有强烈刺激性的气体，高压下转变为液体。无水氟化氢液体也称无水氢氟酸，其酸性强度与浓硫酸相当。氟化氢可以任何比例溶于水，其水溶液为氢氟酸。氢氟酸属于弱酸，水稀释后仍保持非离子化状态，这种特性使其容易透过完整的皮肤和脂质屏障进入皮下深部组织。氟离子被吸收后，分布在组织器官和体液内，抑制体内多种酶的活力；氟离子与钙、镁离子结合形成不溶性的氟化盐，使血钙、镁浓度降低，严重时可引起致命的低钙血症。氢氟酸小面积烧伤即可导致患者在伤后数小时内死亡。下列情况可能引起低钙血症，应引起足够的重视：

1. 任何浓度的氢氟酸烧伤，其烧伤面积大于1%（包括1%）体表面积。

2. 皮肤接触低浓度氢氟酸，红斑（一度烧伤）面积大于3%体表面积。

3. 吸入氢氟酸浓度大于60%（包括60%）的酸雾。

## 一、诊　断

### （一）疾病诊断

1. 有明确的氢氟酸接触史。

2. 临床表现

皮肤接触高浓度氢氟酸后，与硫酸等强酸一样，可即刻引起疼痛及局部组织破坏，创面呈灰色或银灰色，局部疼痛也与浓硫酸烧伤类似；皮肤接触较低浓度氢氟酸后，当时可无明显感觉，之后逐渐出现红斑，局部肿胀，形成水疱。疱液呈脓液样或果酱色，疱皮去除后的浅度创面基底红润，深度创面基底呈灰白色，创周绕以红晕，局部疼痛呈进行性加重。

手指是低浓度氢氟酸烧伤的最常见部位，疼痛表现尤为突出，指甲累及呈黑褐色，创面初期呈灰白色肿胀，后期可呈黑色干性坏死。

3. 辅助检查

（1）测定血清钙、镁和钾。急性氟中毒表现为低钙、低镁血症，低钾血症更为多见，高钾血症少见。血清总钙与游离钙变化不是同步的，总钙下降还不明显时，游离钙已明显下降。

（2）测定血氟、尿氟。血氟超过正常值 0.08mg/L，尿氟超过正常值 1.7mg/L。血氟、尿氟是非常敏感的检测指标，也是反映急性氟中毒严重程度的重要指标，微小面积（如单个手指）氢氟酸烧伤即可明显高于正常值。致伤化学液性质不明时，检测尿氟可明确诊断。

（3）心电监护及心电图。可表现为室性早搏、Q-T 间期延长、T 波或 ST 段改变，严重者出现室颤或心搏骤停。但需要注意的是，心电监护显示心电图无明显异常的状况下，可突然发生室颤或心搏骤停。

（4）手指氢氟酸烧伤可 X 线摄片，了解骨质有无破坏，但早期大多无明显变化。

**（二）急性氟中毒严重程度评估**

1. 无中毒：烧伤面积＜ 1% 体表面积，伤后 72h 以后入院。

2. 轻度中毒：烧伤面积＜ 1% 体表面积，伤后 72h 内入院。

3. 中度中毒：烧伤面积为 1%～5% 体表面积，且三度面积＜ 1% 体表面积。

4. 重度中毒：烧伤面积＞ 5% 体表面积，或三度面积≥ 1% 体表面积，或伴有吸入性损伤，或伴有消化道摄入。

5. 致命性中毒：患者死亡。

以上评估方法可对患者的病情严重程度进行前瞻性初步判断，之后需要在诊治过程中进一步加以矫正，且仅适用于氢氟酸烧伤患者的伤后应急救援，不适用于治愈以后的伤残评定。

值得注意的是，氢氟酸可经完整皮肤吸收进入血液循环导致中毒，小面积红斑（一度创面）也可能是致命性的。有文献报道大腿部 3% 体表面积一度创面的患者，伤后出现低钙、低镁、低钾血症，并引起心搏骤停。因此，在对氢氟酸烧伤患者的诊断中，应把一度创面也包含在内。

## 二、治　疗

**（一）现场急救**

1. 迅速脱离事故现场，脱去或剪去受污染的衣服。

2. 立即用大量流动水冲洗，可用碱性肥皂清洗，有条件者也可用六氟灵局部冲洗。轻症者水冲洗时间至少持续 30min；危重患者不应强调现场水冲洗至少 30min，应边水冲洗边落实送医车辆，在送医途中同时进行水洗。

**（二）医院选择**

现场对患者病情的严重程度进行评估，无中毒、轻度中毒患者可选择意向性医院就医；中、重度中毒患者禁忌长途转送，应就近选择医院，一般以 1h 内能到达为宜，经急救处理后再评估是否转院。

**（三）清　创**

剪去水疱，拔除受累指（趾）甲。如指（趾）甲仅末端半月形累及，不必拔除全甲，剪除受伤部分即可，防止残留氢氟酸继续作用。方法见本章第一节"烧伤急诊处理"。

**（四）钙剂治疗**

1. 创面外用

（1）涂抹 2.5% 葡萄糖酸钙凝胶（商品名 Calgonate），涂药厚度 1～2mm，每隔 15min 涂抹 1 次，4h 后如疼痛未缓解，则应采用动脉或区域性静脉灌注治疗。或者用 2.5%～5.0% 葡萄糖酸钙溶液浸泡 2h，然后湿敷包扎；不方便浸泡的部位，可直接用 2.5%～5.0% 葡萄糖酸钙溶液湿敷，也可用其他外用钙镁复合制剂。伤后 24h 以后创面按常规处理。

（2）钙离子直流电透入。适应证：单纯手足部氢氟酸烧伤，病情稳定者。5% 氯化钙或 10% 葡萄糖酸钙溶液作阳极，同侧远端以生理盐水作阴极，适当直流电强度持续 20～30min，4h 后如疼痛未缓解，可重复治疗 1 次。治疗间歇，创面外涂钙剂。如经过 2 次治疗，疼痛未缓解，则应采用动脉或区域性静脉灌注治疗。

2. 皮下注射

适用于皮下组织疏松部位烧伤。应用局麻针创面内皮下注射 2.5%～5.0% 葡萄糖酸钙溶液，注入皮下脂肪层，剂量按照深二度及以上创面（50×氢氟酸质量浓度）$mg \cdot cm^{-2}$、浅二度创面（25×氢氟酸质量浓度）$mg \cdot cm^{-2}$、一度（红斑）创面按 $2.5mg \cdot cm^{-2}$ 计算。禁用氯化钙溶液皮下注射。

注意事项：皮下注射葡萄糖酸钙的量如超出氟离子的中和剂量，钙离子可被快速吸收进入血液循环，超负荷将导致高钙血症，面积较大者需谨慎。创面位于肢体部位，可配合止血带，更好中和氟离子的同时，可减缓氟离子、钙离子的吸收。

3. 动脉灌注

适用于手足部烧伤，疼痛视觉模拟评法（VAS）评分大于 4 分。选择患侧腕部桡动脉或足背动脉为穿刺点，留置针穿刺置管，10% 葡萄糖酸钙 15ml ＋生理盐水 35ml 微泵灌注，20min 完成注射。期间灌注区域有灼热感，初期尤为明显。4h 后如疼痛未缓解，可重复治疗 1 次。

注意事项：手足部都是双重动脉供血，两条动脉在掌、足部形成动脉弓，因而钙剂可能难以到达烧伤区域。灌注时，在腕部或踝部压迫另一条动脉，阻断其血流，可避免以上不足。灌注区域灼热感范围有助于辨别钙剂是否到达烧伤区域。

4. 区域性静脉灌注

适用于手足部烧伤，疼痛 VAS 评分大于 4 分。选择上臂上段或小腿上段绑扎气压止血带，在手背或足背静脉留置静脉置管，肝素冒封管。抬高患肢 2min，气压止血带内充气，压力 40kPa。在穿刺针近端至止血带这段肢体绑扎弹力绷带，压力约 8kPa。放平患肢，通过留置针注入 10% 葡萄糖酸钙 15ml ＋生理盐水 35ml，2min 完成注射，缺血持续 20min 后，松止血带。如为双侧烧伤，则一侧完成后再同法进行另一侧的治疗。必要时，4h 后可重复灌注。

注意事项：灌注结束松解止血带后，因集聚在血管内的钙剂突然快速进入全身血液循环，可引起发热等不适，严重者甚至可能诱发心律失常。因此，治疗必须在心电监护下完成，并要求在肘关节下方（小腿中段）、腕部（踝上方）绑扎橡皮止血带，以 2min 的时间间隔由近心端向远心端阶梯形松解各止血带，最后去除弹力绷带，从而减缓葡萄糖酸钙进入全身血液循环的速度，提高治疗的安全性。对于多次灌注者，需监测其血钙，警惕高钙血症。

### （五）止血带治疗

适用于创面主要位于肢体的重度氟中毒患者。开始时间可前移至事故现场。方法：在创面的近心端绑扎弹力绷带或其他简易止血带，以阻断动脉供血为度。到达医院后更换为气压止血带，每 1h 释放压力一次，每次释放压力时间 10min，总时长不超过 4h。同时尽早完成葡萄糖酸钙皮下注射，使氟离子尽可能在创面内结合成氟化钙，阻断其引发全身性毒性反应。

### （六）手术治疗

适应证：深二度及以上创面，面部不建议早期切痂；经急救处理，低钙、低镁血症已纠正。危重患者术中发生心搏骤停或室颤的概率高，术前要充分评估手术风险，并征得患方知情同意。手术室须准备电除颤仪。

1. 对于中、重度中毒患者，为减少氟离子从创面吸收，行急诊手术切痂，层次至深筋膜层，暂时应用生物辅料覆盖或负压封闭引流，二期移植自体皮。

2. 手指烧伤早期行保守治疗，待伤后 7d 后创面界限已清楚，再行手术治疗。

3. 连续肾脏替代治疗（CRRT）与急性手术相冲突时，经充分评估，急性切痂手术可在床边完成。

### （七）急性中毒的治疗

1. 建立两路静脉输液通道，其中一路专用于注射葡萄糖酸钙，另一路行输液抗休克及常规用药。根据尿量调整输液速度，留置导尿，维持尿量 $3ml \cdot kg^{-1} \cdot h^{-1}$ 左右。

2. 纠正血电解质

（1）纠正低钙血症。床旁监测血游离钙，初期每 0.5h 检测一次，之后根据病情，检测间隔可适当延长。根据血游离钙动态检测结果，将葡萄糖酸钙溶液以 0.25× 体重（kg）×（1.2– 血游离钙值）$g \cdot h^{-1}$ 的速度静脉微泵注射。当血游离钙为 $1.2 \sim 1.4mmol \cdot L^{-1}$ 时，以 $1.0g \cdot h^{-1}$ 的速度维持，高于 $1.4mmol \cdot L^{-1}$ 时则暂停静脉注射。

（2）纠正低镁、低钾血症。静脉注射硫酸镁，初次将质量浓度 $250g \cdot L^{-1}$ 的硫酸镁 10ml 用生理盐水稀释至 50ml，以 $50ml \cdot h^{-1}$ 的速度微泵注入，然后根据动态监测结果调整，维持血镁在正常值范围，对低钾血症者行静脉补钾治疗。

3. 连续肾脏替代治疗（CRRT）。氟离子是低分子量的阴离子，很容易通过透析膜弥散，CRRT 可促进氟离子排出体外，同时维持血电解质平衡。治疗时机：尽可能在伤后 4h 内开始，初次治疗持续 $20 \sim 24h$，疗程不超过 3d。

4. 心电监护，床边备电除颤仪。必要时气管插管，镇静、呼吸机辅助呼吸。

（八）呼吸道吸入的治疗

2.5% 葡萄糖酸钙溶液 10ml，超声雾化吸入，每 4h 一次，用药 1 ～ 2d。全身、局部酌情应用激素治疗。

# 第十三节　黄磷烧伤

黄磷又称白磷，不溶于水，溶于松节油、脂肪及胆汁中。黄磷暴露在空气中可发生自燃，燃烧后形成五氧化二磷或三氧化二磷，对皮肤及黏膜有脱水、夺氧的作用，遇水形成磷酸或次磷酸并释放大量热能。黄磷黏附于皮肤后，持续的热力和化学复合烧伤往往使创面进行性加深，有时可深达骨质。黄磷经皮肤吸收合并磷中毒，引起肝、肾、心损害。

## 一、诊　断

1. 黄磷接触史。

2. 创面残留黄磷颗粒，继续自燃冒白烟，在暗室中呈现淡绿色荧光，与 1% ～ 2% 硫酸铜溶液接触生成黑色磷化铜颗粒。

3. 深度烧伤多见，创面呈暗褐色焦痂，可有大蒜味。

4. 磷化学反应后产生烟雾，吸入气道，严重者发生肺水肿。行胸部 X 线摄片、CT 检查、血气分析等，可发现异常改变。

5. 磷吸收造成全身性中毒损害。可致肝、肾、心脏功能改变及实验室检查异常。

## 二、治　疗

（一）现场急救

1. 灭火后立即脱离事故现场，脱去或剪去受污染的衣服。

2. 用大量清水冲洗。

3. 伤肢浸入水中或创面用湿布包裹。

4. 禁忌创面暴露在空气中，禁用油质敷料。

（二）清除磷颗粒，防止继续燃烧

任选下列一种方法：

1. 残留磷颗粒在暗室内呈淡绿色荧光，可用镊子剔除。

2. 1% ～ 2% 硫酸铜溶液外搽创面，在磷粒表面生成黑色的磷化铜，隔绝空气，阻止其氧化自燃。用镊子剔除黑色颗粒，再用 5% 碳酸氢钠溶液中和磷酸，最后用清水冲洗创面，将残留在创面上的硫酸铜冲掉。硫酸铜溶液浓度不得超过 2%。禁忌用硫酸铜溶液浸泡和湿敷创面。

3. 3% 硝酸银溶液外搽创面，生成银和磷酸银沉淀于磷颗粒表面，形成隔绝空气的薄膜。

（三）常规检查

心电图、X 线胸片、肝肾功能、心肌酶谱和血清钙、磷。

**（四）静脉补钙**

根据血清钙、磷测定结果，静脉补钙以拮抗血磷升高，纠正钙 / 磷比值失调。10% 葡萄糖酸钙 40 ～ 80ml 加入 5% 葡萄糖溶液 500ml 中，静脉滴注，次日减半量。

**（五）早期液体复苏**

液体复苏方法见本章第四节"中度烧伤"和本章第五节"重度烧伤和特重度烧伤"。

**（六）药物治疗**

1. 葡糖醛酸钠（肝泰乐）0.1g 口服，每日 3 次，或葡糖醛酸钠溶液 0.1 ～ 0.2g 静脉滴注，每日 1 次，连续 7 ～ 10d。

2. 1,6 二磷酸果糖 5 ～ 10g 静脉滴注，每日 1 次，连续 7 ～ l0d。

3. 还原型谷胱甘肽 600mg 静脉滴注，每日 1 次，连续 7 ～ 10d。

**（七）急诊手术**

切除烧伤组织并将脂肪层一并切除，暂时用生物辅料覆盖或负压封闭引流，二期移植自体皮。自体植皮方式见本章第四节"中度烧伤"和本章第五节"重度烧伤和特重度烧伤"。

**（八）急性中毒的治疗**

1. 血液净化治疗。采用血液透析或 CRRT，目的是清除体内的毒性物质，并有助于防治急性肾衰竭。

2. 积极给予对症支持处理，保持水、电解质和酸碱平衡，可适当使用糖皮质激素、氧自由基清除剂、钙通道阻滞剂等。

# 第十四节　苯酚烧伤

苯酚又称石炭酸，是一种具有特殊芳香气味的固体或黏稠液体，微溶于水，可溶于乙醇、甘油、氯仿、乙醚等有机溶剂。苯酚烧伤常见于生产、运输及使用过程中。苯酚对皮肤、黏膜有强烈腐蚀作用，对局部有麻醉作用，损伤程度随浓度的增高而加重。苯酚经创面吸收，也可由完整的皮肤、黏膜吸收，引起急性苯酚中毒。吸收后与体内的葡糖醛酸等结合，从尿中排出，尿中排出的大部分是未经变化的酚，小部分是苯二酚。尿液放置后，酚被氧化，成为棕褐色的酚尿。

## 一、诊　断

1. 明确的苯酚接触史。

2. 局部皮肤白色起皱，继而成棕红色、褐色、棕黑色痂皮，通常为二度烧伤。

3. 创面散发刺激性气味，苯酚中毒者呼气可有酚味。

4. 棕褐色或黑色酚尿。有条件者可检测尿酚含量。

5. 苯酚中毒可引起肾、肝、血液、心血管及中枢神经系统损害，肾脏为主要靶器官，损害肾小管上皮细胞，出现蛋白尿、血尿、管型尿、少尿和无尿，血尿素氮、肌酐升高，发生急性肾功能衰竭。

## 二、治疗

**（一）现场急救**

1. 迅速脱离事故现场,脱去或剪去被污染的衣服。

2. 立即用大量流动清水冲洗,至少 30min。

**（二）创面处理**

任选下列一种清洗方法,注意不能将患处浸泡在清洗液中:

1. 用 30%～50% 乙醇溶液擦抹创面,直至创面无酚味,再用大量清水冲洗。

2. 用浸过聚乙烯乙二醇的棉花或纱布擦去创面上沾染的酚液,直至创面无酚味,再用大量清水冲洗。

经以上一种方法冲洗后,可继续用 5% 碳酸氢钠溶液湿敷创面 1h,再用清水冲洗。

**（三）清创**

清创方法见本章第一节"烧伤急诊处理"。多采用暴露疗法。

**（四）急诊手术**

苯酚烧伤多数是浅度创面,不需要手术治疗。对于深度烧伤创面可早期切削痂,暂时用生物辅料覆盖或负压封闭引流,二期移植自体皮。自体皮移植方式见本章第四节"中度烧伤"和本章第五节"重度烧伤和特重度烧伤"。

**（五）常规检查**

测定血常规、尿常规、血尿素氮和肌酐,必要时做尿酚定性试验和（或）血酚测定。

**（六）早期液体复苏**

液体复苏方法见本章第四节"中度烧伤"和本章第五节"重度烧伤和特重度烧伤",但需增加液体需要量,使伤后第 1 个 24h 的每小时尿量保持在 200ml 左右。

**（七）急性中毒的治疗**

1. 血液净化治疗。采用血液透析或 CRRT,目的是清除体内的酚,并有助于防治急性肾衰竭。

2. 积极给予对症支持处理,重点保护中枢神经、肾脏功能,防治血管内溶血。

## 第十五节　苯的氨基和硝基化学物烧伤

这类化合物以苯胺、硝基苯为代表,应用于染料、制药、农药等工业,难溶于水,易溶于乙醇、乙醚等有机溶剂,在生产中直接接触或间接污染皮肤可经完整吸收加热时的料液热力造成烧伤,更易经创面吸收导致中毒,挥发或加热的蒸气可经呼吸道吸收。这类化合物是一种氧化剂,吸收进入血液循环后,可使血红蛋白的二价铁氧化成三价铁,形成高铁血红蛋白（MetHb）。MetHb 不但自身失去携氧功能,还妨碍氧合血红蛋白的释氧,从而导致机体缺氧,如中毒不能及时解除,可引起红细胞破裂,发生溶血。化学物本身及其代谢产物对肝、肾有直接损害,大量红细胞被破坏后的血红蛋白及其分解产物也会对肝、肾造成损害。

## 一、诊 断

### （一）疾病诊断

1. 有明确的这类化学物接触史，生产车间火焰烧伤也可沾染化学物质。烧伤创面由热力因素所致。

2. 临床表现

（1）烧伤创面存在，可有强烈化学气味。

（2）皮肤、黏膜、指甲发绀，中毒程度越严重，发绀越是明显。严重者的皮肤、黏膜呈铅灰色，出现意识障碍。

（3）脉搏氧饱和度（$SPO_2$）低下。

（4）溶血性贫血。

（5）肝肾功能损害。

3. 辅助检查

（1）血 MetHb 监测。MetHb 是反映中毒严重程度的重要指标。

（2）血、尿常规检查。Hb 可因溶血逐渐下降，尿液呈浓茶样，尿蛋白、尿胆红素、尿胆原升高。

（3）肝、肾功能异常。

（4）氧疗下血气分析。血氧分压、$SaO_2$ 正常，$SaO_2$ 与 $SPO_2$ 不一致。血乳酸可升高。

### （二）中毒严重程度诊断

1. 轻度中毒：口唇、指（趾）甲轻度发绀，可伴有头痛、头晕、乏力。血 MetHb 10%～30%。

2. 中度中毒：发绀扩展到鼻尖、耳廓、指尖及颜面等部位，皮肤、黏膜明显发绀，可出现全身酸痛、心动过速、呼吸困难、反应迟钝、嗜睡等明显缺氧症状。血 MetHb 30%～50%，或血 MetHb ＜30% 且伴有以下任何一项者：

（1）轻度溶血性贫血，变性珠蛋白小体（Heinz body）可升高；

（2）轻度肝功能损害；

（3）出现蛋白尿、管型尿，或肌酐清除率下降，但大于正常人 50%。

3. 重度中毒：皮肤、黏膜呈铅灰色，可伴有意识障碍。血 MetHb ≥50%，或血 MetHb ＜50% 且伴有以下任何一项者：

（1）重度溶血性贫血；

（2）重度肝功能损害；

（3）急性肾衰竭。

## 二、治 疗

### （一）现场急救

1. 迅速脱离事故现场，立即用大量水冲洗以降低局部温度。

2. 脱去或剪去被污染的衣服，尽量不弄破、撕脱水疱皮，再用大量流动清水冲洗。

（二）清　创

1. 创面用 75% 酒精擦洗，再反复用肥皂水与生理盐水清洗，直到基本无化学气味为止。头部烧伤者要剃除毛发。

2. 去除水疱皮，然后创面按常规处理。

（三）手　术

1. 深二度及以上创面行切、削痂术，暂时用生物辅料覆盖或负压封闭引流，二期移植自体皮。自体植皮方式见本章第四节"中度烧伤"和本章第五节"重度烧伤和特重度烧伤"。

2. 如化学物质沾染到水疱皮撕脱后的创面，则不易被清洗干净，将持续被吸收，导致机体中毒且创面加深。即使创面呈浅二度，也需急诊削痂，削痂层次相当于切取薄、中厚皮，然后用生物辅料覆盖。

（四）常规检查

动态血常规、尿常规、肝功能、肾功能测定，血 MetHb、血气分析、变性珠蛋白小体监测。

（五）早期液体复苏

液体复苏方法见本章第四节"中度烧伤"和本章第五节"重度烧伤和特重度烧伤"。

（六）急性中毒的治疗

1. 皮肤、黏膜明显发绀，MetHb 血症者，亚甲蓝剂量按 $1 \sim 2mg \cdot kg^{-1}$，用葡萄糖溶液 40ml 稀释后缓慢行静脉注射。如紫绀无明显消退，监测 $SPO_2$ 低于 90%，$2 \sim 4h$ 后可重复用药，每日剂量不超过 $5mg \cdot kg^{-1}$。

2. 维生素 C 静脉滴注，2g，每 8h 一次。

3. 严重溶血者，行碱化尿液及输血治疗。

4. 注意肝肾功能保护，可适当使用糖皮质激素。

# 第十六节　烧伤康复治疗

烧伤康复是指以烧伤患者为核心，通过各种治疗手段使患者尽可能回归到伤前的生活状态，即拥有独立完成日常生活的能力，以及相应的学习、工作能力，更好的外观，良好的创伤后心理适应，从而实现良好的家庭和社会回归。烧伤康复治疗应从患者受伤后就开始，并贯穿治疗全程，需要持续数月至数年。本节参考《烧伤康复治疗指南（2013 版）》及国际烧伤救治指南中康复治疗相关部分编写。

## 一、烧伤康复治疗的目标

1. 近期目标：维持四肢的关节活动度及肌力、耐力，并逐步改善受伤部位关节活动范围、肌力、耐力，减轻水肿、疼痛，预防挛缩，减少瘢痕增生。

2. 长期目标：改善关节肌肉力量以及活动度，提高运动能力、灵活性、协调性，逐步恢复身体转移、行走能力。可参照的离院标准：能独立完成穿衣、行走、就餐、如厕等日常生活活动,实现基本自理。

3.终极目标:实现烧伤患者良好的家庭和社会回归。通过康复治疗,使患者尽可能回归到伤前的生活状态:(1)拥有独立完成日常生活的能力和相应的学习、工作能力;(2)具备更好的外观;(3)良好的创伤后心理适应。

## 二、烧伤后功能评定

根据国际烧伤救治指南,对烧伤患者的康复评定应在国际功能残疾分类框架（ICF）下进行,将患者的当前状况分为身体结构与功能、活动、参与、个人因素、环境因素五部分进行评估,并根据评定结果总结患者当前主要功能障碍。康复评定应以月为单位定期进行。

1.身体结构与功能:对患者的全身各个主动及被动关节活动度、肌力、耐力进行测量。

2.活动:使用改良 Bathel 指数或功能独立性测量（FIM）量表对患者日常生活活动能力（ADL）进行评价。

3.参与:使用 Berg 平衡量表对患者平衡功能进行评定,因手术、合并其他外伤及各种原因需要卧床的患者可以不进行评估。Berg 评分大于 40 分即跌倒风险较低的患者可以加测 6 分钟步行实验。

4.个人因素:使用抑郁自测量表（SDS）、焦虑自测量表（SAS）对患者精神状况进行初步评价,必要时可请精神科辅助检查。

5.环境因素:根据患者当前功能水平对患者居住环境进行评估,考虑是否需要进行安全性加强或无障碍化改造。

## 三、各阶段的烧伤康复治疗

康复治疗手段全程介入烧伤治疗过程,但在不同阶段,治疗的主导者不同。在创面治疗阶段,烧伤科医师主导各种治疗手段的决策;患者创面基本愈合即进入康复治疗阶段,此时患者的康复治疗应由烧伤科康复医师统筹安排。

### （一）重症期康复治疗

此时患者存在可能危及生命的情况,生命体征不稳定。康复治疗应选择对患者扰动最小的手段。康复治疗主要包括:

1.通过体位摆放改善肢体、头面部肿胀。

2.维持关节活动范围。

3.使用矫形器和体位摆放,保持受伤部位关节在抗挛缩位或功能位。

4.与患者和家属长期保持联系,保证治疗的依从性并增强患者康复的信心。

如果肢体制动时间较长,会导致关节囊挛缩和髋关节的肌腱肌肉短缩,可采用以下治疗预防和延缓其发展。

1.全身各个关节行被动关节活动范围训练,每天至少 2 次。治疗过程中,康复治疗师应严密观察患者生命体征（心率、血压、呼吸）的变化,治疗持续时间、活动幅度、训练强度应个体化,以不引起生命体征明显变化为前提。

2.康复治疗如能在换药、清洁伤口的同时进行,可减少患者疼痛。

3.恰当的抗挛缩体位可最大限度地减少肌腱、侧副韧带、关节囊的挛缩,需通过被动关节活动训练、体位摆放和使用矫形器来共同实现。

### （二）稳定期康复治疗

此时患者生命体征相对平稳,可尝试逐渐增加治疗时间、运动幅度和强度,鼓励患者开始尝试力所能及的主动运动。康复内容如下:

1.继续被动关节活动度训练。

2.增加主动关节活动度及肌力训练。

3.采取各种措施减轻肢体水肿。

4.开始进行力所能及的日常生活能力训练。

5.尽早开始抗瘢痕治疗。

6.开始为工作、入学、娱乐做准备。

7.尽早进行下地站立、步行训练。

### （三）创面覆盖完成、离院前康复治疗

此时患者创面基本愈合,身体状况明显好转,改善躯体功能的意愿强烈,有能力承受一定强度的康复治疗。此期应将焦点放在日常生活的能力训练上,提高身体综合素质,考虑回归工作、入学、娱乐等问题。同时由于瘢痕问题开始变得突出,瘢痕的综合治疗也是此期的重要任务。康复内容如下:

1.抗阻的关节活动度训练、等长肌力训练、主动力量训练、步态训练、耐力训练。

2.日常生活的能力训练。

3.对抗瘢痕增生与挛缩的综合治疗。

4.对于儿童,应使用适合其发育水平的玩具和游戏辅助康复治疗的开展。

### （四）离院后康复治疗

一般来说,伤后1～2年是患者最艰难的时期,虽然已伤愈出院,仍需长期接受治疗和随访观察。康复内容如下:

1.有条件的单位应开展烧伤患者的门诊康复治疗。

2.进一步加强关节活动度及力量训练,改善身体素质。

3.加强瘢痕处理。

4.为患者建立随访档案,制订随访计划并实施。

5.定期评估躯体功能状态及存在问题,及时调整治疗方案。

6.适时考虑重建手术及术后治疗。

## 三、烧伤康复治疗方法

### （一）体位摆放

烧伤后由于创面及疼痛的存在,患者往往采取个人感觉舒适的体位并保持不动。应牢记"舒适的体位往往也是肢体挛缩的体位"这一理念并告知患者,帮助他们采取正确的体位摆放,以对抗可能出现的肢体挛缩和功能障碍。持续良好的体位摆放是烧伤患者走向康复的第一步,是预防关节挛缩的第一道防线。提倡"体位摆放从受伤后开始并贯穿治疗始终",同

时体位摆放还应配合肢体运动，否则长时间固定体位也会造成关节活动范围减少与挛缩。

体位摆放的实施应因地制宜，可利用棉垫、枕头、床头、泡沫垫、矫形器、约束带等一切可以利用的辅助器具来帮助维持体位。不同部位的体位摆放方法如下：

1. 口唇周围深度烧伤患者，在创面治疗过程中就可开始应用小口扩张器或矫形器，预防小口畸形的发生。

2. 上肢及胸壁烧伤患者，应充分外展上肢（肩关节外展90°），预防上臂与腋部及侧胸壁创面粘连和瘢痕挛缩，同时上肢水平内收15°～20°，防止过度牵拉臂丛神经造成神经损伤。

3. 颈前烧伤者，采取去枕头后仰位，可在肩下垫1个长枕头使颈部充分后伸。颈后烧伤者，要调整好枕头，使颈略前屈，防止颈后挛缩。颈两侧烧伤者，要保持颈部中立位。

4. 肘部屈侧烧伤者，肘关节应置于伸直位；肘部伸侧烧伤者，一般保持肘关节屈曲70°～90°；肘部环形烧伤者，以伸直位为主，并采取伸直位、屈曲位交替的摆放策略。前臂保持中立位或旋后位，仰卧位时掌心向上。

5. 手背烧伤者，腕关节保持掌屈位；手掌或全腕烧伤者，腕部以背伸为主。全手烧伤者，应保持休息位或抗挛缩位：拇指外展对掌位，腕关节微背伸，掌指关节自然屈曲50°～70°，指间关节伸直。各指间放置纱布卷防止指蹼粘连，必要时可采用矫形器固定。

6. 臀、会阴部烧伤者，应保持髋伸直位，双下肢充分外展。

7. 膝关节伸侧烧伤者，膝部垫沙垫，微屈10°～20°；膝关节屈侧烧伤者，应保持伸直位，必要时用矫形器固定。

8. 踝部烧伤时，宜保持中立位，踝关节0°中立位。患者的脚可蹬着床尾放置的海绵垫或矫形器，防止跟腱挛缩形成足下垂。

（二）运动疗法

运动疗法是物理疗法的核心，是现代康复医学的重要治疗手段。运动疗法不是患者完全被动接受治疗，最终需要过渡到患者主动运动而达到治疗的目的。运动治疗不需要特殊、复杂、价格昂贵的器械，需要的是具有丰富知识、娴熟技术、关爱患者的康复治疗师。在康复治疗师的指导下开展治疗，能最大限度减少患者运动损伤，确保运动效果。运动疗法需要康复治疗师根据患者关节活动范围、肌力、耐力等情况，通过被动运动、主动－辅助运动、主动运动、抗阻运动、牵引运动等方式开展治疗。

当患者出现以下情况：生命体征不稳定、存在危及生命的状况；治疗部位存在明显的红、肿、热、痛等急性感染表现；治疗部位存在严重的组织坏死、血管破裂、深静脉血栓、骨折等情况，可能因运动治疗造成严重损伤和并发症；治疗部位需制动，如植皮术后、骨折固定等；有明显精神症状、意识障碍等，不能配合治疗时，康复治疗师在制订运动治疗处方和实施过程中要充分权衡利弊，以运动治疗不对患者生命体征造成明显干扰、不扰乱临床病理生理过程、避免运动损伤为原则，避免盲目粗暴进行。

1. 创面存在时开展的运动治疗

尽早开展身体主要关节（烧伤或未烧伤）的被动、主动－辅助、主动关节活动训练、抗阻训练（根据患者耐受程度决定治疗强度）。减少绝对卧床的时间，尽可能在他人协助下保持坐位。在可耐受的前提下，争取尽早下地行走。肢体抬高及加压包扎可以控制肢体肿胀的发展。

2. 自体皮片移植术后开展的运动治疗

术后第 5—7 天（或按手术医师要求）打开敷料后即可开始适度的主动和被动关节活动训练。如果皮肤移植不在关节部位，关节活动训练可于术后更早进行。如果不影响皮肤移植，运动及行走训练可于术后早期进行。

3. 异体皮或异种皮移植术后开展的运动治疗

按手术医师要求包扎或用矫形器固定 5 ～ 7d，于术后第 1 天可恢复主动和被动关节活动训练。

4. 人工真皮移植术后开展的运动治疗

非相关肢体运动可于术后第 1 天开始。只要不涉及关节，移植后肢体运动可于术后 5 ～ 7d 开始。移植物涉及关节部位时，运动时间由手术医师和康复治疗师讨论决定。

5. 整张自体皮移植术后开展的运动治疗

皮肤移植肢体应按手术医师要求包扎或用矫形器固定 5 ～ 7d，关节活动训练可于包扎打开后逐渐进行，以患者能承受为宜。

6. 供皮区开展的运动治疗

可于术后第 1 天开始主动和被动关节活动训练。即使下肢有供皮区，在不影响受皮区域前提下，患者可尽早在护理人员的协助下取坐位并尝试行走训练。

7. 手术室中（麻醉状态下）开展的运动治疗

烧伤科医师和康复治疗师可协商决定在手术室内进行关节活动训练及矫形器制作与使用。在手术室中也可进行关节活动度的测量与诊断。

8. 清醒镇静下开展的运动治疗

对于服用止痛药或接受疼痛控制技术处理仍不能忍受治疗的患者，可进行清醒镇静来辅助完成关节活动训练和体位摆放。根据烧伤科医师和康复治疗师的判断，清醒镇静可 1 周内使用 2 ～ 5d。

9. 水中运动疗法

以缓解瘙痒疼痛症状、改善患者关节活动度、提高患者心肺功能为治疗目的。需注意如下两点：（1）治疗过程中应有康复治疗师、护士或烧伤科医师的监护；（2）处于 ICU 监护状态下、生命体征不平稳及感染期患者禁用。

**（三）矫形器的使用**

1. 持续使用方案

矫形器可用于如下情况：（1）皮肤移植后用于维持或加强包扎的效果，此时皮肤部位检查因包扎会受到影响；（2）用于环形、屈曲侧、髋关节深度烧伤部位体位的维持；（3）用于维持和巩固关节活动度的改善。只在进行康复治疗、创面换药、皮肤检查时去除矫形器。

2. 交替使用方案

可采用 10h 使用、2h 休息，用于如下情况：（1）较表浅环形或髋关节烧伤部位体位的维持；（2）辅助异体皮移植后皮片的固定和体位的维持。

3.仅在夜间或休息时使用方案

用于可自主活动但仍需在休息时维持所需体位的患者。矫形器使用注意事项：（1）矫形器使用过程中应严密观察有无皮肤压伤、创面变化，及时调整使用策略；（2）需及时调整矫形器，以适应患者关节活动度的变化。

矫形器要求：不会增加疼痛；易于穿戴；透气，尤其是在创面上；能够改善功能；美观；材料适宜；重量轻，不引人注意。

（四）瘢痕的综合治疗

1.压力治疗

压力治疗是大面积瘢痕治疗的首选方案。它可以减轻和控制肢体肿胀、限制瘢痕增生的幅度和程度、促进瘢痕软化、保护愈合皮肤、减轻瘙痒疼痛等。压力大小应控制在20～32mmHg。

（1）愈合时间在2～3周的部位应进行预防性压力治疗；愈合时间超过3周、接受皮肤移植部位、中厚以上断层皮片供皮区应进行压力治疗。

（2）压力治疗开始时间应尽早。对于超过2周未愈合的部位可考虑在包扎敷料外加用弹力绷带尝试进行压力治疗。

（3）充分权衡压力治疗与创面治疗之间的利弊，当压力治疗影响创面愈合时，可适当降低压力、缩短压力制品使用时间、增加换药频次或暂停压力治疗以改善创面情况，之后再逐渐恢复压力治疗。无须等待无创状态，对于深度烧伤患者而言，在相当长的时间内几乎难以达到创面完全愈合。

（4）压力治疗应渐进开展，以减少新愈合皮肤出现压力性、摩擦损伤水疱，提高患者对压力治疗的耐受程度。应由低压力开始逐渐增加治疗压力，对于特别薄和脆弱的新愈合部位，可先从弹力绷带的加压开始，逐渐增加压力过渡到压力衣，提高患者对压力治疗的接受度和依从性。

（5）压力制品的使用注意事项：每天除洗澡、换药、瘢痕治疗等必需操作外，应持续穿戴，中间去除时间每次不超过30min；压力治疗需长期坚持，直到瘢痕充血消退、变软、变平、弹性改善，此过程常需要持续到伤后1～2年，甚至更长时间。

（6）监测压力制品的弹性和压力状况，当弹性下降、压力减小时应考虑调整或者更换。

（7）对于形状不规则部位的压力治疗，为保证加压效果，应考虑在凹陷部位加用压力垫。

（8）压力制品可配合抗瘢痕药物、瘢痕贴一起使用。

（9）对于处于生长期的儿童，应密切随访压力治疗过程，定期调整和更换压力衣。不合适的压力衣不仅不舒适，还可能影响身体发育，造成异常畸形。

2.瘢痕按摩及药物敷膜治疗

使用有力、缓慢的压力进行按摩，有促进瘢痕软化，改善关节活动度，缓解瘢痕瘙痒、疼痛、不适的作用。瘢痕按摩结束后，可配合使用具有淡化色素、软化瘢痕、促进充血消退、保湿等功能的药物敷膜进行愈合皮肤的恢复治疗，每周2～3次。

3.硅酮制剂的使用

硅酮制剂对瘢痕有保湿、促软化的作用，配合压力制品效果更好。部分患者外用硅酮制剂后会出现皮疹、瘙痒等情况，一般去除后易消退，此时可考虑每天缩短使用时间，适应后再逐渐延长使用时间。

4.瘢痕内药物注射治疗

对于小面积、局限、瘙痒疼痛症状明显的增生性瘢痕，可选择瘢痕内药物注射来缓解症状，促进瘢痕软化消退。目前常用于瘢痕内注射的药物是皮质类固醇，其中曲安奈德和复方倍他米松应用广泛。需注意以下内容：（1）治疗前应明确告知患者瘢痕内药物注射的疗效与可能出现的不良反应；（2）治疗过程中要记录瘢痕的变化情况，常用评价方法为图像记录（照相）、温哥华瘢痕量表；（3）首选局限、美容相关部位以及瘙痒疼痛症状明显的部位；（4）限制皮质类固醇的一次使用总量，调整合适的注射时间间隔；（5）治疗过程中要跟踪患者不良反应的发生情况，及时调整用药频次、剂量，尽量减少对患者全身情况的影响。

5.心理治疗

患者的态度和动机是影响康复治疗效果的重要因素，有时这些心理因素甚至比烧伤给患者造成的创伤影响更为深远。应重视患者的心理状态，并在每天与患者的交流过程中关注其心理问题。必要时可进行专科会诊。

6.物理治疗

可用于瘢痕治疗的激光种类繁多，如脉冲染料激光、超脉冲$CO_2$点阵激光、铒激光等，可在康复治疗的不同阶段选用。也可使用超声进行瘢痕松解。

# 第十七节　慢性伤口处理的基本技术规范

慢性伤口的定义为一个无法通过正常有序而及时的修复过程达到解剖和功能上的完整状态的伤口，临床上多指各种原因形成的创面经一个月以上治疗未能愈合，也无愈合倾向者。而这里所指的一个月并非完全绝对，它有赖于伤口大小、病因、个体一般健康状况等多种因素，我们不能以简单的时间限定加以划分。慢性创面病因不同，首先需进行鉴别诊断和针对性治疗，然后考虑创面处理，当然也可以边诊断边治疗。创面处理包括手术和非手术两类基本方法，这里主要介绍清创术、胼胝修除术、切开引流术，以及创面培养。

## 一、清创术

清创目的在于除去坏死组织、过度增生肉芽组织、异物，清洁创面，将慢性创面进一步处理为较为新鲜的创面，为减少感染和促进创面愈合打好基础。

### （一）适应证

符合慢性伤口的定义，有坏死组织、过度增生性肉芽组织、陈旧性肉芽组织、异物或缺乏生机组织的伤口。

（二）禁忌证

1. 生命体征不稳定、无法接受疼痛刺激的患者。

2. 存在动脉问题、血供不佳者。

3. 有深部脓肿或潜腔的患者，需要先行其他相关治疗。

（三）操作方法

1. 使用 2.5%～5.0% 浓度的 PVP-I 进行创周消毒，消毒范围距离创面 5cm，创面用 0.5%～1.0% 浓度的 PVP-I 消毒。

2. 适当铺无菌单或加铺消毒的防水单。

3. 以手术刀或剪刀等清除掉明显坏死组织、异物；清创程度视坏死组织分离情况和患者能在非麻醉下的忍受程度而定，最好能除去坏死变性组织直到有一些血供的新鲜组织或肉芽组织。

4. 以 0.5%～1.0% 浓度的 PVP-I 和生理盐水清洗创面。

5. 清创后，根据情况选择合适的敷料进行适当的加压包扎。

（四）注意事项

1. 清创可在镇痛、镇静药物下进行。

2. 应严格遵守无菌技术操作规程，对接触创面后的器械、物品灭菌。应注意防止交叉感染。参加清创人员需戴口罩、帽子，必要时需戴无菌橡皮手套。

3. 掌握好清创时机。慢性创面可以反复清创，根据情况最好做到清创彻底。

## 二、胼胝修复术

胼胝修复术目的在于除去抑制上皮爬行的、过度增生的角质化组织，预防压力导致的胼胝下组织坏死，及时发现胼胝下溃疡，控制感染，促进创面生长。

（一）适应证

一定厚度的胼胝和溃疡周围的胼胝。

（二）禁忌证

1. 生命体征不稳定的患者。

2. 无法接受轻微疼痛刺激的患者。

（三）操作方法

1. 使用 0.5%～1.0% 浓度的 PVP-I 进行创周或胼胝消毒。

2. 以手术刀或专业胼胝修除刀从外向内，逐渐去除胼胝。操作过程轻柔，逐渐修除，勿以镊子提起去除。如有胼胝下溃疡要彻底清创，直至修复到创周正常组织。创周修复到正常组织少量出血，创缘修除到正常组织，尽量防治出血。

3. 修复后根据情况选择合适的敷料和药物包扎，建议可使用泡沫敷料以缓冲减压。无创面者建议测足底压力并配合减压措施。

（四）注意事项

1. 一般胼胝修复前不需要用温水泡软胼胝；告知患者可能多次复发。

2. 操作前同患者解释相关内容，比如胼胝下溃疡情况、正常组织出血、疼痛可能等。

3. 应严格遵守无菌技术操作规程,对接触创面后的器械、物品均应灭菌。应注意防止交叉感染。参加清创人员需戴口罩、帽子,必要时需戴无菌橡皮手套。

4. 有神经病变的患者胼胝厚且生长快,除需要减压措施外,还要多次胼胝修复。

5. 要宣教胼胝家庭护理的技巧,以预防溃疡复发。

## 三、切开引流术

切开引流目的在于切开坏死组织或脓肿、张力大的感染组织,充分引流,以控制感染,同时根据情况尽量除去坏死变性组织。

### （一）适应证

1. 脓肿形成。

2. 深部坏死组织、血肿导致可疑感染。

3. 皮肤潜腔、窦道较深,抑制伤口生长。

4. 蜂窝织炎感染较重、张力较大的伤口。

### （二）禁忌证

1. 生命体征不稳定。

2. 脓肿未形成时。

### （三）操作方法

1. 使用 0.5% ~ 1.0% 浓度的 PVP-I 进行创周和创面消毒,消毒范围距离创面 5cm,根据情况可以适当扩大消毒范围。

2. 根据情况可以进行创周局部浸润麻醉。

3. 铺无菌单及消毒的防水布。

4. 以尖头手术刀挑开或切开感染较重、波动感最明显的位置。

5. 引流出脓血性液体后,以探针探查潜腔,再根据潜腔情况和伤口位置、皮纹等进一步切开,以达到充分引流的目的。

6. 根据实际情况尽量去除坏死组织。

7. 用 PVP-I、生理盐水清洗伤口,必要时可先用双氧水清洗伤口,再根据情况选择合适的敷料和药物进行填塞包扎。

### （四）注意事项

1. 术中要了解伤口位置的解剖,以防止伤及不必要的神经和血管。

2. 手术切口在可以控制感染的情况下考虑以后的功能情况,特别是功能位置的伤口。

3. 应严格遵守无菌技术操作规程,对接触创面后的器械、物品均应灭菌。应注意防止交叉感染。参加清创人员需戴口罩、帽子,必要时需戴无菌橡皮手套。

4. 切开引流要及时、充分、彻底,目的在于控制感染,防治感染进一步扩展,甚至出现脓毒血症、气性坏疽等更严重的情况。

5. 手术过程要注意患者的一般情况,有条件的,可以在监护下进行手术。

6. 手术过程中对分泌物等要进行培养,必要时要进行厌氧菌的培养。

7. 必要时,术后使用抗生素。

## 四、创面培养

创面培养的目的在于规范取样，做相应细菌、真菌培养，以获得最可靠的病原菌感染证据，提供抗生素使用的依据，更好地控制局部或全身感染。对于可疑结核患者，需要做抗酸杆菌涂片和培养，并推荐做 T-SPOT 和利福平耐药基因检测。

### （一）适应证

1. 有感染的伤口。

2. 有异样分泌物的伤口。

3. 愈合缓慢的伤口。

4. 考虑有特殊微生物感染可能的伤口。

### （二）操作方法

1. 操作前以生理盐水适度清洗，根据不同情况选择一种或多种创面微生物培养。

2. 脓液培养：可用针筒抽吸后切开，取脓性分泌物培养，或直接从创面取脓性分泌物进行培养。

3. 深部创面培养：用生理盐水冲洗创面后，用培养管取材棒以 Z 字形划取创面分泌物。

4. 厌氧菌培养：用特定的医院厌氧菌培养管根据不同情况取材后进行培养。

5. 组织病理切片：可用手术刀切取组织，分成两部分，一部分做培养，另一部分做病理切片检查。手术位置须及时消毒和止血。

### （三）注意事项

1. 操作过程要严格遵守无菌技术操作规程，防止所取材料被污染，造成假阳性。

2. 对于怀疑有厌氧菌感染的患者，一定要做厌氧菌培养，同时做需氧菌培养，并注意床边隔离。

3. 做创面培养的目的在于取得微生物定植的情况，所以取材前要进行一定的清洗，防止假阳性。

4. 创面培养可以根据情况多次进行。

# 参考文献

中华医学会烧伤外科分会，中国医师协会烧伤科医师分会.烧伤康复治疗指南（2013 版）[J].中华烧伤杂志，2013，29（6）：497-504.

ISBI Practice Guidelines Committee. ISBI Practice Guidelines for Burn Care[J]. Burns, 2016, 42: 1009-1010.

ISBI Practice Guidelines Committee. ISBI Practice Guidelines for Burn Care (part 2)[J]. Burns, 2018, 44: 1668-1674.

# 第四章

## 烧伤外科基本诊疗技术规范

### 第一节　烧伤休克复苏技术规范

#### 一、目　的

目前,国内外常用的烧伤早期液体复苏公式多,复苏指征及要求也不统一,因此拟根据不同的烧伤严重程度及临床资源,制订相应的烧伤早期液体复苏规范,以更有效地预防休克的发生并避免不必要的过度复苏。

#### 二、背　景

大面积烧伤早期的主要病理生理变化为烧伤区和远隔部位内皮细胞损伤及多种介质释放内皮细胞损伤,以致毛细血管扩张和通透性增加,大量血浆样液体自血液循环渗入组织间隙形成水肿或自创面渗出,致使人体丧失了大量水分、钠盐和蛋白质。若液体复苏不及时或不当,人体不足以代偿迅速发生的体液丧失时,则循环血量明显下降,从而导致休克的发生,易并发急性肾功能衰竭、应激性溃疡等。若液体复苏过多,则加重创面水肿,并发腔隙综合征、成人呼吸窘迫综合征(ARDS)或多脏器功能不全综合征(MODS)。

心排血量下降是大面积烧伤早期的另一重要变化,主要是由于烧伤血浆中可能存在的炎性抑制因子使心肌收缩力降低引起的,也可称为"休克心"。

烧伤后,体液丧失的速度一般以伤后 4 ～ 8h 为高峰,伤后 18 ～ 24h 速度减慢。烧伤越严重,体液丧失速度越快,休克发生的时间也越早,因此,液体复苏应更迅速。体液渗出持续时间常为 36 ～ 48h,特大面积烧伤者可持续至 48h 以上,甚至 72h。

休克期液体复苏的目的是尽早恢复体液有效循环和组织灌注,以最大限度地减少休克期对后续病程的不利影响。液体复苏并非多多益善,渗漏综合征会导致过度复苏,可以在"允许性低血容量"状态下度过休克期。因此,烧伤后液体复苏宜尽早开始,先快后慢。伤后第一个 24h 按公式计算补液量,根据监测指标调整输液速度和输液量,进行个体化的液体复苏治疗。对于合并吸入性损伤、高压电烧伤及有毒化学物质烧伤的患者,应增加输液量;对心功能不全或老年患者,应注意控制输液总量。

#### 三、液体复苏指征

成人二度和三度烧伤面积超过 15% TBSA(或三度以上烧伤面积超过 10% TBSA)、儿童烧伤面积超过 10% TBSA（或三度以上烧伤面积超过 5% TBSA），都应根据患者体重和烧伤面积进行常规液体复苏治疗。70 岁以上老年患者的液体复苏指证同儿童。

### 四、液体复苏公式

#### （一）平衡盐溶液复苏公式

1. 成人：第一个 24h 输液量（乳酸钠林格液）为 2 ～ 4ml·kg$^{-1}$·% TBSA$^{-1}$。输液总量的 1/2 于伤后第一个 8h 输入，第二和第三个 8h 各输总量的 1/4。

2. 儿童（Galveston 公式）：第一个 24h 输液量（乳酸钠林格液）= 5000ml·m$^{-2}$ 烧伤面积＋2000ml·m$^{-2}$ 未烧伤面积。输液总量的 1/2 于伤后第一个 8h 输入，适当补充 5% 葡萄糖溶液，以维持血糖水平。第二和第三个 8h 各输总量的 1/4。

3. 伤后第二个 24h 输液量为（0.3 ～ 0.5）ml·kg$^{-1}$·% TBSA$^{-1}$ 新鲜血浆（或白蛋白＝1g·kg$^{-1}$），加适量 5% GS。

4. 适应证（优先考虑）

（1）成人烧伤面积为（20% ～ 30%）TBSA 或小于 50% TBSA，且无深度烧伤。

（2）成人烧伤面积超过 50% TBSA，但缺乏新鲜血浆或白蛋白时。

（3）儿童烧伤面积为（10% ～ 20%）TBSA。

#### （二）晶胶混合复苏公式

1. 成人：第一个 24h 输液量＝(1 ～ 5)ml·kg$^{-1}$·% TBSA$^{-1}$[晶胶体之比为(1 ～ 2)∶1]＋（2000 ～ 3000）ml 基础水分。其中输液总量的 1/2 于伤后第一个 8h 输入，第二和第三个 8h 各输总量的 1/4。遵循先盐后糖、先晶体后胶体、2000ml 基础水分均衡输入原则。

2. 儿童：第一个 24h 输液量＝2ml·kg$^{-1}$·% TBSA$^{-1}$[晶胶体之比为（1 ～ 2）∶1]＋基础水分[儿童（70 ～ 100）ml·kg$^{-1}$，婴幼儿（100 ～ 150）ml·kg$^{-1}$]。其中输液总量的 1/2 于伤后第一个 8h 输入，第二和第三个 8h 各输总量的 1/4。儿童头面部烧伤时需适当增加补液量。遵循先盐后糖、先晶体后胶体的原则，尤其应注意基础水分均衡输入原则，避免短时间内集中输入导致脑水肿的发生。

3. 伤后第二个 24h 晶体与胶体补液量均为第一个 24h 实际补液量的一半，基础水分补液量同第一个 24h。

4. 适应证（优先考虑）

（1）成人烧伤面积超过 50% TBSA，且新鲜血浆、白蛋白供应充分。

（2）儿童烧伤面积超过 20% TBSA。

（3）成人烧伤面积（30% ～ 50%）TBSA 伴深度烧伤，胶体应部分采用低分子右旋糖酐、万汶、代斯等血浆代用品。

#### （三）高张盐溶液复苏公式

1. 高张盐溶液

配置成钠浓度为 180mmol·L$^{-1}$ 的高张盐溶液。配置方法：①乳酸钠林格液 500ml 中加入 5% 碳酸氢钠溶液 60.2ml 或 10% 氯化钠溶液 16.3ml；②生理盐水 500ml 中加入 5% 碳酸氢钠溶液 31.3ml 或 10% 氯化钠溶液 8.5ml。

2. 补液方法

（1）第一个8h输液量＝2ml·kg$^{-1}$·% TBSA$^{-1}$的高张盐溶液（180mmol·L$^{-1}$）；根据尿量调整。

（2）第二个8h输液量：采用130mmol·L$^{-1}$的乳酸钠林格液；根据尿量调整。

（3）第三个8h输液量：每500ml乳酸钠林格液（130mmol·L$^{-1}$）与12.5g白蛋白联合使用；根据尿量调整。

（4）均按维持成人尿量（30～50）ml·h$^{-1}$调整补液速度。

（5）第二个24h输液量＝0.3～0.5ml·kg$^{-1}$·% TBSA$^{-1}$新鲜血浆（或白蛋白＝1g·kg$^{-1}$）＋适量5% GS。

3. 适应证

特别适用于心功能负担较重的烧伤患者，比如有吸入性损伤或老年患者。

4. 条件

（1）国内应用较少，必须在有经验的烧伤专科医师指导下使用。

（2）严密监测血钠浓度不超过165mmol·L$^{-1}$，血浆晶体渗透压不超过330mOsm·kg$^{-1}$H$_2$O。

（四）延迟复苏

指烧伤后未能得到及时有效的液体复苏，往往已有休克存在，应在严密观察及有创监测下，尽可能于入院后1～2h内补足按公式计算应该补充的液体量，同时采取其他综合辅助措施。

## 五、辅助治疗

（一）肠道复苏

休克液体复苏虽以静脉输液途径为主，但应尽早开始肠内营养，既可补充液体，又可保护肠道。以（30～50）ml·h$^{-1}$速度持续用营养泵均衡输入，以纠正隐匿性休克。

（二）强心措施

补液量已足、CVP高于15cmH$_2$O，怀疑心功能不全患者，可用小剂量去甲肾上腺素、小剂量多巴胺治疗［＜10μg·min$^{-1}$·kg$^{-1}$］。

（三）碱性液体应用

应用于出现血红蛋白或肌红蛋白尿烧伤患者，将5% NaHCO$_3$ 125ml静脉滴注，根据血气分析和尿液酸碱度调整剂量、根据尿色调整剂量，重复使用。

（四）利尿剂应用

任何利尿剂都必须在低血容量已纠正情况下才可应用。

1. 溶质性利尿剂：一般采用甘露醇，可保护肾功能，同时作为氧自由基清除剂，减轻脂质过氧化损伤。可将4%甘露醇250ml，每6～12h静滴1次，通常伤后8h开始滴注。

2. 利尿合剂：静滴，利尿作用较温和。配方：10% GS 500ml＋氨茶碱0.25g＋普鲁卡因1.0g＋维生素C 3.0g（可加咖啡因0.5g）。

3. 襻利尿剂：利尿作用强，呋塞米（速尿）一次用量20～100mg。

（五）抗氧化剂应用

脂质过氧化和氧自由基的产生是烧伤休克重要的病理变化反应过程。除甘露醇外，每天静滴维生素 C 5 ～ 10g 有助于提高烧伤休克的救治。

（六）山莨菪碱

20mg，每 6 ～ 8h 静滴 1 次。

### 六、复苏指标

（一）一般监测指标

1. 精神状态：患者的意识情况是反映休克的一项敏感指标。一旦脑组织灌流不足，就会出现意识改变。此时心率、血压等可能还正常。如患者表情淡漠、不安、谵妄或嗜睡、昏迷，则提示脑组织血循环不足，存在不同程度休克。应与脑水肿鉴别。

2. 皮肤温度：肢端温暖、毛细血管充盈良好是液体复苏充足的重要临床特征。

3. 脉率：要求尽可能控制成人 120 次·$min^{-1}$、儿童 140 次·$min^{-1}$ 以下。

4. 血压：有条件时必须监测，要求维持收缩压 90mmHg 以上，脉压 20mmHg 以上。

5. 尿量：仍是目前指导液体复苏最简单、有效、可靠的指标之一。要求维持成人尿量（0.5 ～ 1.0）$ml·kg^{-1}·h^{-1}$，儿童（1.0 ～ 1.5）$ml·kg^{-1}·h^{-1}$。高压电烧伤、挤压伤、化学烧伤伴血红蛋白或肌红蛋白尿患者，尿量维持在（1.0 ～ 2.0）$ml·kg^{-1}·h^{-1}$。当每小时尿量少于低限时，排除其他因素后，一般为补液不足，需加快补液速度；当每小时尿量高于上限时，补液超量，需适当降低补液速度。老年、心功能受损患者宜保持在低限水平。

6. 根据情况应监测血常规、血电解质、血气分析等。有条件者，可以监测血乳酸等组织缺氧指标。

（二）有创监测

有条件时可采用有创监测，尤其适用于常规复苏效果不佳或心肺功能障碍的患者。

1. 中心静脉压和动脉血压、肺动脉楔压：中心静脉压（CVP）的正常值为 5 ～ 10$cmH_2O$，强调对 CVP 进行连续测定，动态观察其变化趋势；无心脏器质性疾病史者的 CVP 可控制在偏高水平（12 ～ 15$cmH_2O$），有助于提高心排出量。

2. PICCO 监测系统：通过放置中心静脉导管和动脉导管，采用热稀释法获得连续性心排量，可间接反映血管阻力、全心舒张末期容积和肺水量的变化。

## 第二节　烧伤创面处理基本技术规范

烧伤创面处理需要许多手术或有创操作，手术前准备和手术后监测、处理与外科基本相同，特殊的事项在各个节段的注意事项中给予描述。

### 一、清创术

清创目的在于除去异物、清洁创面、防止感染、减轻疼痛，减少创面渗出物与水肿，为预防并发症和促进创面愈合打好基础。

（一）适应证

1. 各种原因造成的中、小面积烧伤。

2. 大面积烧伤，经积极治疗后，生命体征平稳。

（二）禁忌证

烧伤后生命体征不平稳。

（三）操作方法

1. 剃除创面及附近的毛发（头发、胡须、腋毛、阴毛等），剪短指（趾）甲。

2. 用肥皂水及清水将创面周围皮肤洗净。污染较重时，肥皂水中可加入适量过氧化氢，以利去污，必要时再用0.1%苯扎溴铵、0.5%～1.0%碘伏等溶液涂擦、洗涤。

3. 铺无菌单及消毒的防水布。用大量灭菌生理盐水冲洗创面，并以纱布轻轻擦拭，去除浮于创面上的污垢、泥沙、异物等。若创面污染较重且一时难以获得生理盐水时，也可以用大量清水冲洗。创面冲洗干净后，用无菌纱布轻轻吸干水分。

4. 清创后根据伤情采用暴露或包扎疗法。

（1）暴露疗法：适用于住院患者；头、面、颈、臀部、会阴不易包扎部位；感染创面等。耳部及阴茎等部位若需暴露疗法时，最好是半暴露治疗。所用药物包括：可用于包扎的各种药物剂型（见包扎疗法），各种符合国家药典的成膜、成痂药剂，各种中药水剂、酊剂等。

（2）包扎疗法：适用于门诊及其他大部分情况下。所用药物包括：磺胺嘧啶银（锌）、硝酸银、磺胺米隆、各种符合国家药典的中西药膏剂、凡士林、碘伏、莫匹罗星（百多邦）、京万红等。

（3）创面覆盖物：对于浅二度和偏浅的深二度创面，有条件的，可采用生物敷料覆盖如异体皮、猪皮等，也可以酌情应用各种新型敷料。各种合成人工真皮、永久性创面覆盖物主要用于手术后的创面覆盖。

5. 烧伤面积大于30%时，最好送入手术室清创。

（四）注意事项

1. 清创可在镇痛、镇静药物下进行。简单清创法对伤员干扰较少，一般不需要用麻醉药。

2. 为了减少搬动的刺激，操作应迅速、轻柔。做好准备工作，缩短清创时间。

3. 应严格遵守无菌技术操作规程，对接触创面后的器械、物品均应灭菌。特别是成批收治时，应注意防止交叉感染。床垫与消毒床单之间必须隔一层消毒的防水布，如油布、橡皮布、塑料布等，避免清创时浸湿床单及不易彻底灭菌的床垫，它们是交叉感染的重要来源。参加清创的人员需戴口罩、帽子，必要时戴无菌橡皮手套。

4. 注意保暖，室温宜保持在28～30℃。

5. 掌握好清创时机，根据患者全身情况（有无休克、有无合并伤等）选择适当时机进行。尽量争取在伤后6～8h内进行清创。先建立静脉通道开始液体疗法。有吸入性损伤者，宜先行气管切开术后再行清创术。

6. 对于陷入创面的砂屑、煤渣（如矿井瓦斯爆炸伤）等不易移除时，可不必勉强移除，以免增加创面的损伤，但应在清创时尽量除去面部皮内异物，以免将来遗留难以清除的痕迹。

7.浅二度的水疱皮一般不予移除。小水疱可不予处理，也可于水疱表面用 75% 乙醇或 0.1% 苯扎溴铵液消毒后抽去水疱液；大水疱则可于低垂处剪一个或数个小口引流。清洁水疱皮的保存可保护痂皮下的创面，减轻疼痛，利于愈合。如水疱已污染、碎裂、皱褶，因易招致感染，故应将其移除。如系化学物质烧伤，应将水疱完全去除，采用必要的药物或覆盖物，创造利于创面愈合的微环境。二度创面的水疱皮要及时移除并覆盖生物敷料或新型敷料。

8.不要在创面上涂抹有色的药物，如甲紫、红汞等，以免对创面深度的辩认造成困难。

### 二、烧伤焦痂及筋膜切开减压术

焦痂为深度烧伤坏死组织，无弹性，可限制局部水肿向外扩展而产生压迫作用。对环形焦痂须尽早施行焦痂切开减压术，以解除焦痂对肢体血循环的压迫及对人体呼吸的影响。

**（一）适应证**

有碍呼吸和影响血液循环的焦痂均应尽早施行焦痂切开减压术。发生在肢体上的焦痂可阻碍血液循环，导致组织供血不足或回流障碍，发绀、脉搏减弱、剧痛、知觉减退，严重者导致肌肉或肢体坏死。发生在颈、胸区的环形焦痂，可严重影响呼吸，导致呼吸困难。

**（二）禁忌证**

1.浅度烧伤。

2.非环形烧伤，且不会导致循环障碍或压迫症状者。

**（三）操作方法**

1.三度烧伤焦痂已无神经感觉，无须麻醉即可行焦痂切开减压术。

2.清创与消毒：烧伤创面按常规进行清创，除去异物及残留的致伤因子，以减轻细菌污染，减张切口采用碘伏或碘酒、乙醇消毒，铺巾。

3.各部位环状焦痂切开的方法如下。

（1）颈环状焦痂：沿胸锁乳头肌后缘切开，深达颈阔肌。如为电烧伤，肿胀严重，则应切开颈阔肌膜，以彻底松懈环形焦痂的压迫。

（2）胸环状焦痂：切口沿双侧腋前线，自锁骨下 2cm 处切开至第 10 肋。如为胸腹焦痂，需沿肋缘下再切开，切口两端与双侧腋前线切口相会，切口深度均应达深筋膜。

（3）上肢环状焦痂：应在肢体长轴内、外侧正中线切开，前臂尺侧切口应从内上髁前方直达尺骨茎突，桡侧切口应从外上髁前方直达桡骨茎突，切口均应达深筋膜。注意勿使尺、桡神经裸露或损伤。前臂切开减张切口，亦可选择前臂背侧正中切口，该部位血管稀少，切开时出血少，减张效果好，且可避免损伤尺桡侧重要的贵要静脉、头静脉及较大的皮神经。

（4）手环状焦痂：关键是松懈手内肌，以免受压，造成缺血性挛缩。自前臂桡侧切口经腕直达拇指桡侧，自前臂尺侧切口经腕直达尺侧，在其尺桡两侧达指尖。如手部严重肿胀，应在无菌手术室内切开腕横韧带，松懈腕管，以减轻正中神经受压。

（5）下肢环状焦痂：在肢体长轴内、外侧切开，贯穿焦痂全长，深达皮下，甚至切开深筋膜。小腿三度烧伤、未及时做焦痂切开减压的患者，易发生胫前肌群的坏死及腓总神经的瘫痪。因胫前间隙的两侧为胫、腓骨，后侧为骨间膜，前侧为深筋膜，空隙不多，在切开焦痂时，需同时做胫前筋膜的切开减压，切口在胫前肌外侧缘切开，即可减压。

（6）足焦痂：切口位于足的两侧，并与小趾、母趾外侧切口相连。在趾骨骨间肌的表面可做纵长切口，以松懈足内肌。

（7）阴茎环形焦痂：可沿阴茎背侧长轴切开。

（8）减张切口的处理：减张切开后，伤口用碘仿纱条、碘伏纱布、异体皮或人工皮覆盖，其上再盖较厚的纱布卷，然后在切口两侧用粗线行固定缝合。

（四）注意事项

1. 焦痂切开减压，应视为急诊手术，不可拖延。如等到体征完全出现，则肢体可能已发生不可逆的损害或呼吸衰竭。

2. 减张切开时，应注意勿损伤皮神经，并尽可能不损伤皮下的血管。

3. 关节纵形切口必须通过关节。

4. 焦痂切开后，若深筋膜下张力较高，应切开深筋膜，甚至肌膜。电烧伤应切开肌膜。

5. 注意止血，术后注意观察出血并及时补充渗液量。

## 三、焦痂切除术

三度坏死组织（焦痂）手术切除是治疗深度烧伤的方法。

（一）适应证

1. 躯干、四肢的三度或偏深的深二度烧伤创面在有条件的情况下宜尽早切除。

2. 严重创面感染危及生命者。

（二）禁忌证

1. 全身状况不佳。

2. 烧伤休克未纠正。

3. 头、面、会阴、手掌、足底、臀的三度烧伤创面，除非已成为严重的感染源，一般情况下，不赞成早期手术切痂。

（三）操作方法

小面积三度和四度烧伤或毒性化学烧伤，只要全身情况许可，应尽早切痂。

大面积三度和四度烧伤应在伤后 3～5d 内开始分次分批切痂，每 2～3d 一次，每次切痂面积一般不超过 50%。一般先切四肢后切躯干。感染灶更应优先切除。若有条件，大面积三度烧伤也可在休克期内进行切痂手术。术前要认真讨论，正确评估病情，确定手术部位、范围和手术次数，让患者或家属知情并取得同意。术前一日备血、备皮，检查血常规和尿常规、血生化电解质、血气分析、凝血谱、胸片、心电图。备血量按 1% 面积失血 50～100ml 估计（躯干部位按 1% 面积失血 200～300ml 估计），同时准备创面覆盖物（如生物敷料 A、异体皮等）。根据烧伤面积和部位选择适当的麻醉方法。术前留置导尿，呼吸功能较差者要备好呼吸机。

1. 四肢焦痂切除

（1）清创：清除焦痂上的外用药物或其他存在于焦痂上的异物，包括切开减张伤口中的填充保护物，再用盐水冲洗干净，以纱布吸干创面上的水分。

（2）消毒清创好的创面，按常规铺消毒巾、单。

（3）抬高肢体，尽量让肢体血液回流，然后在肢体近端上止血带（双上肢用气囊止血带，双下肢用橡皮止血带）。不驱血。

（4）用棉签蘸美兰标示出切口线，上肢远端达腕横纹，下肢远端达踝上 5cm。避免跟腱及足背肌腱外露坏死。

（5）切除焦痂连同皮下脂肪组织达深筋膜。若深筋膜、肌肉有坏死，均应切除。避免暴露肌腱、骨骼组织。边切除边结扎所见血管。焦痂切除后，以电凝处理所能见到的小血管出血。

（6）手术创面以温热盐水纱布包扎，放松止血带。

（7）至少 10min 后，打开热盐水纱布，再次结扎或电凝活跃的出血点。创面依次用生理盐水、双氧水、PVP-I、生理盐水反复冲洗干净。

（8）手术创面止血后，根据创面大小，以备用的异体皮、异种皮或其他生物敷料覆盖。术后 2～3d 再嵌植自体小皮片，或根据皮源情况 3d 后分批更换生物敷料，移植自体皮。一般情况下，异体皮或异种皮与自体微粒皮混合移植应在切痂后立刻进行。手术当时或手术创面生物敷料包扎后 2～3d，也可进行 MEEK 植皮、网状皮移植或其他扩展皮片比例的手术。

（9）术后肢体予以加压包扎。

2. 躯干创面焦痂切除

（1）清创：清除焦痂上的外用药或其他存在于焦痂上的异物，包括切开减张伤口中的填充保护物，以盐水洗净创面，以纱布吸干创面上的水分。

（2）消毒已清创好的创面，按常规铺好消毒单。

（3）边切除焦痂边止血，或用电刀切除焦痂，结扎血管，电凝出血点。

（4）焦痂切除后再用温热盐水外敷于手术创面，直至渗血停止。

（5）以备用的异体皮、异种皮或其他人工皮覆盖创面，视情况可在创面凹陷处适当打"小枕垫"固定。

（6）创面外覆盖消毒纱布、棉垫等敷料，打包固定后，再用腹带加压固定。

（四）注意事项

1. 肢体手术切口一般从血管神经分布较少侧（如外侧）开始，这样较易掌握手术层次。

2. 焦痂切除一般都切至深筋膜，也可适当保留健康完整的脂肪，坏死组织要切除干净。若有肌肉烧毁，也应一并清除干净。双下肢切痂应尽量保留大隐静脉，若发现损伤较深，要打开肌膜探查肌肉。

3. 手术过程应仔细止血，充分估计出血量，及时给予补充。有条件的，可行有创监测，必要时术中查血色素、血气、血电解质。

4. 手术后注意固定覆盖物，适当制动。

5.防止局部和全身感染。若切除面积大，术前 30min 全身应用抗菌药物。若术程超过 4h,追加一次抗生素。

6.若切除焦痂面积大，术前宜给氨甲环酸类止血药，以减少出血量。

7.术后急诊查血色素、血气分析、血电解质等，发现异常及时纠正，吸氧状态下发现氧分压低于 70mmHg 时要及时用呼吸机辅助呼吸。术后次日继续复查血色素、血气分析、肝功能和血生化。

8.术前准备手术用特殊器械如三用轧皮机等。

## 四、削痂术

削痂术是深度烧伤创面常用的一种治疗方法，一般应用于深二度或浅三度创面。以滚轴式取皮刀将烧伤坏死组织削除，保留有生机的真皮或正常脂肪组织，以促进深二度创面愈合。对于混合度及深二度烧伤，创面经削痂后以自体皮片移植修复，比切痂植皮外形丰满、平整，功能也较好。削痂时机于伤后病情平稳即可进行，一般不要超过伤后 7d。小面积烧伤可急诊削痂处理。

（一）适应证

1.头皮、肢体的深二度烧伤。

2.可能引发中毒的化学烧伤。

3.混合与偏浅的三度烧伤。

（二）禁忌证

1.全身状况不佳。

2.有出血倾向者。

（三）操作方法

根据烧伤面积、部位和患者具体情况选择适当的麻醉方法。

1.消毒铺单后，患肢上止血带，助手扶住烧伤肢体，术者持滚轴式取皮刀调至合适刻度、与创面呈 30° 左右角度从焦痂边缘开始削痂。术者估计削痂深度，一次不要削得太深，可分次削净。深二度烧伤削至创面呈现瓷白色、湿润、有光泽，放止血带后创面有细小、密集的渗血点为正常层次；若创面呈灰暗、棕色、干燥，并可见有栓塞的浅层血管及瘀斑，放止血带后创面无出血，则为削痂偏浅，未达正常组织层次。三度烧伤削痂后，以露出光亮、鲜黄、湿润的脂肪为宜。若脂肪暗黄、无光泽，间或有栓塞小血管，则说明削痂未达到正常层次。

2.削痂后创面用热盐水巾包扎，放止血带，充分止血，创面以过氧化氢或碘伏溶液、生理盐水冲洗、拭干。

3.深二度烧伤削痂后，创面以保护创面愈合的生物敷料 A 或异体皮覆盖，术后应经常检查生物敷料 A 下有否积液、积脓，必要时开窗引流，待其下上皮化后或 12d 后可移除。一般术后 20d 左右创面可自愈。混合度与三度创面削痂 3d 后，以刃厚皮片或中厚皮片换皮移植修复。大面积深度烧伤可用微粒皮或皮浆植皮，或嵌皮方法修复创面。皮源充足者最好以条状异体皮与条状或小片状自体皮相间移植。

在现代整形外科中，对面、手等特殊部位的深二度烧伤处理，也常常采用创面削痂植皮术，以利尽早修复创面。

（四）注意事项

1. 须选择锋利的刀片。

2. 正确识别和判断削痂深度，谨防偏深或偏浅，可选亚甲蓝染色判断。

3. 松止血带时，注意止血。

4. 躯干削痂需慎重，一般不宜削痂。

5. 削痂创面需用生物敷料覆盖，削至脂肪层者需植自体皮。

## 五、磨痂术

磨痂术（eschar dermabrasion）是目前处理深度烧伤创面的一种钝性清创方法，主要应用于深二度、三度烧伤创面，采用金属锉刀、金属或陶瓷的磨头，以机械转动的方式或采用家用钢丝球磨去创面上的坏死组织。对深二度烧伤创面，磨去表层坏死组织，保留有生机的真皮深层组织，以加快创面愈合；对三度烧伤创面，以积极的方式磨去坏死组织，保留有生机的深层组织，使创面能够尽早植皮修复。目前有烧伤专用的磨痂机应用于临床。

磨痂术相对于切、削痂术，对坏死组织的去除更为"精细"，减少了对正常组织的损伤，对有生机组织的保留更加"细致"，而且手术操作灵活，适用于不同部位，特别是切、削痂术难以施展的区域。因此，磨痂术适用于颜面、手指缝等小面积烧伤创面的治疗，为创面早期积极治疗提供了一个新途径，在临床应用中收到良好的效果。

（一）适应证

主要适用于深二度为主的烧伤创面，尤其适用于处理小儿热液烫伤、电弧烧伤、爆炸伤创面以及其他不适合削痂处理的创面。

（二）禁忌证

无绝对禁忌证。对于以浅二度和三度为主的非适应证创面（电烧伤创面除外），磨痂术还是确认烧伤创面深度的一种相对准确的方式。

（三）操作方法

1. 麻醉可采用局部麻醉＋强化。

2. 麻醉生效后，术者佩戴防护眼镜，将磨痂机操作手柄（已消毒）电源线与主机连接好。根据不同磨痂部位选用不同的磨头接在磨痂机操作柄上。大范围、平整的创面选用圆柱形、蘑菇形磨头，颜面创面可选用子弹头形、锥形、梭形磨头。

3. 按动磨痂机手柄开关开始对创面磨痂，按计划对烧伤创面逐区磨痂。磨痂时不宜停留在一点过深地磨，以防损伤下层正常组织，应按范围逐片地"扫"，一遍不够，可再磨一遍，直到创面苍白色的坏死组织被磨除，创面呈现色红、充血，有珠状的小渗血点为宜。在磨痂同时，助手以注射器抽生理盐水不断冲洗磨后的创面。注意，在磨痂颜面创面时，操作要谨慎，勿损伤眼球、口唇等重要器官，鼻、眼睑部位不宜磨得过深。

4. 以过氧化氢或 0.5% ～ 1.0% 碘伏溶液或生理盐水冲洗创面。

5. 用生物敷料、纳米银烧伤贴、凡士林油纱或涂有脱痂药物的凡士林油纱覆盖创面，外层敷料包扎。磨痂术后早期植皮不应是常规选择，局部深度创面肉芽组织覆盖后可植皮修复。

**（四）注意事项**

1. 手术时机：磨痂术通常于伤后早期完成，轻中度烧伤患者最好于伤后 24h 内手术，重度及特重度烧伤患者可适当推迟手术时间，但建议不超过伤后 72h。

2. 术前准备：创面术前包扎应以油剂、膏剂包扎处理为主，避免暴露疗法或外用磺胺嘧啶银等保痂药物，以防创面干燥或结痂。

3. 术中操作：手术过程中，术者应做好相应防护措施，避免喷溅及气溶胶污染。大面积烧伤患者可分组同时进行磨痂操作，也可按照头面部、四肢、躯干的顺序分区完成。术区无须应用止血带。

4. 术后创面包扎：磨痂术后创面应保持湿润无菌环境，选择合适的内层敷料，保证内层敷料与创面密切贴合并引流通畅。大面积或深二度偏深的创面磨痂术后，最好应用同种或异种生物敷料保护创面，难以妥善包扎的部位可应用负压材料，小面积且深二度偏浅的创面可应用非生物敷料。

5. 术后处理：磨痂术后外层敷料应用至少 2cm 厚的弹力绷带或自黏绷带妥善包扎。术后 3d 内适当制动，促进内层敷料与创面紧密贴合。术后 72h 内可进行红外线照射或其他促进创面渗出物蒸发的处理，利于保持外层敷料干燥，降低细菌感染风险。大面积烧伤患者应卧翻身床或悬浮床，尽量保持创面干燥，且避免创面受压。外层敷料浸湿应及时更换，换药操作应相对轻柔，避免内层敷料移位或脱离。

## 六、剥痂术

焦痂的自然分离也是焦痂感染、溶解、液化的过程。在此过程中，机体消耗大，炎性反应重，感染加重，为了缩短这一过程，可采用手术清除，称扩创术，亦称剥痂术。

**（一）适应证**

1. 大面积二度烧伤切、削痂手术后，未切除的焦痂开始自溶，已长出部分新生肉芽者。

2. 失去切、削痂时机，手术后未切除的焦痂开始自溶，已长出部分新生肉芽者。

**（二）禁忌证**

无绝对禁忌证，但对全身状况不佳或有严重出血倾向者应谨慎操作。

**（三）操作方法**

1. 手术时机。一般在伤后 2 ~ 3 周，焦痂开始自溶，创基有部分新生肉芽生长。

2. 剥痂术须在麻醉下进行，应用手术刀或剪刀沿坏死组织深面分离清除焦痂，对创基残留的散在坏死组织或裸露的不健康的脂肪组织，则将其切除或刮除。显露正常组织后，用过氧化氢、生理盐水反复清洗，彻底止血。行自体皮移植时，如自体皮源困难，可用异体（种）皮覆盖。

**（四）注意事项**

1. 剥痂面积不宜过大，以免诱发感染。

2. 注意止血，出血过多应补充血容量，或术前半小时用止血药。

3. 术后适当应用抗生素。

## 七、脱痂技术

烧伤创面的坏死组织未经手术方法去除，而是随疗程进展，坏死组织逐渐与基底组织自然分离，或用药物与敷料包扎的方法促进焦痂液化、溶脱，谓之脱痂。

### （一）适应证

1. 大面积深度烧伤不适于早期切痂的部位。

2. 特殊部位深烧伤，如头、面、颈、肩、会阴等。

3. 散在的非功能部位的三度烧伤创面。

4. 入院较晚，创面已溶痂或溃烂，失去早期切痂时机。

5. 局部存在坏死组织，准备肉芽植皮。

### （二）禁忌证

没有绝对禁忌证，但大面积深度烧伤不宜单独采用脱痂疗法，要与早期切、削痂疗法相结合。另外，有明确感染创面并引起全身脓毒症时，也不宜单纯等待脱痂，应采取"抢切"去除病灶的手术方法。

### （三）操作方法

1. 自然脱痂：等待烧伤坏死的组织自溶，深二度创面坏死组织自溶时间为 2～3 周，三度焦痂自溶则需 3～5 周；若深达肌肉、骨骼，可延至伤后 6～8 周始能溶痂。自然脱痂属逐渐"蚕食"脱痂，速度慢，过程长，创面裸露时间久，一般不宜采用。

2. 计划脱痂：根据全身情况及焦痂变化的规律，实施按部位、有计划的脱痂，通常采用下述几种方法。

（1）油膏或霜剂，如中药膏、凡士林等都可促进溶痂，涂药厚 2～3mm，包扎，2～3d 换药 1 次。

（2）持续湿敷，创面敷以灭菌生理盐水浸湿的纱布，外盖塑料薄膜防止水分蒸发，有助于溶痂。

（3）酸性药物如水杨酸、丙酮酸等，激活坏死组织与有活力组织之间的蛋白分解酶，以促进脱痂。

（4）酶制剂：植物蛋白酶如无花果酶、番木瓜蛋白酶；细菌酶如链激酶、胶原酶；动物蛋白酶。用这些酶配成油膏，均有良好的脱痂作用。

（5）浸浴法。

### （四）注意事项

1. 脱痂疗法只适用于小面积深度烧伤，或作为大面积烧伤未能切痂部分的补充治疗，应避免大面积溶痂，以免产生全身感染症状，面积应控制在 5% 以下为妥。

2. 实施脱痂疗法，外层敷料应厚一些，以免分泌物浸透。

3. 脱痂期间，应注意观察有无感染加重的临床表现或化验指标的异常变化。

4. 包扎疗法有助于溶痂，若出现感染症状则需随时换药，以保持创面清洁。

5.脱痂形成肉芽创面后一般较新鲜，立即植皮成活率高。若肉芽区域尚有部分坏死组织未完全脱尽，先在新鲜肉芽组织处植皮，即边脱痂边植皮，不必等待一次植皮，以免肉芽老化影响植皮成活率。

## 八、烧伤创面换药术

烧伤后皮肤完整性被破坏。为改进创面微环境，促进创面愈合，必须进行换药处理。换药目的是探查伤口，清除异物及分泌物；清洁创面，减少细菌繁殖；保持局部温暖，促进血液循环，保护创面，避免再损伤，为创面愈合创造有利条件。

### （一）适应证

各种烧伤创面。

### （二）操作方法

1.换药前准备：换药车（配污物袋），一般换药用品（消毒液、敷料、药品、换药碗等），外用生理盐水，塑料布或油布，热水，过氧化氢，镊子，剪刀，手套（备用1双），弹性网套或绷带，细菌培养管等。

2.止痛剂：提前半小时用。中小型换药：可口服或塞肛止痛剂，如硫酸吗啡控释片，吞服1～2片。大换药：可用注射止痛剂（如氟哌利多5mg、哌替啶100mg），视具体情况予以肌注1/3～1/2。

3.换药次序一般原则：无菌伤口→污染伤口→感染伤口→特殊感染伤口。缝合伤口→开放伤口→清洁创面→污染创面→感染创面→特殊感染创面。面、颈→躯干→四肢→足→会阴、肛周（感染轻的创面优先）。换完一个患者洗一次手。小换药：1人即可；中换药：一般需2人；大换药：2～3人。

4.基本步骤：严格执行无菌技术操作，原则上换药时都应穿消毒手术衣，戴消毒口罩、工作帽。换药接触伤口的物品必须无菌，污染的敷料应放在污物桶内，不得乱扔，不得放在包布上。烧伤换药一般在床边进行。先垫好塑料布，揭开外层纱布，用镊子取内层纱布。脓液多的创面，先擦净脓液，再消毒，消毒范围为创面外5～10cm。敷料粘连创面时，用外用生理盐水或消毒液（0.5%～1.0% PVP-I、1%过氧化氢、0.1%氯己定等）浸透再揭。取内层纱布时，动作要轻柔，一只手拿湿纱布做反牵引，另一只手轻而匀速地揭开内层敷料。用过氧化氢、盐水、其他类型消毒液反复清洗创面，直至创面基本清洁、无明显分泌物。然后根据创面的性质、清洁程度，选择合适的材料覆盖创面。

5.不同创面的换药方法

（1）早期二度创面：一般较清洁，用刺激性小的消毒液清洗创面后，创面可用油纱、碘伏纱布或生物敷料覆盖、包扎。3d后进行第2次换药。不宜包扎部位可外用抗菌促愈的中西药制剂。

（2）后期二度创面：消毒液清洗创面后，仔细剪除坏死的组织。若创基上皮岛多，较清洁，处理方法同早期二度创面；若创面分泌物多，污染重，应用松散湿盐水纱布湿敷，每日2～3次。

（3）三度焦痂创面：常规是外涂1%磺胺嘧啶银，用蒸馏水或0.1%氯己定调成稀糊状，每 2h 一次。每次换药前，应将上次外涂的磺胺嘧啶银洗净，可用 3% 碘酊外涂，2 ～ 4h 一次。

（4）肉芽创面：常规换药方法是湿敷，可用外用无菌生理盐水或呋喃西林进行湿敷。若肉芽水肿老化，可用 3% ～ 5% 高渗盐水湿敷，4 ～ 6h 一次。若肉芽明显高于皮肤，可用无菌剪刀剪平后进行湿敷。

6. 创面用药

（1）油纱：凡士林 150g，液状石蜡 150g，纱布 100g。

（2）磺胺嘧啶银：浓度为 1%，外涂三度焦痂创面。

（3）磺胺米隆：浓度为 5% ～ 10%，抗感染性强，一般仅用于感染重的小面积创面。

（4）苯扎溴铵：浓度为 0.1%，常规消毒液。

（5）氯己定：浓度为 0.1%，常规消毒液。

（6）碘伏：抗感性强，刺激性小，适用于二度烧伤创面。

（7）各种生物敷料和新型敷料。

（8）各种烫伤中西药膏剂、霜剂。

（9）莫匹罗星（百多邦）、百克瑞：适用于金葡菌感染创面。

（10）各种纳米银凝胶和敷料。

（11）各种生长因子：易孚、贝复新、贝复剂、扶济复、金扶宁等。

（12）复方康纳乐霜：适用于无明显感染的后期创面。

7. 创面换药时间

（1）早期清洁创面：一度、二度创面包扎后 2 ～ 3d 检查，外层敷料渗湿后更换。

（2）植皮区换药：刃厚植皮，术后 3 ～ 4d；中厚植皮，术后 8 ～ 9d；全厚植皮，术后 10 ～ 12d。发热或术后疼痛明显加重时，及时换药并检查创面。

（3）供皮区换药：如无渗湿、疼痛，一般刃厚皮术后 10d；中厚皮，术后 2 周。如有感染、潮湿，可提前换药。头皮，3d 打开半暴露。

（4）拆线时间：对正常皮肤切口，面颈术后 4 ～ 6d，胸腹术后 7 ～ 8，四肢术后 8 ～ 10d，供全厚皮区术后 10 ～ 14d；对瘢痕切口，较正常皮肤切口延长 1 ～ 3d。具体视拆线时创面愈合情况而定。

8. 特殊（烧伤）换药处理

（1）减张切口：创面上放生物敷料，填压卷紧的无褶纱，缝合后让纱布的旋转力量帮助压迫止血。创面涂磺胺嘧啶银，3 ～ 4h 一次。

（2）电烧伤：上肢腕部、肘部电烧伤，做减张切开，从前臂正中切开，然后填压纱布缝合。

（3）手烧伤：包扎，手指处于蚓状肌、骨间肌的功能位包扎，虎口分开。最好用热塑夹板将手固定于功能位。

（4）暴露（开放植皮）：每日对皮片垂直加压 2 次，挤出皮片积血积液，持续 3 ～ 5d。

（5）耳软骨炎：顺耳轮切开，取出坏死耳软骨、敞开伤口换药，严防耳朵受压。及时做创面细菌培养加药敏，及时根据药敏用局部抗菌药物，对控制局部感染有效。

（6）骨关节感染创面：伤口转移皮瓣后，用连贯性导管滴注引流，可减少创面换药次数。

（7）绿脓杆菌感染创面：伤口改为暴露，涂磺胺嘧啶银糊剂，或磺胺米隆湿纱布半暴露。

（8）残余小创面用消毒液浸泡。若创面多而分散，应全身浸泡，彻底去除创面污垢。需每日换药，用复方康纳乐霜和（或）莫匹罗星（百多邦）换药。感染控制后贴生物膜异体皮或手术覆盖小创面。

（9）湿敷：通过纱布的毛细管作用力吸除创面分泌物，达到清洁创面的目的。用抗生素湿盐水纱布，挤干，4～6层湿纱布放于创面，外加厚松散干纱布包扎。适用于污染或感染重、分泌物多的肉芽创面，也常用于植皮前准备。

（10）半暴露：清洗，消毒创面后，放单层抗生素纱布。适用于深二度烧伤脱痂创面、上皮岛多的创面、植皮后未愈小创面。

（11）浸浴：半池（浸浴盆）38～40℃温水，加5%苯扎溴铵或适当食盐。出浴后，用温水冲净皮肤，擦干，放在铺有消毒纱布垫的推车上，对创面再消毒包扎。它适用于面积大的晚期创面和感染重的各种创面。由于大面积早期浸浴脱痂的全身反应大，易诱发脓毒症，故一般不主张早期浸浴脱痂。大面积烧伤中晚期患者浸浴有一定风险，必要时需知情同意。

（三）注意事项

1. 注意无菌操作，避免交叉感染。

2. 医护人员换药前后应注意洗手。

## 九、包扎技术

包扎技术即用消毒敷料封闭创面，目的是防止外源性感染，保持创面湿润环境，减少渗液、肿胀和疼痛，避免创面机械性再损伤。包扎对病室环境要求较低，患者较舒适，肢体适于保持功能位，便于转送；缺点是不便观察创面变化，阻碍体表散热，炎热季节中患者不易耐受，消耗大量敷料。

（一）适应证

1. 门诊患者、需转送的单个或少量患者。

2. 不能合作的小儿患者或躁动的患者。

3. 寒冷季节和无条件使用暴露技术者。

4. 四肢、躯干烧伤。

5. 新鲜肉芽创面。

6. 特殊部位手术后。

（二）禁忌证

1. 严重感染，尤其铜绿假单胞菌感染的创面。

2. 头面部早期烧伤、会阴烧伤。

3. 大面积深度烧伤，需要保痂者。

（三）操作方法

1. 一般方法

（1）清创（见第二章第一节），大水疱做低位引流。

（2）内层在无菌操作下用治疗性敷料（异体皮、异种皮、胶原膜等）、合成敷料平整贴敷创面；也可于创面均匀涂一层抗菌外用药物（磺胺嘧啶银等），后用一层纱布或凡士林纱布等紧密贴敷，不留死腔。

（3）外层覆盖多层消毒纱布与棉垫，以不渗湿外层敷料为度，敷料超出创缘 3～5cm。烧伤初期包扎，一般全层敷料厚 3～5cm。

（4）包扎四肢，绷带由远端至近端均匀加压。躯干部位绷带包扎不便，可用胸带、腹带包扎法。肢体远端如无创面应该露出，以便观察血循环改变。抬高患肢于心脏水平。

（5）保持敷料干燥。如敷料被浸透，应及时加盖消毒敷料包扎。如浸湿较广泛，则可将外层敷料解除，在无菌操作下重新更换敷料包扎。

（6）更换敷料指征：有感染可疑征象，外层敷料浸湿或闻有异味，患者主诉持续性疼痛，体温及白细胞数升高或低于正常。

（7）浅二度烧伤创面包扎后，如无感染征象，5～7d 后更换敷料。创面干燥可改半暴露。深二度或三度的创面包扎后，1～2d 应更换敷料，以观察其变化，适时做痂皮、焦痂处理。

2. 手包扎

（1）清创，大的水疱应剪破引出水疱液，修剪指甲。

（2）置手于功能位：手掌侧烧伤腕背伸 25°～30°，手背烧伤腕屈 15°～20°，全手烧伤腕中立或屈曲位。指间关节 5°～10°。掌指关节 80°～90°。拇指外展、对掌位。

（3）手指创面分别用治疗敷料包裹，松紧适当，用纱布将指间隔开，外层用纱布棉垫，使用绷带边包扎边塑形，使手置于功能位置。

（4）必要时指端外露，观察血运。

（四）注意事项

1. 注意包扎肢体于功能位置，膝关节伸 150°，踝关节背屈 90°，肩关节外展 90°。

2. 经常检查敷料松紧、肢端循环，伤区有无胀痛、有无浸透、有无臭味、体温变化等。

3. 室内温度保持在 28～32℃，炎热天气注意通风。

4. 凡士林油纱的油质不可过多，内层纱布网眼应大，以利引流。

## 十、暴露技术

暴露技术即创面暴露于清洁、干燥的空气中，创面无覆盖物，目的是使渗出物和坏死组织迅速结痂。该技术的优点是可以随时观察创面变化，创面干燥不利于细菌生长，便于处理创面；缺点是可能有外源性污染或擦伤，创面易干枯坏死，愈合质量差，要求消毒隔离环境，寒冷季节需要保暖装备。

（一）适应证

1. 大面积烧伤，成批烧伤。

2. 污染重或已严重感染如霉菌、铜绿假单胞菌感染创面。

3. 头、面、颈、臀、会阴烧伤创面。

4. 能合作的儿童患者。

5. 炎夏季节。

（二）禁忌证

1. 肉芽创面。

2. 寒冷的急救现场。

3. 门诊患者。

4. 不能合作的小儿患者或躁动的患者。

（三）操作方法

1. 清创后置伤者于消毒或清洁的床单、纱布垫上。

2. 大面积烧伤创面应暴露在温暖而干燥的空气中（室温 28～32℃ 为宜，相对湿度 40% 左右）。室内配备除湿机、远红外线治疗机、暖气空调。条件不具备者可用烤灯架或烤灯装置，保持创面局部温度 28～32℃。有条件者可让患者睡悬浮床。

3. 保持室内清洁，定时紫外线消毒，流通空气，定期检查室内细菌量。做好床边接触隔离。接触创面时，必须注意无菌操作。

4. 创面有渗出物时，随时用消毒纱布拭干，保持创面干燥，以减少细菌繁殖，床单或纱布垫如浸湿应随时更换。

5. 创面尽可能不受压或减少受压，大面积烧伤应定时翻身。依条件选用流体悬浮床、翻身床、气垫床等。

6. 在痂皮或焦痂形成前后，均应注意其深部有无感染化脓，密切观察体温、白细胞等变化。

7. 创面涂磺胺嘧啶银等，以保持创面干燥。三度和四度创面可涂 2.5% 碘酊保痂。浅二度烧伤也可选择适当抗菌促愈合的中西药制剂外涂，每天 2～4 次。

（四）注意事项

1. 保持室内清洁干燥、保温、通风和相对无菌。

2. 二度表皮剥脱创面，不可直接暴露，应尽早涂药，以免创面因暴露加深。

3. 使用烤灯时，应避免烤灯过热，以免造成继发损伤。

4. 使用烤灯架等设备，应定期检查，防止漏电事故。

5. 要注意保暖，根据季节及房间温度估算液体丢失量，及时补充，注意水电平衡。

## 十一、半暴露技术

半暴露技术即创面覆盖单层治疗性敷料，目的是保护创面，使创面有良好的上皮生长环境，达到痂下愈合。半暴露兼有暴露和包扎的优点，一般多于渗出期后实施。

（一）适应证

1. 浅二度创面，包扎 1～2d 后。

2. 坏死组织少且感染轻的深二度创面。

3. 自体异体（异种）皮混合移植术后 7d 左右。

4. 供皮区包扎术后 5～7d，头皮可适当提前。

5. 脱痂、剥痂术后。

6. 头、面、颈、臀、会阴烧伤创面。

（二）禁忌证

1. 严重感染或溶痂创面。

2. 肉芽创面。

（三）操作方法

1. 创面清创后，无菌操作下依条件选用单层的生物敷料（异体皮、异种皮、胶原膜）、合成敷料、药物纱布（局部抗菌药、生长因子等）或凡士林纱布覆盖创面，平展、紧密贴敷，不留死腔。

2. 异体（异种）皮移植术后，或在供皮区，将外层敷料打开，如无积液、感染，内层敷料任其暴露，痂下愈合。

3. 经常检查，如纱布下局部有积液或感染，可开窗引流。感染范围大时应及时更换敷料，或改用湿敷、浸泡处理创面。

4. 更换敷料时应浸湿纱布，软化后，轻揭敷料，避免疼痛、出血和损伤上皮。

（四）注意事项

1. 保持室内清洁干燥、保温、通风。

2. 创面坏死组织应基本清除干净。

3. 敷料外观干燥时，其下面也可能出现积脓、积液，挤压敷料可发现异常。

4. 创缘如有痂皮掀起，应及时修剪，以免撕破未愈创面。

5. 创面愈合后，用液状石蜡或者赛肤润油剂浸润并去除纱布。

## 十二、湿敷技术

湿敷技术即用粗网眼纱布覆盖创面，以促进坏死组织分离，利于清除坏死组织和分泌物。通过更换湿纱布敷料，减少细菌和浓稠的分泌物。

（一）适应证

1. 烧伤晚期残余创面。

2. 肉芽创面。

3. 中小面积溶痂创面。

（二）禁忌证

1. 需要保痂的创面。

2. 大面积创面坏死组织较多者。

3. 脓毒症患者的创面。

（三）操作方法

1. 粗网眼纱布的准备。将外科用纱布铺开，纵向和横向间隔地抽出数根纱丝，使纱丝间隙增大至原来的 3～5 倍，根据需要剪成 10cm×10cm 大小等规格，消毒备用。

2.湿敷液体一般用生理盐水,肉芽水肿创面可用高渗盐水（3%～10%）。溶液中可加入外用抗菌药物。

3.无菌操作,用血管钳和镊子将纱布平铺于创面,用生理盐水或有外用抗菌药物的溶液滴洒纱布,以不外溢为度。

4.如纱布表面干硬,应间断滴湿纱布,保持纱布湿润。每日更换2～3次。若纱布网眼堵塞,纱布下浮动,则应及时更换。

### （四）注意事项

1.应先将干纱布平铺创面,如先浸湿,纱布黏缩,不易铺展开。

2.网眼清晰,无明显分泌物,创面有上皮岛,改用半暴露技术。

3.湿敷治疗不宜时间过长。

## 十三、水疗技术

水疗技术即用洁净水（冷水或温水）对创面进行处理,以达到治疗的作用。水疗包括烧伤早期冷疗技术和中晚期浸浴技术。

### （一）冷疗技术

冷疗技术即在烧伤后最短时间内用洁净水对创面进行冷敷、冲淋、浸泡,使局部降温,终止热力对组织的继续损伤。冷疗可抑制产生损伤毛细血管的活性物质,改善毛细血管的通透性,减轻组织渗液和水肿;降低局部氧消耗和代谢率,减少乳酸产生;降低疼痛,阻断表皮的神经传导,起到止疼作用。冷疗还能稀释、冲淡和清除化学物质对创面的损伤,是化学烧伤的重要治疗手段。冷疗一般用于烧伤早期（常在伤后半小时内,化学烧伤除外）。

1.适应证

（1）中小面积一度、二度烧伤早期。

（2）酸碱、磷、沥青等化学烧伤。

2.禁忌证

（1）烧伤面积超过30%者,但烧伤面积15%～30%的患者应注意冷疗时间和患者的反应。

（2）大面积三度烧伤者。

（3）存在机体抗病能力降低可能者。

（4）出现烧伤休克征象或有严重并发症。

3.操作方法

（1）立即脱离致伤源。

（2）用大量流动水冲淋烧伤部位,或将烧伤部位完全浸入冷水（自来水、井水、河水、矿泉水）中,或冷敷局部。

（3）四肢创面可冲洗或浸泡,头、面等不适合长时间冲洗部位可用冰袋冷敷。

（4）化学烧伤用流动水冲淋较佳,且应尽早使用。对特殊部位重点冲洗,如面、手、会阴等部位。

（5）时间一般30min,以患者能耐受为宜。

（6）患者出水后应注意保温和保持创面干燥。

4.注意事项

（1）冷疗设备应严格消毒，注意无菌操作，避免交叉感染。

（2）严密观察病情变化，及时对症处理。病情变化者应从简从速。

（3）保暖防冻，防止体温骤降、寒战。

### （二）浸浴技术

浸浴技术即用大量清水清洁创面，清除细菌和分泌物，一般用于烧伤中晚期。浸浴使痂皮软化、脱落；软化、松脱敷料，减少创面损伤。此外浸浴起到物理治疗的作用。浸浴分全身浸浴和局部浸浴。浸浴设备选用以操作简便、安全、患者使用舒适、不污染周围环境为原则。

1.适应证

（1）烧伤创面严重污染。

（2）烧伤后期残余创面。

（3）需要功能锻炼的肢体。

2.禁忌证

（1）烧伤休克期。

（2）需要保痂的创面。

（3）大面积创面坏死组织较多时。

（4）心肺疾患及全身情况较差者。

3.操作方法

（1）一般方法

1）浸浴前准备。做好患者思想工作，取得其配合。关好门窗，调节好室温，检查浸浴池装置并消毒，放好浴水。患者应排除大小便。深静脉穿刺点贴膜、留置胃管固定好。

2）全身浸浴设备首选烧伤专用水浪式浸浴池，其次普通浴缸。局部浸浴可用能盛入肢体的浴盆。

3）浸浴液首选生理盐水，另外可选用1∶5000高锰酸钾液或1∶2000氯己定（洗必太）溶液等。水温可略高于体温，一般为38～40℃。

4）浸浴时间为30min左右，或视患者耐受能力而定，初次浸浴应该特别谨慎。大面积烧伤患者进入浴缸后应抬高头部。中小面积烧伤患者（能坐或站立者）可用流动水淋、冲浴。

5）清洗顺序依次为：面→头颈→躯干→四肢→会阴→肛周。正常皮肤→愈合皮肤→无痂创面→敷料创面。

6）严密观察病情。浸浴前、中、后观察一般情况和生命体征。如有面色苍白、虚脱、心悸、气促，应中止浸浴。

7）浸浴过程中，清除、松脱敷料时，应避免揭撕，以防动作粗暴损伤新生上皮。

8）出浴后用纱布轻轻拭干水分，保暖和保持干燥。创面换药处理。

9）大面积烧伤患者在浸浴过程中，应由1名医生和1名护士协同完成。

（2）水浪式浴缸（可带超声）操作程序

1）浸浴前准备。检查浸浴缸装置安全并消毒，患者应排除大小便。

2）将水灌入浴缸，调节水温至合适要求。

3）将患者仰卧在吊床上，头颈撑高，然后将吊床推近浴缸旁。

4）开动升降电钮，将吊床升至浴缸上方，徐徐降下吊床，将患者浸入浴缸中，头面露出水面。

5）开动浴缸漩涡电钮，水浪冲洗创面。

6）按部位顺序清洗患者，辅助活动四肢关节。

7）关闭浴缸漩涡电钮，排除浴缸内污水。

8）开动吊床升降电钮，使吊床高出浴缸水面，用同样温水冲淋全身，结束浸浴。用纱布轻轻拭干水分。

9）回病床，创面换药处理。

10）保暖和保持干燥。

11）清洁、消毒浴缸。

（3）普通浴缸操作程序

1）浸浴前准备。浸浴缸消毒，铺无菌纱垫，避免坚硬且防滑。患者排除大小便。

2）用多层中单或床单托起患者，将其搬入浴缸后抬高头或取半坐卧位。

3）水位视情况而定，一般不应超过颈部。

4）依部位顺序清洗患者。辅助活动四肢关节。

5）排除浴缸内污水。用同样温水冲淋全身，结束浸浴时，用纱布轻轻擦干水。

6）回病房，创面换药处理。

7）保暖和保持干燥。

8）清洁、消毒浴缸。

4. 注意事项

（1）首次浸浴时应向患者解释，消除其心理恐惧。

（2）大面积烧伤患者后期愈合皮肤菲薄，搬动时应避免擦破皮肤。

（3）浸浴应在静脉输液完毕后进行。

（4）浸浴设备应严格消毒，注意无菌操作，避免交叉感染。

（5）备用热糖水，必要时供患者饮用。

（6）病情较重者须知情同意。

（7）病情危重不适合搬动浸浴者，可用洁净冲洗袋在床边进行洗浴。

## 十四、取皮技术

首先是进行供皮区选择。三度烧伤创面的封闭离不开自体皮，依据烧伤部位与烧伤深度不同，对所需自体皮的种类、大小、厚度的要求也不同，同时也要考虑可能提供自体皮的供皮部位的条件与面积。供皮区既包括提供游离植皮区，也包括提供皮瓣转移的供瓣区。

除面以外的全身各部位都可作供皮区，用于各种创面的修复。供皮区应以较隐蔽的部位为首选，但对大面积的烧伤，供皮区可选择的部位有限。头皮作为刃厚皮供皮区，可反复多次供皮；大腿前外侧、背、臀的皮肤较厚，较其他部位多用。睑外翻、唇外翻等畸形矫正需用全厚皮时，多选用上臂内侧或耳后、锁骨上区、躯干侧方。大面积烧伤供皮区短缺时，也可用二度创面愈合区，后期整形时也可用表面无增生性瘢痕的二度创面愈合区。操作时，既可直接取皮，又可埋入扩张器使皮肤扩张后供皮。

（一）适应证

1. 大面积深度烧伤早期切、削痂移植的异体（种）皮加微粒自体皮，或异体（种）皮开洞嵌入小片自体皮。

2. 功能部位早期切、削痂或后期整形移植的大块中厚皮、全厚皮。

3. 早期切、削痂或肉芽创面移植的网状皮、筛状皮、条形皮或邮票皮。

4. 去细胞异体（种）真皮移植表面覆盖的刃厚皮。

5. 人工皮或生物敷料移植后的更换。

6. 深达肌腱、大血管、神经、骨骼创面修复的皮瓣。

（二）禁忌证

1. 脸面不宜作供皮区。

2. 创面尚未痊愈。

3. 深二度创面初愈期。

4. 皮肤表面有化脓性感染灶。

（三）操作方法

1. 术前一天清洗皮肤，剃除毛发。

2. 因条件所限在床边手术者，术前肌注安定针 10mg、哌替啶、喷他佐辛、哌替啶针 80～100mg。

3. 0.25% 普鲁卡因局麻（总剂量不得大于 1g），每 200～300ml 加上 0.1% 肾上腺素 1ml 可减少渗血；或 0.5% 利多卡因局麻，但应注意总剂量不得大于 400mg。

4. 取刃厚皮，可用辊轴刀、电（气）动取皮机、剃头刀或剃须刀片，绷紧皮肤，使刀与皮肤呈 15° 角均匀切取。

5. 取中厚皮可用鼓式取皮机、辊轴刀或电（气）动取皮机，应用鼓式取皮机时须涂胶水或贴胶纸。

（1）鼓式取皮机取皮：将鼓式取皮机装好刀片并调整好刻度。左手握取皮机轴，用乙醚洗净鼓面脱脂，将医用胶水均匀涂于鼓面和供皮区，待稍干；或在鼓面上贴医用双面取皮胶，供皮区待用。右手握刀架把手，将鼓面前端置于拟取皮部位，轻轻下压皮肤并前推向翻鼓，使鼓面前的皮肤略翘起。轻轻放下刀架，刀刃接触皮肤，右手握住刀架把手左右来回拉动，同时鼓面徐徐向后转动，逐渐将所需皮片取下。将鼓向前翘起，刀刃紧贴皮片末端拉动即可切断皮片，也可将刀架移开，用剪刀沿皮片末端剪断。在整个取皮过程中，术者左、右手应协调操作，按照压、转（轻翘）、推、滚、切的原则使用鼓式切皮机，边切取皮片边观察皮片厚薄，随时调整刻度。助手首先用左手在鼓端相向的皮肤处，轻推皮肤向鼓端，帮助形成鼓端略翘突的皮肤，待刀刃已入皮肤并不断切取时，注意不让供皮区周围的皮肤被来回移动的刀架划伤。

（2）辊轴取皮刀取皮：将辊轴取皮刀上好刀片并调至所需刻度，助手帮忙将供皮区压紧、压平，术者右手握住刀柄，将刀刃紧压于皮肤上，左手压住供皮区皮肤与刀刃相向面，右手来回移动辊轴刀呈拉锯状，即可切取所需皮肤。初切时刀刃与皮肤角度略大，约30°，入皮后略放平坦。在右手来回拉动刀架时，左手亦与刀刃前进方向一致压住皮肤前行，助手应根据刀刃前进位置协助准备好供区。用辊轴取皮刀取皮时，如刻度保持不变，则刀刃与皮肤角度越大，右手用力越大，助手提拉切取的皮片越用力，常会致所取皮片偏厚。在切取皮片时，应随时观察皮片的厚薄，适时调整刀架刻度、刀刃与皮肤的角度及用力的大小。

（3）电动取皮刀取皮：基本操作与辊轴取皮刀取皮相同。

（4）徒手取皮：右手持手术刀，取下所需大小和厚度的皮肤，适用于无上述取皮器械或供皮部位（如足趾等）无法使用取皮器械的情形。

（5）普通剃刀取皮：方法同徒手取皮，适用于较小的供皮区。

6.取全厚皮时，用手术刀按需要皮片的大小以亚甲蓝画印，将包括皮下脂肪的皮肤取下，拉拢缝合供皮区，用剪刀将脂肪修剪成全厚皮；若需要大块全厚皮，则用辊轴刀或鼓式取皮机取全厚皮，然后再修剪多余的脂肪。供皮区较大不能拉拢缝合时，可移植刃厚皮封闭供皮区创面。供皮区可选上臂内侧或腹股沟，最好用5-0可吸收线皮内缝合封闭。腹股沟供皮区术后应保持髋关节屈曲位以缓解供皮区的皮肤张力，并避免下床活动。

（四）注意事项

1.根据创面的需要，选择不同的部位、范围、厚度和数量的自体皮，切勿造成浪费。

2.用于早期创面修复的供皮区应计划使用，如有可能，应预留后期整形需要的供皮区。

3.切取刃厚皮时不要过深，争取供皮区按时愈合，并能再次供皮。皮肤较厚区域重复供皮2～3次。

4.供皮区可用凡士林油纱布贴敷，再用纱布、棉垫加压包扎，也可用藻酸盐敷料、止血纱布等加大纱布或泡沫敷料等湿性敷料包扎。压力要适中，注意远端血循环，防止压迫性坏死，必要时及时减压。

5.身体受压部位供皮后注意定时翻身，避免创面加深。

## 十五、头皮供皮技术

头皮作为供皮区有如下优点：①头皮血运好，毛根鞘有丰富的毛细血管；②毛囊、皮脂腺、汗腺密集，储备了大量修复供皮创面的上皮细胞；③毛囊深在，部分延伸至脂肪层，毛囊密，比其他长毛区多4～7倍，有利于供皮创面愈合；④头皮厚度1.8mm左右，刃厚皮厚度0.2mm左右，因此取刃厚皮不影响头皮生长，取皮后5d左右即可愈合，可重复多次供皮；⑤操作简便；⑥刃厚皮取皮愈合后不影响头发生长，且不遗留增生性瘢痕。

（一）适应证

1.大面积烧伤早期切、削痂植皮，制备微粒皮或嵌皮所需的小片皮（0.3cm×0.3cm～0.5cm×0.5cm）与异体（种）皮混合移植。

2.早期切、削痂手术功能部位覆盖的大片皮。

3. 早期切、削痂或残余创面修复的邮票状或条状皮。

4. 人工皮或生物敷料移植的更换。

5. 烧伤深达颅骨，局部皮瓣转移。

6. 供皮区短缺的特大面积深度烧伤瘢痕整形手术的条状刃厚皮。

7. 眉再造的全层皮。

（二）禁忌证

1. 头皮创面未愈。

2. 头皮瘢痕形成。

3. 供区有化脓性感染灶。

（三）操作方法

1. 术前剃头，清洗干净。

2. 可用局部麻醉，0.25% 普鲁卡因 500ml 加 0.1% 肾上腺素 1ml，减少出血。

3. 可用辊轴取皮刀、电（气）动取皮机或剃须刀片沿头颅的切线方向取刃厚皮。

4. 取皮后创面应压迫止血，或用含有肾上腺素的生理盐水纱布贴敷。

5. 取下的头皮放在生理盐水中揉搓，洗去头发茬备用。

6. 深达颅骨的创面，清除坏死组织后，按设计需要进行局部皮瓣转移，供瓣区可直接缝合或游离植皮。

7. 眉再造的全层头皮供皮区直接缝合。

8. 刃厚皮的供皮区可用凡士林油纱布加普通纱布、棉垫加压包扎；皮瓣转移区或全层供皮区缝合后，可用乙醇纱布或抗菌纱布覆盖，再用普通纱布加压包扎或弹力头套包扎。

（四）注意事项

1. 头皮应以提供刃厚皮为主，取皮不能过深，避免因延迟愈合而影响头皮反复供皮及形成瘢痕而影响毛发生长。

2. 特大面积烧伤若伴有头皮浅二度或深二度烧伤时，可以先削除创面坏死组织，削痂后的头皮愈合时间比自然愈合的时间要短。

3. 头皮取皮厚达脂肪层，立即将该皮片还纳原位缝合，切不可取下，以免该处不易愈合，最终遗留秃发区和受皮区长出毛发。

4. 封闭创面或瘢痕整形需要大片皮时，只能在厚的前提下取相对较宽的皮片。

5. 供皮区包扎时，压力要适中，注意血液循环，防止压迫性坏死。严密观察临床症状，并及时处理。

6. 头皮供皮区包扎 24 ～ 48h 后再予以半暴露。

## 十六、足底供皮技术

足底并不是一个良好的供皮区，主要缺点是角质层厚，皮片较硬，贴附性不佳，边缘易翘起，皮片愈合后仍保留角质增生过度的特点。制成小皮片嵌皮或微粒皮与异体皮混合移植愈合后，也同样显示角质过度增生，类似"鱼鳞"样剥脱，甚至几十年后仍不改角质增生的特性，反复脱皮，最终不得不切除角质增生的瘢痕重新植皮。有鉴于此，只有在特大面积烧伤无皮可供时,方将足底作为供皮区。

（一）适应证

1.特大面积深度烧伤早期切、削痂植皮,制成微粒皮或小片皮与异体（种）皮混合移植。

2.残余创面邮票状植皮。

（二）禁忌证

1.足底创面未愈。

2.面、颈部、双手等外露部位禁用。

（三）操作方法

1.麻醉成功后,消毒铺巾。

2.用手取皮或电取皮刀切取刃厚皮片。

（四）注意事项

1.用作邮票状植皮时,首先削除厚而硬的角质层,到达基底较软的部位再取刃厚皮。

2.用作微粒植皮时,不能保留角质层。

3.尽量不要单用足底皮,最好与其他部位的供皮混在一起制成微粒皮,以减少受皮区愈合后瘢痕角质层过度增生。

4.防止出血,术后加压包扎。压力要适中,注意趾端血液循环。

## 十七、双面胶取皮技术

双面胶取皮术是烧伤与整形外科常用的取皮技术。利用双面胶取皮的优点在于取皮方便,厚度均匀,皮片保持"原始"张力状态不皱缩,血运重建快,皮片易成活,而且可随意切取各种形状的中厚、全厚皮片。

（一）适应证

整形手术所需的各种不同形状的厚皮片的切取。

（二）禁忌证

取较薄的刃厚皮片时,不考虑此法。

（三）操作方法

1.麻醉成功后,消毒铺单。

2.将取皮用胶纸通过样布剪出与创面大小形状一致的胶纸片。

3.揭去胶纸的光面膜后,将其胶面平展无张力地贴于供区皮肤。

4.助手应根据刀刃前进位置协助绷紧供皮区周围皮肤,术者以辊轴刀或电动取皮刀调整所需刻度,切入胶纸下皮肤,快速拉动。取皮刀缓慢前移,皮片即紧贴胶纸并按其形状一同被取下,成为与创面大小形状一致、厚度适宜的皮片。

5.将皮片连同胶纸肉面朝下覆盖创面,创缘与皮片和胶纸的边缘缝合固定,留长线,其上打包固定,术后2周拆线、拆包。

（四）注意事项

1.供皮区须无菌操作。

2. 注意止血，加压包扎。压力要适中，注意血液循环。

## 十八、邮票植皮术

邮票植皮术是大面积烧伤皮源不足时常用的一种方法。

（一）适应证

1. 脱痂或剥痂后的新鲜肉芽创面。

2. 功能部位切、削痂或切除肉芽后的创面，自体皮源较缺乏者。

（二）禁忌证

1. 肉芽创面不新鲜或有坏死组织的创面。

2. 有严重感染的创面或有乙型链球菌感染的创面。

（三）操作方法

1. 术前准备

（1）全身准备：同外科术前准备。对烧伤患者，除外科常规术前准备外，特别强调要纠正水、电解质和酸碱的失衡，纠正贫血及低蛋白血症，避免全身感染。一般情况下，患者应争取维持血红蛋白＞90g/L，血浆白蛋白＞30g/L，无内环境紊乱，方可保证手术的成功。

（2）供皮区准备：手术前一天剃毛，供皮区用肥皂水清洗。如为头皮供皮，可于术前剃除头发。

（3）受皮区准备：对陈旧性肉芽创面（水肿创面），于术前3d用盐水湿纱湿敷肉芽创面，每天更换2次，以减少创面细菌数，有利于所植皮片的存活。

2. 皮片的切取和制备

（1）麻醉和体位：根据取皮和植皮的部位及患者的全身情况而异。如需皮较少，供皮区可采用局部浸润麻醉；如需皮片较多，则须用阻滞麻醉、硬膜外麻、静脉复合麻醉或气管插管全麻。根据病情及伤情，体位依供皮和受皮部位不同，有时在术中需变换体位，故术前应仔细考虑。

（2）皮片的切取：供皮区常规消毒铺巾后切取皮片（详见上述）。制备：根据创面情况，一般将皮片用剪刀剪成超过6mm×6mm的皮片。邮票状皮片的制备可用剪刀直接剪制，也可将弯盘翻转使底面向上，或用预先准备好的已消毒的木板制备。先将凡士林油纱平铺在弯盘底面或木板上，再将取下的皮片表皮面向油纱平铺，用剪刀将已载有自体皮片的油纱连同其上的皮片一起制成邮票大小。此法可防止自体皮片卷曲。

3. 皮片的移植：将邮票状皮片移植于受区，皮片间距0.1～0.5cm。剪刀直接制备的皮片可直接移植于创面上，有油纱载体的皮片移植于创面上后，去除油纱载体。用网眼纱覆盖固定移植好的皮片，从深至浅依次用湿盐纱（或抗菌药物纱布、油纱）、干纱覆盖，并加压包扎。

（四）注意事项

1. 供皮区处理，应注意无菌操作。

2. 包扎时，注意压力适中，避免血液循环障碍或压迫坏死。

3. 植皮区包扎固定，肢体制动，并禁用止血带，避免用植皮区肢体测量血压。

### 十九、真皮下血管网皮片移植术

真皮下血管网皮片包括全层皮肤及完整的真皮下血管网。真皮下血管网皮片具有弹性好、质地柔软、色泽好、无挛缩的特点，但手术操作要求高，效果有时不稳定。真皮下血管网皮片供区一般选择上臂内侧、上胸、腹、腹股沟等部位。

（一）适应证

1. 颜面、颈的外露部位的皮肤缺损修复。

2. 特殊功能部位修复。

（二）禁忌证

1. 大面积深度烧伤，皮源少。

2. 非功能部位。

（三）操作方法

1. 麻醉成功后，消毒铺单。

2. 先根据创面大小和形状，于供皮区画出取皮轮廓。

3. 以手术刀将供皮区皮肤全层及皮下脂肪一同切取。

4. 以小剪刀仔细将所取皮片的皮下脂肪修去，显露出其下的真皮下血管网，切勿损伤。为求血管网完整无损伤，也可带少许小细颗粒脂肪。

5. 对植皮创面认真止血，将皮片植于创面，边缘缝合固定，留长线，打包固定皮片。打包压力要适度，过紧则压迫真皮下血管网，影响血运重建和皮片成活。

（四）术后处理

1. 打包固定时间要长，一般无感染症状 3 周后再拆包和拆线。

2. 供皮区可直接缝合。

3. 如供皮区面积过大，不能直接缝合，须移植薄皮片，以防止瘢痕生长。

### 二十、大张异体（种）皮打洞或 U 形切开微皮嵌入术

对于大面积深度烧伤患者，以有限的未烧伤皮肤来修复全身创面有困难。常在切削除坏死组织的创面上覆盖大张异体（种）皮，然后在异体（种）皮上打洞嵌入自体小皮片，最终修复创面。

（一）适应证

适用于大面积深度烧伤患者创面的治疗。

（二）禁忌证

移植的异体（种）皮质量差或已严重感染时，不宜打洞嵌入自体皮。

（三）操作方法

1. 检查异体（种）皮的感染情况，确信异体（种）皮情况良好。

2. 清洁消毒手术野，常规消毒铺巾。

3. 根据皮源及受皮区的范围，手术取下刃厚皮片，以机器或手工将刃厚皮片剪成所需大小的小皮片备用。

4. 在异体（种）皮上打洞，洞的大小要与欲嵌入的皮片大小大致相同。

5.打洞时，要注意止血。充分止血后，把已备好的自体小皮片依次嵌入洞中，嵌皮结束后，以网眼纱布或其他适用的材料固定皮片，外加敷料包扎，适当制动受皮区肢体。

（四）注意事项

1.异体（种）皮质量差或已感染严重，不应做打洞嵌皮术。

2.打洞时，把欲剪除的皮片轻轻拉起剪除即可。若将其拉得太高，洞打完后，整张异体（种）皮可能松离创面，不利创面的修复。

3.根据病情，必要时局部或全身适当应用抗菌药物。

## 二十一、微粒皮移植术

皮片 $< 1mm^2$ 称微粒皮。将微粒皮植于切痂后创面或肉芽创面上，在其上覆以保护层即为微粒皮移植术。

（一）适应证

1.大面积深度烧伤。

2.大面积肉芽创面。这种创面因感染重，不宜以大张厚断层同种皮作外层覆盖物，宜将微粒皮撒布在片状薄同种皮上，密植于肉芽创面。

（二）操作方法

1.微粒皮制作：用剪皮机或剪刀将断层皮片制成微粒皮，越小越好。

2.微粒皮撒布：漂浮转移法、喷撒法、涂抹法等。漂浮转移法需要绸布、漏盘和托盘。将制备好的微粒皮均匀分散在绸布上，放置在盛有盐水的漏盘、托盘中，轻轻振荡使其微粒皮均匀并形成表皮面朝上、真皮面朝下的状态。然后缓慢提起漏盘，让盐水沿着漏盘的漏孔流出，再拉紧绸布的四角，小心地将整张黏附有微粒皮的绸布翻转覆盖平贴在异体（种）皮的真皮面（或其他保护膜）上，使得微粒皮的真皮面直接贴在异体（种）皮的真皮面（或其他保护膜）。最后，轻轻揭除绸布，并将含有微粒皮的异体（种）皮的真皮面（或其他保护膜）移植到切痂创面上。

3.外层保护膜：同种皮、异种皮、合成敷料或其他覆盖物开适量小孔，以利引流。

4.微粒皮量：微粒皮与创面之比以 1∶（10～20）为宜，视供皮区面积与植皮创面面积而定。

5.创面愈合方式：如以同种皮覆盖，经6周左右，微粒皮扩展融合。同种皮以两种方式脱落：①成片坏死脱落；②脱屑方式脱落，至创面愈合也不见同种皮坏死。

（三）注意事项

1.植皮区止血要完善，必要时术中使用止血药，如妥塞敏、巴曲酶（立止血）等。

2.创面包扎压力要适中，以免血液循环障碍。

3.大面积烧伤术后，注意水、电解质与酸碱平衡。

4.术后注意观察全身状况、临床指征。

## 二十二、自体表皮、真皮皮浆移植术

自体表皮、真皮皮浆移植术系我国首创的一种皮肤移植方法，主要用于大面积三度烧伤、供皮源不足的患者。实际上，它是一种皮肤细胞的体内培养方法，即将自体表皮和真皮切碎，处理成由无数个微小的复合细胞团块组成的糊状皮浆，将其附着于大张同种皮后，在良好的同种皮保护下覆盖创面。在机体自身营养、温度等生理条件下，无数个皮肤复合细胞团生长、繁殖，最终融合成片，形成较完整的复合皮，以修复创面。该法具有扩展面积大、创面愈合后瘢痕轻、外观较平整、功能较好的特点，而且操作简便，适用于基层医院治疗大面积深度烧伤患者。

（一）适应证

1. 全身大面积三度烧伤。

2. 大面积肉芽创面。

3. 大面积烧伤早期或晚期大面积肉芽创面，患者全身情况稳定。

（二）操作方法

1. 焦痂切除或清创：以切痂术将三度烧伤焦痂切除，用过氧化氢、碘伏溶液、生理盐水分别冲洗创面，使创面彻底止血。晚期肉芽创面清创，搔刮去除水肿老化肉芽，显露出血运良好的渗血创面，冲洗创面。

2. 皮浆制备：于有限的供皮区切取断层皮片备用，取皮面积与创面面积比为 1 :（ 10 ~ 20 ）。

皮片于生理盐水中冲洗后，放置于小无菌药杯内，加 EGF、无菌生理盐水混合液适量，用剪刀将皮剪碎，越碎越好，最终使之成为细胞团块或多细胞组成的糊状皮浆。

3. 皮浆转移附着同种皮：取低温贮存的大张同种皮复温后，平铺于无菌操作台上，真皮面朝上。制备好的皮浆倒在大张同种皮上，以刀柄轻轻涂抹均匀，使皮浆均匀附着、布满同种皮上。同种皮上做数个引流孔。

4. 皮浆移植：把附有皮浆的同种皮真皮面朝上，四周以钳子夹住，提起拉平。助手抬起患肢，将同种皮妥帖、无错地包裹、覆盖患肢创面，以订皮机或缝线将同种皮与创缘固定。

5. 患肢包扎：以大张凡士林油纱或纳米银纱布、干纱布、棉垫分别覆盖包裹同种皮，将患肢加压包扎。操作时压力要适当，避免血液循环障碍。

（三）术后处理

一般于术后第 10 天打开敷料，可见大张同种皮呈暗红色。以后定期更换敷料，或完全暴露外涂碘伏液。同种皮逐渐出现斑块状黑斑，随时间延长逐渐扩大，约 1 个月后同种皮干性脱落，自体扩展融合，创面达到愈合。

## 二十三、MEEK 植皮术

MEEK 植皮是一种将自体皮片由机械切割成 3mm×3mm 后置于特制的聚酰胺薄纱上，扩张放大 3 ~ 9 倍后回植于自身的植皮技术，其原理类似邮票植皮，但比邮票植皮更精细。因其具有节省自体皮源、成活率高、操作简便、不需要异体皮做载体等诸多优点，目前已被广泛应用于大面积深度烧伤患者的临床治疗。

（一）适应证

1. 大面积深度烧伤，50%～70%TBSA，自体皮源少，但仍有一定皮源供应者。

2. 一期或者二期切痂或削痂创面。

3. 其他需要微型皮片移植术的创面。

（二）禁忌证

1. 创面明显感染。

2. 不适合于颜面部。

3. 不能用于四度创面。

（三）操作方法

1. 术前准备：术前备皮，计算好所需植皮的面积、MEEK软木板数量和取皮面积，手术人员最少需2人，分两组，一组扩创，一组制皮。

2. 取皮：麻醉后铺巾，安放体位，用电动刀或气动刀取需要面积的刃厚皮（0.20～0.25mm），供皮区包扎。

3. 扩创：可切痂也可削痂，要完全清除坏死组织，彻底止血，生理盐水冲洗后湿敷（磺胀米隆、纳米银、百克瑞等）。扩创后的创面可以一期植皮，也可以先用生物敷料暂时覆盖，3～5d后再行二期MEEK植皮。对创面要求与常规植皮一致。

4. 制皮：制皮组人员在专用MEEK植皮工作台制作，头皮要刮除毛发后用生理盐水清洗干净，将皮片真皮面贴附于软木面（不得贴反），用手术刀沿软木边切断皮片，剪去浮于软木边多余的皮片。用MEEK切皮机将软木上的皮片切割成3mm×3mm小片，注意要垂直切割2次，以免漏切。将切割后的带皮软木板整齐分开置于台面上，由台下护士在皮片表面均匀喷胶。喷胶5min后将皮片贴附于聚酰胺纱布，压紧，小心剥离软木板，均匀拉开聚酰胺纱布，剪去多余聚酰胺纱布，将带皮片的聚酰胺纱布浸泡在生理盐水中待用。

5. 植皮：将带皮片的聚酰胺纱布贴附在扩创清洗后的创面上，注意不要贴反。聚酰胺纠布边缘可以缝合固定，尤其是大腿根部、上臂近肩部等活动部位要固定。湿敷含抗菌纱布、干纱布、棉垫分别覆盖后加压包扎创面，操作时压力要适中，避免肢体血液循环障碍。

（四）术后处理

一般术后2～3d换药。如术后第一天创面渗液多，纱布渗透，也需要更换敷料。以后根据创面渗液情况定期换药。一般5d后皮片就能成活，成活皮片色泽红润，贴附牢固。约10d后皮片可明显扩展，皮片完全扩展成片后去除聚酰胺纱布。如创面有感染，皮片已溶解消失，分泌物多，宜尽早去除聚酰胺纱布，改用合适药物和材料覆盖创面。

（五）注意事项

1. 术前准备要充分，做皮需要单独工作台，最好远离手术患者，以免人多空间不足。

2. 所需软木板数量计算要准确。

具体方法：先确定需要植皮的创面实际面积 $S$（单位 cm²），确定需要 MEEK 植皮放大倍数 $N$（有3:1，4:1，6:1，9:1四种），所需软木板数量＝ $S/（N×4.2×4.2）$。

3. 取皮要整齐宜长，宽度要一致（电动刀宽度正好4cm，与软木板大小一致），皮片厚度0.20～0.25mm为宜。头皮可以反复多次取用，不建议使用足底皮肤。皮片黏附在软木板上后不得漂浮在外，在软木板内侧 1mm 为佳。

4. 聚酰胺纱布在没有黏附皮片之前不得弄湿，打湿后的聚酰胺纱布无法黏附胶水，不能使用。喷胶需要另外工作台，与做皮工作台要分开；喷胶后台边不要站人，以免衣服、手套等黏在皮片或铺巾上。

5. 聚酰胺纱布贴附创面时要将皮面贴于创面，不得贴反。覆盖创面后聚酰胺纱布结合处可缝合固定，尤其是大腿根部、肩部等活动部位，以免包扎换药时皮片移动。

### 二十四、表皮细胞移植技术

表皮细胞移植虽然与传统意义上的植皮术有一定差异，但在抢救自体皮源严重匮乏的重度和特重度烧伤方面已有成功的案例，因此也可以将其视为一种特殊的实现创面覆盖的手段。表皮细胞移植的核心技术是表皮细胞的获取，目前常采用酶学消化的方法，配合加温装置或振荡装置以提高细胞的获取效率。目前代表性的产品为 ReCell 技术，该技术作为一项自体皮肤细胞收集、处理和移植的技术，其操作和术后护理日趋成熟，现已经较多用于临床。

（一）适应证

用于大面积浅度烧伤及深二度烧伤创面、网状皮移植创面、真皮替代物移植血管化良好的创面、良好清创的糖尿病溃疡和静脉性溃疡，以及其他如供瓣区、肿瘤切除后的深度皮肤缺损创面、痤疮瘢痕、创伤后瘢痕及稳定期白癜风及色素异常部位等。

（二）ReCell 技术的基本操作方法

1. 将 ReCell 试剂盒放置于无菌工作台上，按照说明书要求分别配置胰蛋白酶溶液及乳酸钠溶液，加温试剂盒 3min。

2. 根据治疗区面积取供皮区刃厚皮片，每 $1cm^2$ 供皮区对应 $80cm^2$ 治疗区，每处供皮区最多取材 $4cm^2$。

3. 将皮片浸入胰蛋白酶溶液中 15 ～ 20min 使细胞分离，等待过程中对治疗区域行清创、止血、冲洗等处理。

4. 取出皮片并置于乳酸钠溶液中中和消化酶，分离表皮和真皮；若分离困难，则再放入胰蛋白酶溶液中温浴 5min，直到完全分离。

5. 搔刮皮片基底膜两侧细胞，用乳酸钠溶液反复冲洗后过滤，收集滤液，即可得到 ReCell 细胞悬液，将其均匀喷洒于治疗区创面；若有剩余液体，可将其均匀喷洒于供皮区创面。

6. 最后用保护性敷料分别覆盖供皮区和治疗区。

（三）术后处理

1. 术后禁止在术区输血、输液、测血压，密切观察创面敷料有无渗液、渗血及异味，每 2 ～ 3d 更换外层敷料，6 ～ 7d 去除外层敷料，根据创面愈合情况决定是否去除内层敷料。

2. 根据治疗目的决定是否防晒。

3. 创面愈合后适当抗瘢痕治疗，以减少色素沉着及瘢痕等。

## （四）注意事项

操作时应严格遵守无菌操作原则；移植部位伤口基底准备良好，无明显坏死组织及感染等。

# 第三节　烧伤营养治疗规范

## 一、背　景

严重烧伤的患者除了有一般创伤的变化外，由于其皮肤屏障遭到破坏，存在大量烧伤坏死组织，开放的创面大量丢失水分、电解质、蛋白质和微量营养素，消耗大量热量，各脏器功能受损，从而引起强烈的应激反应，具有一定的特殊性。

与烧伤相关的应激反应同包括激素水平、代谢状态、免疫状态、营养状态等一系列异常状态相关。这些异常状态的程度同烧伤的面积和深度相关。

烧伤后患者出现的与营养代谢有关的主要特点如下：

1. 大量体液经创面渗出丢失，其中包含大量蛋白质、矿物质及微量元素，因此导致急性缺失综合征。

2. 静脉穿刺点皮肤往往存在损伤，给建立静脉途径带来困难（导管相关感染率高）。

3. 需修复的皮肤体表面积广泛，这解释了长期营养支持的必要性，而这在其他创伤中很少见。

4. 与其他创伤相比，烧伤患者重症监护室治疗时间和营养支持天数都长得多。

Cuthberston 将烧伤后患者的代谢变化分为一个短暂的代谢低下的低潮期（ebb phase）和一个代谢活动增强的高潮期（flow phase），高潮期又分为分解代谢期和合成代谢期。烧伤后即为血流动力学不稳定期，组织充盈减少，儿茶酚胺大量分泌，称为"低潮期"，代谢特征性改变为总耗氧量下降及代谢率降低。创伤程度不同，血流动力学重建速度的不同，决定了低潮期持续时间不同，从极短暂到数小时至数天，一般持续约 24h，大致与临床的休克期相近。紧接"低潮期"的是"高潮期"，特征性改变为机体 $VO_2$ 消耗和静息能量消耗值（REE）增加，钾、氮丢失加速，内脏血流、心脏总输出量、脏器耗氧量和总 $VO_2$ 消耗增加，体重下降，对糖的不耐受性增加和脂肪动员增加。这个阶段往往出现体温控制中枢上调，体温增高，尤其在严重烧伤患者中多见。此期常迁延数周或 1～2 个月，直到创面愈合。随后的合成代谢阶段，氮平衡由负氮平衡转为正氮平衡，体重增加。烧伤后代谢反应主要是指高潮期内的分解代谢。

烧伤患者迁延的分解代谢使得瘦体组织和体重减少。儿童处于生长阶段，严重烧伤可能使患者的线性生长延迟且生长速率减慢达数年之久。

目前对营养代谢的支持要求为烧伤患者提供合适、足量的但不是过多的营养支持。在没有禁忌证的情况下，维持身体核心温度，尽力避免急性期热量丢失；烧伤后应尽早开始活动，包括辅助下行走。要求患者周围温度＞28℃、湿度＞60%。

以下简述烧伤后代谢变化，以利于理解烧伤患者的营养代谢支持。

（一）能量代谢

小面积的烧伤创伤较轻，产生的全身调节反应轻，对全身的代谢影响较轻或无影响。严重烧伤患者的能量代谢变化除了一般的创伤反应外，由于创面蒸发失热，大量蛋白质丢失，大量自身蛋白质（主要是骨骼肌）的消耗，感染和创面修复需大量的营养物质，致使严重烧伤患者的代谢率明显升高。

烧伤患者静息代谢率的增加随着烧伤严重程度而上升，可超过正常人的 1.5～2.5 倍。有文献报道，烧伤患者的实际能量消耗是理论计算 REE 值的 150%～200%，且与烧伤严重程度和烧伤面积大小呈比例。Wilmore 等通过临床研究发现，当烧伤面积小于 50%，静息能量消耗随烧伤面积呈线性上升，而当烧伤面积大于 50% 时，患者的静息能量消耗随烧伤面积增加的幅度减少。这表明烧伤后代谢的增加有相对限度。机体的反应能力可能已达极限，严重烧伤患者代谢率的增加很少超过正常的 2 倍。图 4-1 显示烧伤后时间、烧伤面积与静息能耗的关系。

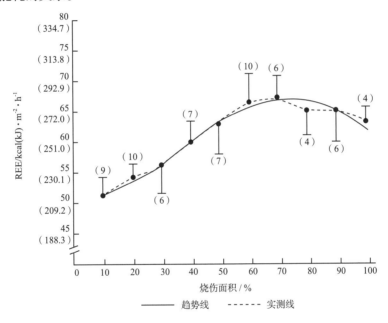

图4-1　REE与烧伤面积的关系曲线

介导创伤和烧伤代谢反应的介质主要有：①激素：儿茶酚胺、皮质醇、胰高血糖素等；②细胞因子：TNF、IL-1、IL-6 等；③脂类介质：血小板活化因子、$PGE_2$、$TXB_2$ 等。除了介质，烧伤创面本身的水分蒸发增加也是烧伤代谢反应增高的原因之一。烧伤后，由于坏死组织、微生物及其毒素刺激，机体组织细胞生成多种炎性介质。适量的炎性介质对于烧伤修复是必要的，但过量的介质对烧伤后全身代谢营养可产生有害作用。脂类介质、细胞因子和激素相互之间呈现错综复杂的协同、拮抗或连锁反应的关系。烧伤后代谢反应调理除了对神经内分泌反应和炎症介质调理外，营养素及促进合成代谢的激素和生长因子如特殊营养物质谷氨酰胺、精氨酸、生长激素等，均对烧伤后代谢、营养、免疫有调理作用，可促进合成代谢，加速创面愈合，增强免疫。

（二）营养素代谢

1.蛋白质代谢（图4-2）

烧伤后患者出现严重的负氮平衡。烧伤后蛋白质分解代谢所产生的氮主要以尿氮形式排出，约占总氮量的80%～90%，因此尿氮的排出量可大致反映人体失氮量。尿氮排出增多为代谢率增高、蛋白质分解增强的表现。在伤后1～2d，相当于低潮期的时间内，尿氮量不增多；进入高潮期后，尿氮排出显著增加，伤后1～2周达到峰值。在合成代谢期间，尿排氮量则正常或稍低。烧伤后尿氮排出量与烧伤面积呈正比，烧伤面积大于50%的患者，每日失氮量可达30g，即每天消耗蛋白质200g。大中面积烧伤后负氮平衡时间持续较长，直至创面基本愈合。

除蛋白分解代谢外，烧伤后患者另一大失氮途径为创口渗液失氮，创面丢失氮则约占10%～20%。受到烧伤面积大小和深度变化的影响，创面丢失的氮量和持续时间变异较大。烧伤患者最初一周内经创口的氮丢失量达每10%烧伤面积10g。

烧伤患者机体蛋白质消耗的主要来源是骨骼肌。最初10d内丢失的蛋白质约2/3来自骨骼肌，此后则以内脏蛋白分解为主。释放的氨基酸用于氧化供能、作为糖异生的前体、肝脏合成急性期蛋白和内脏蛋白质，以及合成用于修复组织所需的蛋白质。

烧伤后蛋白质合成较正常人为多，但仍受到部分抑制，影响蛋白质合成的因素包括氨基酸的适量供应、非蛋白质热量的提供以及激素的作用。

尿氮排出增加，创面丢失氮，加上患者胃肠道消化吸收有所减退，以及手术、麻醉等原因摄入氮减少，从而形成负氮平衡。在负氮平衡的同时，还伴有钾、钙、磷、镁、锌等的负平衡。

血清游离氨基酸的变化反映了烧伤后蛋白质代谢的变化，它们在血清中的半衰期仅20min。在烧伤后早期便出现明显变化，烧伤后早期蛋白质大量分解，血浆氨基酸浓度升高，甘氨酸、丙氨酸、苯丙氨酸和羟脯氨酸的升高很明显。由于被肝脏和其他组织大量摄取利用，2d后大多数氨基酸的浓度明显下降。在伤后不同时期，所降低的氨基酸浓度不一致，但苯丙氨酸、谷氨酸、门冬氨酸的浓度可升高。高苯丙氨酸血症的原因除了蛋白质高度分解外，与肝脏功能受损而致对苯丙氨酸代谢下降有关。谷氨酸、门冬氨酸在红细胞中的浓度分别高于血清浓度的10倍和100倍，它们在血清中浓度的升高同烧伤后红细胞的大量破坏有关。烧伤患者血浆氨基酸谱的变化对营养的支持具有重要的指导意义。

支链氨基酸与大多数氨基酸不同，它不在肝脏代谢而主要在肌肉中氧化。烧伤后支链氨基酸大量分解，除了为肌肉提供能量外，主要用于合成谷氨酰胺。由于烧伤后大量支链氨基酸从创面渗出和烧伤后肌肉的支链氨基酸分解加速，患者血清支链氨基酸浓度下降，其下降程度与烧伤面积和程度有关。大中面积烧伤患者血清支链氨基酸下降与预后有关，烧伤后2周内，血中支链氨基酸总量减少20%～30%的患者死亡率较高。

2.脂肪代谢（图4-2）

烧伤后患者脂肪组织分解增加，是创伤代谢反应的一部分。这表现为游离脂肪酸和甘油释放增加，前者参与氧化代谢，是烧伤患者重要的能量来源；后者则参与糖异生，减少烧伤患者蛋白质的消耗，对患者有利。脂肪分解代谢受多种激素调节，儿茶酚胺、胰高血糖素、生长激素等可激活脂肪酶，使脂肪分解产生甘油和脂肪酸，而糖皮质激素则抑制脂肪合成。烧伤后胰岛素分泌增加,使得烧伤患者的酮体生成率下降,禁食患者更为明显。甘油在肝脏转化为葡萄糖,脂肪酸则经连续氧化产生能量和乙酰辅酶 A,后者可氧化直接供能,也可转化为酮体,为脑、心肌、肾和骨骼肌提供能量。中、短链脂肪酸可自由出入线粒体,而长链脂肪酸则必须先与辅酶 A 结合为脂酰 -SCoA,然后在以卡尼汀为载体的膜运载系统帮助下进入线粒体。烧伤后肝脏合成的卡尼汀减少,而卡尼汀经尿排出和经创面渗出则大量增加,严重烧伤患者可能出现卡尼汀水平下降,引起长链脂肪酸氧化利用受阻。曾有报道烧伤后血浆内未酯化脂肪酸增高,并与烧伤面积呈正比。

烧伤患者在能量摄入不足时,脂肪组织分解氧化增加。严重烧伤患者一天脂肪丢失量可达 600g 以上。脂肪总量减少一半对人体没有明显危害,但过度的脂肪分解和卡尼汀缺乏则容易导致烧伤患者发生脂肪肝,损害肝功能。

3. 碳水化合物代谢（图 4-2）

严重烧伤患者的能量需求大量增加,而人体的糖原储备有限（300 ～ 500g）,仅能提供伤后 10h 的能量。因此,需要维持血糖浓度,为主要依靠葡萄糖获取能量的组织如红细胞、骨髓、肾上腺髓质等提供能量。烧伤后糖异生增加,葡萄糖是烧伤患者损伤组织细胞生长和创口愈合最主要的能力来源,但目前外源性提供的果糖对烧伤能量提供也起到了积极的作用。创伤患者的葡萄糖代谢率是正常人的 130%,即使补充大量外源性葡萄糖也不能抑制内源性葡萄糖合成、糖异生及蛋白质分解。

在烧伤应激状态下,儿茶酚胺、糖皮质激素、胰高血糖素等分解代谢激素释放增多,并持续较长时间。儿茶酚胺可刺激骨骼肌糖原和肝内糖原分解,激活脂肪酶,促进脂肪分解。糖皮质激素促使骨骼肌蛋白分解,并有抗胰岛素作用。胰高血糖素是导致烧伤后高血糖症的主要递质,它促进肝糖原分解和糖异生,使血糖升高。因此,糖原、蛋白质、脂肪分解代谢增加,使外周组织释放的氨基酸、甘油、乳酸和丙酮酸浓度增高,其中最主要的是生糖氨基酸。这些都是糖异生的前体物质,在胰高血糖素的作用下,糖异生作用明显增强。

相关研究证实,烧伤后肝脏和肾脏有关糖异生的三种关键酶,即葡萄糖 -6- 磷酸酶、丙酮酸羧化酶及磷酸烯醇式丙酮酸羧激酶的活性明显增高。尽管肾脏跟肝脏相比体积略小,但因其含高活性关键酶和作为机体供血流量最丰富的器官,在烧伤后糖异生中扮演着非常重要的角色。此外,烧伤高代谢致机体蛋白质大量分解、脂肪分解加强及高乳酸血症等,这些都为糖异生提供了充足的原料。烧伤后机体出现持续性高血糖,但机体细胞内 ATP 生成却大大减少,出现烧伤后糖代谢障碍。烧伤后机体胰岛素增幅远远低于血糖,且体内儿茶酚胺和糖皮质激素等拮抗胰岛素类激素含量丰富,导致胰岛素功能相对不足。

胰高血糖素（$G$）在烧伤后迅速增加,而胰岛素（$I$）的分泌虽增加,但由于 $G$ 增加的水平远超过 $I$ 的增加,$I/G$ 比值相对减低。烧伤越严重,$I/G$ 比值降低越明显,说明烧伤后分解代谢越严重,糖异生作用越明显。随着烧伤创面的愈合,胰高血糖素逐渐减低,$I/G$ 比值逐渐恢复正常,有利于蛋白质合成。

胰岛素在休克期分泌受到抑制,与高血糖状态不相对应。其后胰腺 ß 细胞受体增强,分泌增加,但由于外周组织胰岛素抵抗增加,使得机体对血糖利用发生障碍,葡萄糖氧化供能受阻。烧伤患者发生胰岛素抵抗的机制尚不清楚。胰岛素抵抗使人体组织细胞对胰岛素的敏感性降低，胰岛素不能正常发挥对葡萄糖的摄取和利用功能，导致严重烧伤患者处于细胞外高血糖和细胞内低能量的状态。因此，烧伤后用于氧化的葡萄糖限制在 $5mg \cdot kg^{-1} \cdot min^{-1}$ 内。输入过多的葡萄糖不但无法被组织利用，反而会加重患者的负担，增加诱发脂肪肝的风险。

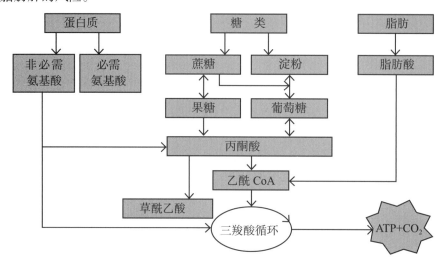

图4-2　重症烧伤后糖类、蛋白质及脂肪高代谢相互关系

4. 微量元素和维生素的代谢

烧伤后由于创面丢失和渗出等原因，在大量液体丢失的同时，也伴有大量微量元素丢失，表现为血浆微量元素浓度降低，并持续较长时间。有些微量元素（尤其是锌）对机体的代谢和创面修复起着重要作用。机体为了维持正常的生理功能，促进蛋白质合成和创面愈合以及改善免疫功能，对微量元素的需求增加。虽然对于烧伤患者维生素和微量元素的确切需要量还有待研究，但近期的多个研究都提示该类患者对于维生素和微量元素的需要量增加。根据渗出丢失量和正常人体需要量补充足量维生素和微量元素，可提高血浆浓度以得到一定程度的恢复，并增加相关酶的活性。应尽早补充维生素和微量元素，甚至从损伤后最初几个小时即可开始。有些维生素和微量元素还有抗氧化作用，对氧自由基产物增加的患者具有重要意义。

5. 水电解质代谢

由于毛细血管通透性增加，大量水分与钠潴留于组织间隙或自创面丢失，致使血容量和血浆容量下降、血液浓缩、血黏度增加等一系列血流动力学改变。血清钠、氯、碳酸氢根离子都可下降，尿钠及氯化物均低，尿量少，因此应即刻补充含钠液体。此时经由尿和创面丢失的钾也相当大，但由于细胞内钾释放，血清钾可正常或稍低。休克期后，如尿量恢复至 $1000ml \cdot d^{-1}$ 以上，应予补钾。伤后 7d，水肿回吸收期排尿增加，更需注意补充钠钾。

在烧伤治疗中，许多治疗措施可影响水盐代谢，如热风器和空气悬浮床、溶质性利尿剂、高浓度肠内营养制剂等。

6. 体重变化

烧伤早期由于水钠潴留，患者体重可稍增加。回吸收期后体重减轻明显，主要同长期应激状态和高代谢状态引起脂肪和骨骼肌的急剧消耗有关。若营养治疗不足，烧伤面积大于40%的患者在伤后7～8周体重常可下降20%。体重下降小于10%，一般不影响正常生理功能；体重下降10%～30%时创面愈合延缓，免疫功能低下，易发生侵袭性感染；体重下降大于30%则危及生命。

## 二、适应证与禁忌证

小面积的烧伤创伤较轻，产生的全身调节反应轻，对全身的代谢影响较轻或无影响。严重烧伤患者的能量代谢变化除了一般的创伤反应外，由于创面蒸发失热，大量蛋白质丢失，大量自身蛋白质（主要是骨骼肌）被消耗，感染和创面修复需大量的营养物质，其代谢率明显升高。

### （一）适应证

由于烧伤面积大于20%就会出现明显的液体丢失和代谢应激反应，美国的《创伤患者营养支持的实用指南》指出：烧伤面积超过20%的患者可以用任何可利用的公式估计最初的能量需求。也有一些专家认为一些单纯的烧伤面积20%～30%（浅二度烧伤患者）作为烧伤营养支持的适应证不合适。而烧伤面积30%以上作为营养支持的适应证显然被大多数专家公认。

欧洲肠外肠内营养学会（ESPEN）在2003年提出了营养风险筛查工具（NRS 2002）（见表4-1）。

表4-1　营养风险筛选工具（NRS 2002）

| 患者资料 | | | |
|---|---|---|---|
| 姓名<br>性别<br>年龄<br>身高 /m<br>临床诊断 | | 住院号<br>病房号码<br>体重 /kg<br>体重指数（BMI） | |

| 初步筛选 | | |
|---|---|---|
| 筛选项目 | 是 | 否 |
| ·体重指数（BMI）＜ 20.5？ | | |
| ·最近三个月是否有体重减轻？ | | |
| ·最近一个星期食量是否减少？ | | |
| ·疾病是否严重（例如：是否在接受强化治疗）？ | | |

□目前状态：没有营养不良

□以上若有任何一项为"是"，则进行第二阶段筛选

注：以上若有任何一项为"是"，则进行第二阶段筛选；若皆为"否"，则每周重新评估。若患者欲行重大手术，则必须执行预防性的营养治疗计划。

续表

| 第二阶段筛选 | | |
|---|---|---|
| 筛选项目 | 分数 | 若"是"请打钩 |
| 营养状况指标（单选） | | |
| ·正常营养状态 | 0 | |
| ·三个月内体重减轻＞5% 或最近一星期进食量少于需要量的50%～70% | 1 | |
| ·两个月内体重减轻＞5%，或体重指数（BMI）为18.5～20.5，或最近一星期进食量少于需要量的25%～50% | 2 | |
| ·一个月内体重减轻＞5%（或三个月内减轻＞15%），或体重指数（BMI）＜18.5，或最近一星期进食量少于需要量的25% | 3 | |
| 临床状态（可多选） | | |
| ·骨盆骨折，或慢性病患者合并有以下疾病：肝硬化、慢性阻塞性肺病、长期血液透析、糖尿病、肿瘤 | 1 | |
| ·腹部重大手术、中风、重症肺炎、血液系统肿瘤 | 2 | |
| ·颅脑损伤、骨髓抑制、加护病患（APACHE＞10） | 3 | |
| 总分（年龄≥70岁加算1分） | | |

处理

□ 总分 ≥ 3：患者有营养不良的风险，需营养支持治疗

□ 总分 < 3：若患者将接受重大手术，则每周重新评估患者的营养状况

执行者：　　　　　　　　时间：

　　烧伤引入这个工具，至少可以得到体质指数（BMI）影响的因素、病程中饮食和体重变化的因素和老年的因素。我们认为由于烧伤深度对应激代谢的影响因素非常大，建议对单纯烧伤面积20%～30%的情况进行划分，作为营养风险筛查工具中"临床状态"（主要指疾病的代谢状态）的评分。烧伤面积20%～29%或三度烧伤面积5%～9%的患者，代谢状态评分算2分；烧伤面积10%～19%或三度烧伤面积1%～4%的患者，代谢状态算1分；烧伤面积小于10%且没有三度烧伤时，代谢状态算0分。这样就比较容易和客观地掌握烧伤患者营养治疗适应证了。

　　归纳起来，烧伤营养治疗的适应证为：

　　1.烧伤面积≥30%或重度烧伤患者。

　　2.营养风险筛查评分≥3分者（仅作建议）。即根据营养状态评分（急诊入院患者主要是体质指数）＋临床状态评分（烧伤面积20%～29%或三度烧伤面积5%～9%的患者，代谢状态评分算2分；烧伤面积10%～19%或三度烧伤面积1%～4%的患者，代谢状态算1分；烧伤面积小于10%且没有三度烧伤时，代谢状态算0分）＋年龄评分（≥70岁算1分）的总和。由于病程中会出现其他影响营养状态的因素，如饮食摄入减少、体重减轻，当该评分小于3分时，需每隔一周或更短的时间复评。简言之，入院时营养风险筛查评分≥3分者为体质指数小于18.5者和烧伤面积20%～29%或三度烧伤面积5%～9%的、年龄大于70岁的患者。

3.不愿或不能正常饮食者,如意识障碍及昏迷,口周、咽喉严重烧伤或创伤,咀嚼及吞咽困难、上消化道化学烧伤,消化、吸收不良,腹泻。

**（二）禁忌证**

烧伤营养治疗的禁忌证与各种疾病营养支持的禁忌证相同,包括:

1.患者休克期或危重状态时,生命体征不稳定的情况下。生命体征平稳指在包括药物、呼吸机等治疗措施控制下,血流动力学、呼吸功能稳定。

2.无烧伤患者营养治疗适应证的情况下。

3.违背伦理学的情况下。

## 三、操作方法

一旦确定烧伤患者有营养治疗的适应证,就应该立即制订营养治疗的方案,包括计划给予的总能量和三大营养素的能量比例、给予时机、给予途径,以及特殊营养物质、激素的给予,进行饮食性免疫调节。最后还要根据患者的实际情况调整给予的量、质、途径和时机。

### （一）营养治疗的热量及各营养素构成

虽然外源性营养支持治疗不能逆转烧伤代谢的过程,但一个积极的营养治疗方案有助于适应烧伤引起的高代谢状态,增加体内氮储备,并为合成代谢、维持免疫完整性和促进创口愈合创造最有利的条件。《中国成人烧伤营养支持指南》指出,因为烧伤创面在不断变化之中,如果有条件,应该根据间接测热法每周 1 ～ 2 次测定患者的热能需要量来决定能量需要量。对于儿童可以用世界卫生组织的生长图表进行个性化估计,对于成人可以用间接测热仪进行个性化评估。美国 78% 烧伤中心使用间接测热仪,但国内绝大多数医院还没有"代谢车"来间接测热,所以参考公式是比较实用的方法。

**1.能量供应**

无可争议的是,在烧伤后患者的能量需求增加了,因此需要供应给患者足够的,但不是过多的热量。对于确定能量供给目标的方法,目前还没有共识。以公式计算烧伤患者能量需要量往往为高潮期的高需要量,而实际上,由于烧伤后不同时期的创面愈合程度不同,并发症发生与否等状态,静息能耗（rest energy expenditure，REE）值都会有所不同。而喂养不足和喂养过多一样有害。因此,准确评估 REE 值具有重要意义,对于住院时间长、病程复杂的患者尤其如此。如果可行的话,首先推荐用间接热量测定法评估和再评估患者的热量需求。所测得能量消耗的 20% ～ 30% 用以估算患者对于物理治疗和创口处理所需要的附加热量需求是被普遍推荐的。如果没有间接热量测定仪,校正了的 Harris-Benedict 公式也是有效的计算方法。

Harris-Benedict 公式: TEE ＝ EREE × 活动因子 × 应激因子

其中: EREE 男性 ＝ 66.5 ＋（13.8 × 体重）＋（5.0 × 身高）－（6.8 × 年龄）;

女性 ＝ 655.1 ＋（9.6 × 体重）＋（1.8 × 身高）－（4.7 × 年龄）;

应激因子:大手术 1.0 ～ 1.2,骨折 1.2 ～ 1.5,大面积烧伤 1.4 ～ 1.8。

EREE: HB 公式计算所得能量消耗值; TEE:总能量消耗值。

但《创伤患者营养支持实用处理指南》指出，烧伤患者的能量需求被 Harris-Benedict 公式低估了 25% ～ 50%。国内常用的公式也较多，其中第三军医大公式为：烧伤成人能量摄入 kcal/d ＝（1000× 体表面积 $m^2$）＋（25×%TBSA），较接近 REE，有一定的临床指导价值。

另外，临床上简单粗略估计法也比较常用：烧伤面积＜ 40% TBSA 的患者，能量需要量为 125 ～ 146kJ · $kg^{-1}$（30 ～ 45kcal · $kg^{-1}$）；烧伤≥ 40% TBSA 的患者，能量需要量为 146 ～ 209kJ · $kg^{-1}$（45 ～ 50kcal · $kg^{-1}$）。每日体重检测是估计短期内液体平衡情况和中长期营养支持治疗疗效的有效方法。接受营养治疗的烧伤患者，应每天计算出入量。每天或定期酌情测定血葡萄糖、甘油三酯、总蛋白、白蛋白、前白蛋白、转铁蛋白、电解质、血尿渗透压、血红蛋白、白细胞、血小板以及尿素氮、肌酐、转氨酶。如果条件允许，尽量定期称体重。

2. 蛋白质供应

正常人每天需要蛋白质 0.8 ～ 1.0g/kg 体重。严重烧伤后，蛋白质分解代谢明显超过合成代谢，患者出现严重的负氮平衡，此时补给一定量的蛋白质能改善患者的氮平衡，促进创面的愈合。由 Alexander 和他的同事们完成的一项经典研究显示，对于严重烧伤的儿童，补充的 20% ～ 23% 的能量来自蛋白质（非氮能量与氮比例为 110∶1），与补充总能量的 17% 来自蛋白质（非氮能量与氮比例为 150∶1）的对照组儿童相比，其免疫系统功能更好，生存率更高，发生菌血症的天数更少，全身应用抗生素的天数也更少。目前一般主张烧伤患者的每天补充蛋白质含量为总能量的 15% ～ 20%，也可以用 Sutherland 公式估算：成人＝ 1g · $kg^{-1}$ 体重＋ 3g · 1% $TBSA^{-1}$；儿童＝ 3g · $kg^{-1}$ 体重＋ 1g · 1% $TBSA^{-1}$。该公式非氮能量与氮比例（kcal:N）为（100 ～ 150）∶1。

另外也可以根据患者每日实际失氮量来补充蛋白质。24h 尿氮量占总氮量 80% ～ 90%，经创面丢失氮量占 10% ～ 20%，粪氮量每天排出小于 2g，据此可以粗略估算烧伤患者的每日失氮量。运用此法时须注意，烧伤患者在伤后不同时期创面渗液量是不同的，因此创面失氮量不同，而且如果患者存在腹泻，则难以估计粪失氮量。

在补充蛋白质和氨基酸的同时须注意补充必需氨基酸和条件氨基酸的摄入。所谓条件氨基酸是指正常情况下人体可以自己合成并满足自身需要的氨基酸，但在创伤、感染等情况下，人体合成的氨基酸不能满足机体需要，必须获得外源性氨基酸以满足机体修复创面的需要，比如精氨酸和谷氨酰胺等。由于谷氨酰胺在严重烧伤患者血浆中含量明显下降，应用肠内肠外途径均可能有益。

《我国临床诊疗指南·肠内肠外营养学分册》认为，烧伤创面修复需要蛋白质，所以需要高蛋白的营养液。在严重烧伤创面愈合前，可给予蛋白质 2g · $kg^{-1}$ · $d^{-1}$。

目前欧洲的蛋白质推荐量为 1.3 ～ 1.5g · $kg^{-1}$ · $d^{-1}$［氮 0.2 ～ 0.25g · $kg^{-1}$ · $d^{-1}$］，摄入量过高的话，蛋白质会被立即分解，导致尿氮排泄增加，反而不能达到促进蛋白质合成的目的。与正常人相同，氮平衡不但取决于氮或蛋白质的摄入量，还取决于能量摄入量。

目前没有关于烧伤患者补充白蛋白的系统评价。从有关严重烧伤儿童的终点指标研究结果看，额外补充白蛋白没有好处。

3. 非蛋白质能量补充碳水化合物和脂肪供应

非蛋白质能量需要量中碳水化合物和脂肪的比例一直是个备受争议的问题。传统的营养支持方法中，碳水化合物占 50%，脂肪占 35%，氮与非氮能量比例为 1:（150～200）kcal。近年来由于对烧伤后高代谢状态的深入研究，随着代谢支持这一概念的提出，认为高能量、高糖将增加代谢紊乱，特别是会引起糖代谢的紊乱，而且糖代谢后产生的 $CO_2$ 将增加肺与肝脏的负担，因此提出非蛋白质能量＜ 35kcal·kg$^{-1}$·d$^{-1}$，其中 40% 以上能量由脂肪提供，或糖脂比例为 1：1，提高氮的供给量为 0.25g·kg$^{-1}$·d$^{-1}$，减少自身蛋白质的分解。但是最新的《国际烧伤实践指南》并没有强调脂肪的补充。

高碳水化合物营养并不改变蛋白质的合成，但能明显减少肌蛋白质降解，促进肌蛋白质的净平衡，同时也发现伴有内源性胰岛素的生成，而胰岛素则已被证实是促进蛋白质合成的激素。由于烧伤后糖代谢紊乱和胰岛素抵抗的存在，严重烧伤患者处于细胞外高血糖和细胞内低能量的状态，因此，烧伤后用于氧化的葡萄糖限制在 5mg·kg$^{-1}$·min$^{-1}$，在输入葡萄糖的同时应以一定比率补充胰岛素，起到控制血糖和发挥碳水化合物的节氮作用。此外，考虑到机体存在葡萄糖最大氧化能力限制，脂肪耐受良好的患者应使用糖脂混合物。近期有研究显示，运用胰岛素严格控制血糖＜ 7mmol·L$^{-1}$，可降低外科危重患者的死亡率。烧伤患者的最佳血糖水平是多少目前仍不清楚，但有证据表明维持烧伤患者正常血糖水平同样重要。

脂肪是人体重要能源之一。外源性脂肪供给为患者提供能量，可避免单纯应用碳水化合物带来的一些问题，减少糖原分解，起到节氮作用。摄入的脂肪也能为患者提供必需脂肪酸，作为脂溶性维生素的溶剂和载体。此外，一些脂肪酸及其代谢产物还有免疫调节功能。欧洲肠外肠内营养学会的教材指出，营养支持配方中脂肪供能占 15%～ 30% 即可。1995 年，Garrel 的随机临床实践研究结果表明，低脂肪含量（占总能量的 15%）可减少感染发生率。我国《临床诊疗指南·肠内肠外营养学分册》认为，在严重烧伤创面愈合前，静脉输注葡萄糖速度不超过 5mg·kg$^{-1}$·min$^{-1}$，补充脂肪不超过总热卡 30% 为宜。实际上，对于严重烧伤患者，三大营养素的补充比例推荐意见仍然是模糊的。如果脂肪不超过 30%，则碳水化合物很可能达到或超过 50%，因为临床上蛋白质的增加补充还是有难度。根据病情具体情况调整总能量和三大营养素的比例、实行个体化是解决问题的方法之一。

（二）给予时机

休克期发生在伤后 48h 之内，此时以液体复苏为主。目前不主张在休克期给予肠外营养，但主张早期滋养肠内营养。传统观念认为，休克期虽有良好复苏措施，恢复了心、肾、肺等重要脏器的灌注，但肠道仍处于严重的低灌注状态，且严重烧伤患者早期胃肠道功能受到抑制，进食后易发生恶心呕吐和胃扩张，因此烧伤患者早期采取常规禁食。近十多年来多种动物实验和临床研究结果显示，早期肠内营养可有效改善烧伤早期胃肠道血流量和门静脉血流量，使肠黏膜的血供和氧耗量增加，维护肠道黏膜的屏障功能，并可降低烧伤后的高代谢；如能同时补充谷氨酰胺则能更好地增加肠黏膜的活力，减少肠道缺血缺氧和再灌注损伤。此外，早期肠内营养还能有效维护肠黏膜重量和厚度，维护肠道生态平衡，减少肠道菌群、内毒素移位引起的肠源性感染和脓毒症。对烧伤患者是早期还是延迟进行肠内营养的系统分析结果显示，到目前为止还没有发现有足够证据支持或反驳早期肠内营养对延迟肠内营养有效性。

《中国成人烧伤营养支持指南》指出，需要营养支持的患者肠内营养优先于肠外营养。中等－严重烧伤患者，肠内营养应该尽可能早开始；烧伤患者在入院后尽可能早用管饲，伤后 12h 内开始胃内管饲成功率高；早期胃管切实可行，临床结局与十二指肠管饲养一样。

基础研究和临床研究都表明，严重烧伤后 3 ～ 5d 营养热卡不要求达到目标量，即所谓的允许性低热卡，但是后期仍然要补充前期缺失的热卡（图 4-3）。

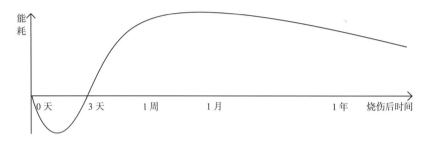

图4-3　重症烧伤后高代谢反应时相性

### （三）给予途径

对烧伤患者营养支持的最佳方式是由肠内营养方式完成。使用高热量、高蛋白质的口服饮食便可满足烧伤较小（小于 20% TBSA），而不合并面部损伤、吸入性损伤、心理障碍，以及烧伤前便有营养不良的患者的营养需要；而通常烧伤面积较大的患者单纯经口摄取足够的热量和蛋白质则存在困难。因此，临床实践上应尽早开展肠内营养（这里指管饲，非口服肠内营养），最好能在烧伤后第一个 24h 内开展。通常使用鼻胃管和经鼻空肠营养管管饲对烧伤患者进行营养支持治疗。目前，对于重症烧伤尤其是需要用呼吸支持的患者，越来越多地使用经鼻空肠营养管以减少误吸的可能性。通常，采用何种肠内营养途径的指征是由烧伤的严重程度决定的。此外，对于需要特殊营养治疗的患者，应优先考虑肠内营养。肠内营养有禁忌证或 4 ～ 5d 内不能满足能量需求，应给予肠外营养。以下分别叙述肠内营养和肠外营养的具体操作。

1. 肠内营养

（1）肠内营养适应证

1）胃肠道完整，严重高代谢。

2）意识障碍及昏迷。

3）口周、咽喉严重烧伤或创伤，咀嚼及吞咽困难。

4）上消化道化学烧伤。

5）消化、吸收不良，腹泻。

6）营养不良。

7）器官衰竭。

（2）肠内营养禁忌证

1）消化道完全性梗阻。

2）消化道溃疡、出血、穿孔。

3）肠瘘。

4）严重胃肠功能衰竭。

5）严重的不可控制的糖代谢，电解质代谢紊乱。

（3）肠内营养素选择的影响因素

1）患者的年龄（婴儿、儿童、成人）。年龄不满 6 个月的婴儿，采用母乳或接近人乳的牛奶配方。年龄大于一岁的儿童，营养素与成人相近。

2）营养素的需要量。

3）临床诊断（疾病不仅影响需要量，还影响营养素的消化和吸收）。如肝、肾疾病宜用低蛋白营养物，限制液体输入的患者和高代谢患者可用高热量营养素。

4）能影响胃肠道功能的营养素的物理性质（如渗透浓度等）。

5）胃肠道功能。胃肠道功能正常者，用整蛋白为氮源；胃肠道功能低下者，用蛋白水解物或氨基酸混合物。脂肪痢或吸收不良时，采用低脂或 MCT 代替 LCT 或以 MCT 为主的营养素，但要注意补充必需脂肪酸。对乳糖不耐受的患者，应采用无乳糖的营养素；对蔗糖不耐受的患者，应采用以葡萄糖或低聚糖为糖源的营养素。

6）蛋白质原料的性质。不适应牛奶的患者，用大豆蛋白为氮源的营养素。

7）营养输入途径。空肠营养的患者宜用肽类或氨基酸为主的营养液。

（4）肠内营养途径及输注方式

肠内营养途径有口入、鼻胃管、鼻十二指肠管、鼻腔肠管、胃造瘘、空肠造瘘、经皮胃或空肠造瘘等。临床选择途径决定于疾病本身、喂养时间长短、患者精神状态和胃肠功能等。烧伤患者较常用经鼻胃管、鼻十二指肠管和鼻腔肠管进行肠内营养的方法。

1）经鼻胃管途径

①适应证：胃肠道完整，代谢需要增加，短期应用；昏迷；需要匀速输入；补充热量。②经鼻胃管途径的禁忌证：严重反复呕吐、胃反流；食管炎、食管狭窄。③并发症：反流、吸入性肺炎；鼻腔黏膜损伤。

2）经鼻十二指肠管和鼻腔肠管途径

①适应证：胃蠕动不佳，胃内喂养有吸入性危险时。②禁忌证：远端肠道梗阻；小肠吸收不良或肠道内细菌过度生长；小肠运动障碍。③并发症：肠道穿孔（因采用硬质聚氯乙烯管）；倾倒综合征（高渗营养素）；吸收不良；管端移位至胃。

3）置管方法

创伤和烧伤患者最常用是经鼻胃管途径。经鼻十二指肠管和鼻腔肠管途径需特殊的导管，有螺旋管和液囊空肠导管等，目前在临床上应用经验还不多。这里仅介绍经鼻胃管的置管方法。

①检查管腔是否通畅。②清洁口腔和鼻腔。③患者卧位，头稍后仰，以鼻饲管测量患者鼻尖至耳垂再至剑突的距离，即鼻饲管到胃的长度，成人约 55cm，到十二指肠约 85cm。④向患者解释并教其做吞咽动作。⑤润滑鼻饲管，自一侧鼻孔置入管端，轻轻试探着沿鼻腔底送入咽部，让患者做吞咽动作，或饮少量水，鼻饲管即进入胃内。置管动作应轻柔，避

免损伤鼻腔、食道黏膜。⑥证明管在胃内的方法：i. 用注射器抽吸胃液，pH 试纸测试显示为酸性。ii. 听诊器置于胃部，鼻饲管注入 5 ～ 10ml 空气，可闻及气过水音。iii. 拍 X 光片证实不透 X 光的鼻饲管位置。⑦置管成功后，用胶布或线绳固定。

4）管饲方式

一次性给入：用注射器将营养液在 5 ～ 10min 内缓缓经鼻饲管注入胃肠内，每次 250 ～ 400ml，每天 4 ～ 6 次，初始注入量应少，浓度应低，使患者逐渐适应。

间歇重力滴注：将容器中营养液经输液管借重力缓缓滴入胃肠道，每次 250 ～ 400ml，4 ～ 6 次 / 日，速率 1 ～ 3ml·min$^{-1}$。

连续经泵滴注：营养液经泵匀速滴入胃肠道，连续滴注 16 ～ 24h·d$^{-1}$，开始速率可为 30ml/h，根据患者的适应情况可每日增加 25ml·h$^{-1}$，逐渐加快至 120 ～ 150ml·h$^{-1}$。适用于危重患者。

输注的速度必须患者在初期有足够的时间以适应营养液，一般需要 3 ～ 4d 的启动期。如在此之前曾接受完全肠外营养 2 周以上，启动期应更长。在启动期内营养素补充不足，应由静脉补足。

采用间歇或连续滴注作胃内喂养时，患者应取半卧位，以免发生吸入气管的危险，老年人和昏迷患者更应注意。胃内滴注的营养液的浓度、体积和速度必须视患者的耐受程度和能量需求从低值逐渐增加，而且浓度和速度不可同时增加。另外，有时还需要注意营养液的温度。滴注营养液的浓度开始时宜用等渗（10%），速度宜慢（40 ～ 60ml·h$^{-1}$），以后每日增加 25ml·h$^{-1}$，直至液体量能满足需要；再每日增加浓度 5%，直至能满足液体量和能量需求。临床上认为连续经泵滴注较间歇重力滴注效果为佳。烧伤患者往往需躺在翻身床并需俯卧位，所以肠内营养的护理和监测调整就显得格外重要。但实践证明平卧和俯卧位也能进行肠内营养。

（5）肠内营养制剂

1）混合奶：采用牛奶、鸡蛋、谷物、豆类、蔗糖、食盐、植物油等食物制成。普通混合奶提供热量 100kcal·100ml$^{-1}$，其中提供热量比例糖类 45% ～ 50%，脂肪 35% ～ 40%，蛋白质 15%，热卡：氮比 162：1。高热能高蛋白混合奶提供热量 110 ～ 120kcal·100ml$^{-1}$，提供热量比例糖类 45%，脂肪 35% ～ 40%，蛋白质 15 ～ 20%，热卡：氮比 155：1。

2）匀浆膳食：是一种将正常膳食中各种食物去骨加工成熟食后搅碎成糊状的营养液，用于管饲或口服，可根据不同病情随时修改食物结构及营养成分。特点为营养成分与正常膳食相似，不缺乏维生素、无机盐及微量元素，渗透压适中，对胃肠道无刺激，其中含粗纤维可预防便秘，容易被患者吸收。营养素提供热量比例糖类 55% ～ 60%，脂肪 25% ～ 30%，蛋白质 15% ～ 20%。

3）商品制剂：随着市场开放，作为药品或商品的肠内营养制剂越来越多。这里仅简单列举应用较多的产品。①维沃：美国雅培公司生产，成分几乎不需消化，易吸收，残渣少，脂肪含量低，适宜肠内营养。②安素（Ensure）：美国雅培公司生产，是供应完整氮源、能源的制剂，400g 加水配制成 2000ml 营养液，提供能量 2000kcal，所含维生素和矿物质符合人体需求。③能全素（Nutrison）：荷兰纽迪希亚公司生产，营养完整均衡，430g 加水配制成 2000ml 营养液，提供能量 2000kcal，氮源来自酪蛋白，生物利用度高，并提供必需脂肪酸。④百普素（Pepti-2000）：荷兰纽迪希亚公司生产，低脂肪，含必需脂肪酸，无乳糖及葡萄糖，避免乳糖不耐受所致腹泻，并可用于糖尿病患者。每袋 126g 加水配制成 500ml 营养液，提供能量 500kcal。⑤能全力（Nutrison-Fibre）：即用型液体制剂，含纤维素，低渗透压，减少便秘并避免腹泻，亚油酸和亚麻酸比例为 5∶1，是最佳比例。每瓶 500ml 提供能量 500kcal。另外，华瑞制药有限公司的药品瑞高、瑞能、瑞先、瑞代等，也适应烧伤患者的肠内营养支持。

2. 肠外营养

烧伤患者的肠外营养支持的适应证就是肠内营养的禁忌证和肠内营养补充仍不能满足蛋白质和热卡需求的情况。营养素的需求量不再赘述，重点是输注途径与方式。

（1）外周静脉法

由于创伤和烧伤患者静脉营养大多数为补充肠内营养不足的部分，用外周静脉穿刺输入途径可以满足或基本满足严重烧伤患者的需要。这种途径的最大优点是避免因中心静脉插管而有可能发生的导管性感染。如用葡萄糖 – 脂肪系统作为能源，由于营养液渗透压低于葡萄糖系统，而对静脉的刺激小，患者易于耐受，唯由于大面积烧伤患者可供穿刺的静脉少且细，穿刺困难，且需要每日穿刺，体位要求高，难以固定，故仍有其不便之处。如果外周静脉法肠外营养支持能满足烧伤患者的热卡、蛋白质和输液容量的需求，应作为烧伤患者首选的途径。

（2）中心静脉法

中心静脉插管主要是针对股静脉、锁骨下静脉和颈内静脉。静脉选择取决于预定的插管部位及邻近区域的皮肤（颈部及锁骨上下部）有无烧伤，如曾有浅度烧伤是否已愈合。如计划输注量大或外周静脉大量高张，营养液无法输入，而患者颈胸部和腹股沟部有插管条件时，可采用中心静脉途径，也可交替应用这两种途径。经烧伤创面插管或在切痂后新鲜创面插管只在无其他条件的情况下方可慎用。

中心静脉输液途径的优点在于不需要反复穿刺插管，可耐受高渗透性的营养液，患者体位变动不受影响，应用方便，滴速可随意控制。其用于烧伤患者的主要不足点为容易发生导管性感染。为了预防这种严重并发症的发生，应注意以下几点，①严格按要求配制营养液；②加强导管的无菌护理；③插管 5 ～ 7d，不论有无局部或全身感染症状，一律拔除；④若有条件，可装 0.22μm 终端过滤器和输液泵，以确保液体均匀滴注，又可过滤微生物及微粒；⑤尽量避免经大隐静脉置管。置管时间非常重要，即使 5 ～ 7d 拔管，导管尖端培养阳性率仍相当高。

3. 经周围中心静脉导管（PICC）

PICC 是近年来一项输液新技术，主要用于化疗患者，对于肠外营养支持也是比较好的途径。一般认为预计肠外营养持续时间 3 周以上和家庭肠外营养是其主要适应证。静脉选择为贵要静脉、肘正中静脉和头静脉，经腋静脉、锁骨下静脉、无名静脉，达上腔静脉。置管困难时可用超声引导。该技术有较大的护理要求，刚开始在烧伤患者试用，由于它通过外周静脉进入中心静脉，引起导管感染的风险可能比较低，目前本单位置管时间最长达一个月以上，但是导管感染的风险仍然存在，要不断摸索，总结经验。

4. 多腔袋全合一肠外营养制剂

所谓多腔袋全合一肠外营养制剂，是将不同的肠外营养成分制剂分装在多个彼此间隔的腔内，使用前挤压腔间的分隔封条，使各营养组分相互混合后，加入维生素、微量元素、电解质后输注的一种肠外营养液体系。根据分隔腔数量，可分为二腔袋（分别装载葡萄糖、氨基酸）、三腔袋（分别装载脂肪乳剂、葡萄糖、氨基酸），甚至四腔袋（分别装载脂肪乳剂、葡萄糖、氨基酸、维生素）。多腔袋的优点是：①减少了肠外营养液的配制操作；②在缺乏符合洁净静脉输注液体配液标准的条件下，可能减少营养液污染的发生；③全合一的固定配方可以减少处方上及配制执行过程产生的差错；④减少工作量。其主要缺点是：①医疗费用较高；②标准化配方，可能不适用于所有个体。

5. 配置的全合一三升袋

烧伤因为蛋白质需求多，且为了细胞得到能量，4～5g葡萄糖比1单位的胰岛素，以及氯化钾的加入不可缺少，市售的多腔袋全合一肠外营养制剂较难满足临床需求，故常在无菌操作台上将各种营养素有序分批混合成一袋。先是葡萄糖溶液与水溶性维生素、微量元素、氯化钾、胰岛素混合，再与氨基酸溶液混合，最后与事先混匀的脂溶性维生素和脂肪乳剂溶液再混合。一般这种全合一的混合液中不宜加其他药物和抗生素。葡萄糖、脂肪乳剂和氨基酸的配比应根据前述的原则。

6. 营养素的选择

肠外营养制剂有了很大改进，各种浓度的复方氨基酸、特种氨基酸给临床患者的个体化治疗提供了可能，尤其是高浓度的氨基酸溶液和高支链氨基酸为重度烧伤患者的需求提供了机会。由于烧伤患者的脂解亢进，近年来脂肪乳剂也成为主要热卡来源，浓度为20%～30%的脂肪乳剂减少了水分的过多输入。中链脂肪酸的引入也为严重烧伤患者的营养治疗带来了更多的选择。橄榄油以单不饱和脂肪酸和天然维生素E成分为特点，适用于重症烧伤患者；同样鱼油可减轻炎症反应，也适合于重症烧伤患者。其他各种水溶性维生素、脂溶性维生素和微量元素的复方制剂也是肠外营养的重要组成部分。

（四）特殊营养物质、激素和其他

1. 免疫营养治疗

机体烧伤后高代谢与免疫功能密切相关，涉及过度的炎症反应及低下免疫应答。免疫营养治疗是用特殊营养物质来调节机体的免疫系统，改善机体细胞免疫及体液免疫功能，减轻高代谢，促进创面修复。目前用于免疫营养治疗的营养素包括：谷氨酰胺，精氨酸，ω-3多不饱和脂肪酸，维生素A、C、E，微量元素锌、硒，抗氧化剂谷胱甘肽及生态免疫制剂等。

谷氨酰胺具有维护肠黏膜屏障、减轻氧化反应的功能。相关研究显示，烧伤后谷氨酰胺早期肠内营养可维护肠黏膜屏障，减少肠黏膜细胞释放炎症因子和肠道内毒素移位，对防治肠源性高代谢有确切疗效。谷氨酰胺在烧伤临床的应用策略如下：

① 适应证：适用于烧伤面积在20%～70%的中重度烧伤患者。如有吸入性损伤、多发伤和电击伤等特殊原因烧伤的患者，即便烧伤面积小于20%，也应考虑使用。对于烧伤

面积超过 70% 的特重度烧伤患者,肝肾功能损伤较重,代谢 Gln 的能力下降,不建议使用,若需使用须进行谨慎评估。

② 禁忌证:肝肾功能严重受损或衰竭的患者。

③ 推荐剂量:$0.3 \sim 0.5 \mathrm{g} \cdot \mathrm{kg}^{-1} \cdot \mathrm{d}^{-1}$。

④ 推荐疗程:疗程至少 1 周,大面积烧伤患者可达 3 周左右,必要时可酌情使用 3 周以上。

⑤ 用药时机:尽早使用,可突破烧伤休克期不使用氨基酸的原则,此时给予 Gln 的目的是维护肠黏膜屏障,而非给予氮源。生命指征不平稳时应暂缓使用。

⑥ 剂型选择:在烧伤休克期应使用 Gln 静脉制剂（Gln 二肽）,推荐使用对血糖影响较小的 Gly-Gln 二肽;此后可根据患者消化道情况采用口服或经肠补充 Gln,一般采用药物容量较大的颗粒剂或粉剂,不宜采用胶囊或片剂。

⑦ 不良反应处置:少数患者初次使用时会出现恶心、呕吐、胃部不适等,多为一过性,可通过减少初次用药量或采用少量多次的方法解决。个别患者使用 Gln 可出现便秘,多饮水和食用高纤维素食物可缓解。老年和特重度烧伤患者使用时必须严密监控肝肾功能。

⑧ 配伍禁忌:无明确配伍禁忌。

⑨ 注意事项:口服给予 Gln 应避免空腹给药,应在饭后 30min 后给药,防止胃液 pH 值过低造成 Gln 分解。如果同时给予 Arg,应减量至推荐剂量的 70% 左右。

精氨酸可通过 NO 改善组织血供、增强局部炎症反应。ω-3 多不饱和脂肪酸具有维护免疫稳态、抑制过度炎症反应的功效。精氨酸在烧伤临床的应用策略如下:

① 适应证:适用于烧伤面积在 20% ~ 70% 的中重度烧伤患者,烧伤面积超过 70% 的特重度烧伤患者应慎用。如有吸入性损伤、多发伤和电击伤等特殊原因烧伤的患者,即便烧伤面积小于 20%,也应考虑使用。总的原则是轻度烧伤可不用,中、重度烧伤宜使用,特重度烧伤要慎用。烧伤常导致儿童生长发育迟缓,而 Arg 能促进儿童生长发育,烧伤小儿只要没有使用 Arg 的禁忌证,均应积极争取使用。

② 禁忌证:脓毒症、感染性休克、多器官功能不全的危重患者,有出血倾向的患者,Arg 代谢酶缺乏者。

③ 药物剂量范围:中度烧伤患者推荐剂量为 $10 \sim 15 \mathrm{g} \cdot \mathrm{d}^{-1}$,即每天 $0.15 \sim 0.25 \mathrm{g} \cdot \mathrm{kg}^{-1}$;重度烧伤患者推荐剂量为 $15 \sim 20 \mathrm{g} \cdot \mathrm{d}^{-1}$,即每天 $0.25 \sim 0.3 \mathrm{g} \cdot \mathrm{kg}^{-1}$。

④ 用药时机:在有效复苏的基础上,Arg 应尽早使用,若生命指征不平稳应暂缓使用。

⑤ 用药时间:烧伤患者使用 Arg 制剂的疗程应在 $10 \sim 14 \mathrm{d}$,最长不超过 3 周。

⑥ 剂型选择:Arg 有静脉和口服制剂两种剂型,二者各有优缺点。经静脉补充药物起效快,适用于减轻烧伤后心肌损害和改善血流动力学状况;不足之处在于需要严格控制输注速度,防止过快输入造成血压不稳。因此,经静脉补充 Arg 剂量宜小,速度宜慢,时间宜短。经肠道补充 Arg 的优点是对肠道功能的维护较明显,不足之处是起效较慢。目前烧伤临床应用 Arg 的主要途径为经肠道补充,主要制剂为添加 Arg 的免疫增强型肠内营养制剂。此外,烧伤患者肝肾功能受损,大量使用盐酸 Arg 可能会引起代谢性酸中毒和高氯血症,宜使用疗效相当、安全性更高的醋酸 Arg。

⑦ 药物配伍：尚未见 Arg 配伍禁忌报道，推荐 Arg 与 Gln 和鱼油等免疫营养素联合使用，增强免疫营养疗效。Gln 和 Arg 在体内可以相互转化，配伍使用 Gln 和 Arg 时用药剂量宜进行适当调整，二者以下调至推荐剂量的 70% 左右为宜。

⑧ 注意事项：使用较大剂量 Arg 时，有些患者创面渗血较明显。因此，在切痂植皮术前后使用 Arg 要谨慎，建议在植皮手术前后 1 天需减少 Arg 用量或停用，防止渗血影响皮片存活。

生态免疫制剂就是在肠内营养中添加人体常驻菌，主要包括乳酸菌和膳食纤维，二者对肠道黏膜屏障的保护都具有重要意义。

烧伤早期肠内营养短肽制剂应用更有利于肠内营养的实施。添加合生元的肠内营养有利于重度烧伤内毒素血症的改善。

2. 内分泌治疗

胰岛素和重组人生长激素都是比较成熟的烧伤内分泌治疗。胰岛素抵抗导致烧伤后机体高血糖，机体蛋白质及脂肪过度分解，因此，强化胰岛素治疗一直是临床治疗方案的首选。一项临床随机对照试验表明，强化胰岛素治疗可维持机体血糖稳态，调节血脂紊乱，增强胰岛素敏感性及缓解肌蛋白降解。值得指出的是，强化胰岛素治疗救治重症烧伤患者可导致机体低血糖。

生长激素是机体重要的促合成激素，可显著增强蛋白质合成，减少骨骼肌分解，改善机体负氮平衡，显著改善机体烧伤后高代谢状态，最终促进创面修复，增强机体免疫力。2001 年，国产重组人生长激素（rhGH）经过大规模临床证实后，已作为一种促进创面愈合及营养代谢调理药物运用于临床。rhGH 运用于临床烧伤患者可促进创面及供皮区愈合，改善烧伤后高代谢，纠正负氮平衡，增加瘦体重。我国《临床诊疗指南·肠内肠外营养学分册》认为，重度烧伤患者在监测、控制好血糖水平的条件下，伤后 1 ～ 2 周起应用重组人生长激素是安全的，有利于促进创面愈合，并对死亡率和并发症没有负面影响。2012 年中华医学会烧伤外科分会对重组人生长激素专门做了专家共识，不仅认为重组人生长激素对烧伤治疗安全有效，还提供了许多具体使用方法的建议和防止高血糖的方案。

3. 其他

国际烧伤实践指南推荐对 18 岁及以下的烧伤患者，在烧伤复苏后，可以通过口服或肠内途径给予非选择性 β 肾上腺素能阻滞剂，以降低心率。给予心率监测（至少脉搏血氧仪）使得给药剂量降低心率达到入院时的 75%。另外，苯丙酸诺龙可被选择作为烧伤后保持机体瘦体组织的辅助治疗。普奈洛尔可阻断儿茶酚胺机制，改善机体胰岛素抵抗，降低心率及心肌耗氧，从而钝化烧伤后高代谢。长时间使用 $β_1$ 肾上腺素能阻滞剂阿替洛尔，减低心理效果比较确切。

尽早封闭创面显然是行之有效的控制高代谢的方法。以往常在焦痂切除后用异体皮覆盖，目前还可以通过人工真皮覆盖，一方面降低高代谢等待供皮区的恢复；另一方面，还可以使得真皮再生性修复，提高愈合质量。

其他措施如抗感染治疗、血滤治疗、冬眠疗法、疼痛防治、睡眠管理、康复运动锻炼（肌力 / 肌张力锻炼）、心肺功能锻炼等与代谢支持的关系处理也很重要。给予患者镇静镇痛、降低代谢、减少 ICU 的睡眠剥夺，也需要护理高度关注。血滤治疗可清除机体循环中炎症介质，降低烧伤后高代谢，但应注意因血滤造成水电解质酸碱平衡紊乱和各营养素及微量元素的丢失。

### 四、并发症及处理

#### （一）肠内营养并发症及防治

肠内营养的实施和护理十分重要。一般来说，肠内营养安全性大，但管理不严，并发症还是较多，有些甚至是致命的，如吸入性肺炎。表 4-2 列举肠内营养主要的并发症的原因和防治措施。目前还可以使用果胶产品（蕊福平）使得胃内营养液迅速凝结成固体，以减少可能的返流和误吸。

表4-2　肠内营养主要的并发症及防治

| 并发症 | | 原因 | 防治 |
| --- | --- | --- | --- |
| 机械性 | 误吸 | 鼻饲管脱出至食道 | 检查管端位置，重新置管 |
| | | 胃排空延缓 | 检查胃内残留量 |
| | | 一次灌注量过大 | 减少一次灌注量 |
| | 鼻、咽、食道损伤 | 鼻饲管粗硬 | 更换细软管 |
| | 鼻饲管堵塞 | 膳食黏稠，药未研碎，输毕未冲洗 | 膳食稀释，药品研碎，输毕以水冲管 |
| 胃肠性 | 腹泻 | 吸收不良 | 采用低脂膳食 |
| | | 高渗膳食 | 稀释，改用等渗液 |
| | | 速度过快 | 慢速，连续滴注 |
| | 恶心、呕吐 | 乳糖不耐受 | 用无乳糖膳 |
| | | 肠道菌群失调 | 停抗生素，用乳酸杆菌制剂 |
| | | 膳食污染 | 现用现配 |
| | | 输入过快，过多，过浓 | 减慢速度，降低浓度或容量 |
| | | 温度低 | 加温至适宜温度 |
| | | 气味不佳 | 改换品种或调整味道 |
| | | 胃排空延缓 | 稀释为等渗液，用胃动力药 |
| | 倾倒综合征 | 高渗液体进入小肠 | 降低速度、浓度 |
| | 便秘 | 水摄入不足 | 补充水分 |
| | | 膳食纤维不足 | 补充膳食纤维 $2 \sim 5g \cdot d^{-1}$ |

续表

| 并发症 | | 原因 | 防治 |
|---|---|---|---|
| 代谢性 | 高血糖 | 应激状态，糖尿病 | 监测血、尿糖、酮体，减低速度 |
| | | 高糖膳食 | 注射胰岛素，改用高脂膳食，增加饮水 |
| | 低血糖 | 突然停止鼻饲 | 逐渐降低速度 |
| | 高钠血症 | 脱水 | 监测出入量，补充水分 |
| | 低钠血症 | 液体超负荷 | 应用利尿剂，补充氯化钠 |
| | 低钾血症 | 体液稀释 | 应用利尿剂 |
| | | 大量利尿 | 补充钾盐 |
| | | 胃肠道丢失 | 控制腹泻 |
| | $CO_2$ 生成过多 | 应激状态，高糖膳食 | 降低糖类摄入 |

（二）监　测

对肠内营养患者必须周密监测营养和代谢状况，及时发现和避免并发症，以达到营养和代谢支持的目的。

1. 注意喂养管的位置，在喂养之前必须确认喂养管在胃内、十二指肠或空肠内。

2. 胃内喂养时，床头抬高30°。鼻饲时、鼻饲后1h，患者取坐位或半坐位或右侧卧位。

3. 记录营养液的名称、体积、浓度、速度。

4. 营养液温度37～38℃较为适宜。

5. 注意检查胃内残留液量，凡胃排空延缓者，不宜胃内喂养。

6. 定期称体重。

7. 记录每日出入量。

8. 每日更换输注容器和管道。

9. 每次输注完毕后，以20ml水冲洗喂养管。

10. 营养液配制及输注要避免污染。

11. 鼓励患者饮水，保持口腔清洁。

12. 定期检查血、尿常规、血糖、血生化、肝、肾功能、尿氮等。

13. 长期肠内喂养患者应注意必需脂肪酸、维生素和微量元素的补充。

（三）肠外营养并发症及处理

肠外营养有许多的相关并发症，如肠蠕动减少、脂肪肝、菌血症以及导管相关的感染等。因此，肠外营养若采用深静脉置管，同一部位置管时间不得超过7d（PICC除外）；如通过无感染创面置管，则不得超过3d。肠外营养的监测也同样重要，在一些的前瞻性研究中，Herndon及其助手阐明了肠外营养和严重烧伤患者死亡率升高有相关性，因此，肠外营养作为肠内营养不足的补充更为适合。对于各种原因无法进行肠内营养治疗的患者，肠外营养是唯一可选的途径。

### 五、注意事项

#### （一）烧伤不同时期的营养治疗和监测

应定期称体重和每天计算出入量。每天或定期酌情测定血葡萄糖、甘油三酯、总蛋白、白蛋白、前白蛋白、转铁蛋白、电解质、血尿渗透压、血红蛋白、白细胞、血小板以及尿素氮、肌酐、转氨酶。感染期也为代谢高潮期，营养治疗极为重要，原则上要循序渐进，逐步达到能量和蛋白质需求量，并根据临床表现、实验室检查、创面愈合或覆盖情况及其他并发症发生等情况，及时调整营养治疗的方案。如出现应激性糖尿病，要适当控制血糖。治疗时，既要控制肠外肠内营养的总容量，又要避免高浓度的负面影响。过度的营养治疗同样也是危险的。在整个烧伤病程中，尤其是感染期，三度烧伤创面未及时覆盖的大面积烧伤患者的并发症发生率很高，比如创面脓毒症、播散性真菌病、急性脑水肿、肺水肿、急性上消化道出血、肺炎、应激性糖尿病、多脏器功能衰竭等。如何积极地营养治疗仍然值得进一步探讨。

康复期患者创面大部分愈合，进入功能恢复。此时主要以肠内营养包括强化口服营养为主，仍然强调蛋白质的质量。不宜过多补充营养素，尤其是应考虑其与瘢痕增生的潜在关系。

#### （二）肠内营养输注泵的使用

1. 使用原则

（1）采用管饲方式进行肠内营养时，推荐使用专业输注泵进行输注。

（2）肠内营养输注应使用肠内营养专用输注泵，而不应该用其他输注泵替代。

（3）输注泵的设计和功能因公司而异，应按说明书的指示进行操作。

（4）输注泵使用者应接受专门培训，合格后才能使用。

2. 适用情况

（1）输注较稠厚的肠内营养液时，如高能量 / 高营养密度配方。

（2）十二指肠或空肠输注。

（3）需严格控制输注速度与持续时间。

（4）为防止短时间内输入过量的营养液。

（5）由于输注过快，有腹胀，腹泻等并发症。

3. 输注泵主要操作步骤

（1）操作者需仔细清洗双手，准备清洁操作空间。

（2）仔细检查输注泵及相关各种设备。

（3）用温开水冲洗喂养导管。

（4）连接肠内营养、泵管与输注泵。

（5）按照输注泵的说明书调节输注模式（包括总量、速度、温度等）。

（6）泵管输注端与喂养管连接。

（7）开始 EN 制剂输注。

（8）输注结束后，关闭输注泵，取下输注泵管。

（9）用温开水冲洗喂养管道（目前市售有带冲洗功能的营养泵，在每次喂养前后或给药前后都可以自动冲洗管道），封闭喂养管口。护士需要观察管道的固定情况。

4. 注意事项

（1）肠内营养输注泵是专门为肠内营养支持所设计的，不能用于其他目的（如药物输注），也不能被其他用途的输注泵所替代。由于肠内营养输注泵设计的专门性，使用肠内营养输注泵的有关人员必须接受专门的培训。

（2）正常使用情况下，输注泵以交流电源供电，但同时也配有备用蓄电池。注意使蓄电池一直处于充满状态。

（3）不同的肠内输注泵因结构和功能的不同，在输注速率和输注总量方面存在不同。在使用前，应注意校正其输注速率和输注总量。

（4）输注泵应定期维护，保持清洁，以确保设备的正常工作。

（5）一般每 24h 更换一次泵管。

（6）应特别强调，以下工作没有任何泵及相关设备可以取代：即"护士必须密切观察患者的情况以及患者对肠内营养液输注的反应"。

### （三）肠内营养的注意事项

肠内营养治疗的过程中有许多值得注意的方面，多数在其他章节中分散叙述，这里集中叙述肠内营养使用过程中的注意点。

1. 进行任何操作前，必须洗手。应遵守无菌操作原则。

2. 输注系统（包括营养液容器、输注管道）应专人专用，每 24h 应更换输注系统 1 次。最好使用一次性营养液容器和一次性输注管道。如果是反复使用的营养液容器，每 24h 应彻底清洗消毒后再使用。尽可能减少一套输注系统中的连接点。

3. 开封后的瓶装及用粉剂配制的肠内营养液悬挂输注时间不应超过 8h，Pack 袋装营养液悬挂输注时间不应超过 24h。

4. 已开启的营养液应在推荐的时间内输完。若超过规定时间未能完成，应当丢弃。

5. 连续输注期间，每 6 ～ 8h 冲洗喂养管 1 次。无论何种输注方式，每次输注结束时，应用温开水或生理盐水冲洗管道，并用手指轻揉管壁，以彻底清洗，保持管道通畅。

6. 细的喂养管禁止输注颗粒状、粉末状药物，以避免导管阻塞。一旦发生阻塞，应首先考虑排除阻塞而非拔管，可采用多种方法，如热水冲管与抽吸交替的方法。

7. 应妥善固定导管。每次喂养前，应确认导管是否有移位、脱出等，避免误吸（鼻喂养管）与渗漏（胃/空肠造瘘管）。

### （四）肠外营养的注意事项

同样，肠外营养治疗过程中有许多值得注意的方面，多数在其他章节已经介绍，这里主要针对脂肪乳剂和氨基酸制剂的应用注意点进行说明。

1. 脂肪乳剂应用的注意事项

（1）输注前需仔细阅读药物使用说明，根据使用说明使用。

（2）慎用于脂代谢功能减退者，如肝和肾功能不全、重症急性胰腺炎早期、甲状腺机能低下（伴有高脂血症）、贫血或凝血功能障碍、网状内皮系统疾病、有脂肪栓塞倾向以及败血症患者。若需使用,应适当减少用量,并应密切观察血清三酰甘油浓度、脏器功能生化指标变化以及脂肪廓清能力。

（3）对大豆蛋白、鸡蛋蛋白和蛋黄或处方中任一成分过敏者慎用。

（4）连续使用一周以上者,应做脂肪廓清试验以检查患者的脂肪廓清能力。

2.氨基酸制剂应用的注意事项

（1）输注前必须详细阅读药物说明书,根据说明书使用。

（2）控制输液速度,尤其是加入葡萄糖注射液而呈高渗状态并由外周静脉输注时。

（3）大量快速输入可能导致酸碱失衡。大量应用或并用电解质输液时,应注意电解质与酸碱平衡。严重酸中毒患者慎用。

（4）氨基酸溶液与其他液体或药物混合,可能会增加理化性不相容和微生物污染的危险,因此必须确定药物间配伍性后才能混合,混合时严格遵守无菌操作。

（五）常见并发症及处理方法

1.反流、误吸及肺部感染

在滴注时要监测胃或肠内残留量,胃内潴留量＞100ml、小肠内潴留量＞200ml,应减量或停用2～8h;可配合使用胃动力药物。一旦误吸应停止输注,抽吸胃内容物,防止再次吸入。鼓励患者咳嗽,清除气管内液体或颗粒,必要时行气管镜检查。给予抗生素,以防止肺部感染。遇到返流或误吸,一定要改用鼻肠管饲养并严密观察。

2.腹泻和便秘

在开始进行肠内营养时应从低浓度、低容量开始,逐渐提高浓度,增加输入量,如已出现脱水或体液浓缩表现,应及时补充无溶质的水。食物在肠腔内时间过短,胆盐不能重吸收,可适当应用药物（如洛哌丁胺）延长其停留时间。严格掌握营养液配制无菌原则,防止营养液污染。保持营养液适当的温度。便秘通常与营养剂中膳食纤维含量过低有关,适量添加能够改善。

3.血糖紊乱

长期行肠内营养,机体对其产生依赖,突然停用可导致低血糖,应缓慢停止。糖尿病和其他胰腺疾病患者应用普通肠内营养可导致高血糖,应改用低糖饮食,加用胰岛素或口服降糖药,并密切监测。

4.注意事项

长期使用硬质喂养管可压迫鼻、食管和括约肌等部位,引起炎症或不适,压迫耳咽管或鼻旁窦开口可导致中耳炎或副鼻窦炎,宜选用细软的喂养管,有助于避免上述并发症。长期应用肠内营养剂可导致凝血酶原作用时间延长,可给予维生素 K 预防。

# 第四节　烧伤感染防治技术规范

感染是烧伤外科学中的一个重要问题,目前仍是导致烧伤患者死亡的首要原因。特别是大面积烧伤,广泛的创面成为病原菌生长的良好培养基,适宜的温度及湿度有利于其在创面上大量繁殖。由于皮肤这一最外层防御屏障被破坏,病原菌易于侵袭到深层组织,而且患者的各种免疫功能均失调,全身抗感染能力低下,机体不仅对高度致病菌易感性增加,而且对致病力很弱的条件病原菌易感性也增加。此外,由于烧伤病程长、合并症多,患者的各内脏功能受到影响,也为感染创造了条件。感染还可引起疼痛,使创面加深、大量液体渗出而造成蛋白丢失、加速分解代谢等。因此,控制感染是治疗烧伤的关键环节之一。

## 一、烧伤感染的病原菌分类

根据烧伤感染的致病微生物种类,可以把烧伤感染分为以下三类。

### （一）细菌性感染

细菌性感染是烧伤感染最常见的致病因素。随着敏感抗生素的使用,虽然革兰氏阳性细菌感染的发病率有所减少,但仍时有发生,其中常见的是金葡菌感染和溶血性链球菌感染。革兰氏阴性细菌中鲍曼不动杆菌、铜绿假单胞菌、大肠埃希菌、克雷伯菌、变形杆菌(含吲哚阴性变形杆菌)、沙雷氏菌等引起的感染有逐渐增多的趋势。随着厌氧菌的培养技术的发展,近几年厌氧菌感染的发现率也在增加,常见的有无芽孢厌氧菌中产黑色素类杆菌和消化球菌所致的感染。

### （二）真菌性感染

大量或长期应用多种抗生素并发真菌感染日益增加。

### （三）病毒性感染

念珠疱疹病毒、巨细胞病毒和水痘疱疹病毒多见于儿童的浅表烧伤创面。

烧伤创面细菌生态学与抗生素的应用有密切关系。1995年以来,创面细菌生态学的变化特点是:①革兰氏阴性杆菌仍然占优势。②金葡菌(下简称金葡菌)检出率上升,耐甲氧西林金葡菌(MRSA)检出率明显增长。③革兰氏阴性杆菌中仍以铜绿假单胞菌占首位,其次为不动杆菌、大肠埃希菌、克雷伯肺炎杆菌、脆弱拟杆菌。局部地区不动杆菌已跃升为首位。④表皮葡萄球菌和肠球菌也有增长趋势,特别是肠球菌对多种抗生素耐药。⑤在南方潮湿地区,真菌感染较北方干燥地区检出率高,长期应用抗生素病例易发生真菌感染。

## 二、烧伤感染的途径

根据烧伤感染的来源可分为外源性感染及内源性感染。外源性感染既有最常见的创面感染,又有因吸入性损伤等原因造成的肺部感染,还有与医源性有关的静脉导管、尿路等感染。内源性感染最常见的是肠源性感染。

### （一）外源性因素

主要指环境细菌污染,如:泥土、不洁的衣物、敷料等。由于皮肤这一最外层防御屏障被破坏,细菌易于侵袭到深层组织。

### （二）呼吸道感染

气源性肺炎、血源性肺炎。

### （三）消化道及烧伤肠源性感染

严重烧伤后,肠道内细菌生态遭到破坏,肠黏膜因缺血缺氧而通透性增加,或者肠道功能紊乱。肠道细菌及毒素易于通过肠黏膜进入血液,使机体的细胞免疫和体液免疫功能受到抑制,机体内细菌生长繁殖活跃而致病。

**（四）医源性感染**

气管插管、静脉插管、留置导尿管、呼吸机等所致医源性感染。

**（五）烧伤创面感染**

烧伤创面是感染的最主要途径,细菌的理想培养基,也是烧伤感染的策源地。它分为非侵袭性感染和侵袭性感染：①非侵袭性感染：病原菌增殖,局限在焦痂层或焦痂下,组织细菌定量在临界量以下,属创面局部感染。②侵袭性感染：细菌增殖,并侵犯烧伤组织周围和（或）烧伤组织以下未烧伤的健康组织内,组织细菌定量检测 $\geqslant 10^5$ 个·$g^{-1}$。由于菌种的不同,细菌含量在 $10^5 \sim 10^6$ 个·$g^{-1}$ 不等。它属于全身性感染,又称全身侵袭性感染,或烧伤创面脓毒症。

### 三、烧伤感染的临床表现

**（一）烧伤创面感染的征象**

烧伤创面感染有时是局部感染,有时是全身感染的局部表现。对创面的观察是判断局部感染的主要手段,要求医护人员应随时观察创面变化。创面感染的常见症状为：

1.创面分泌物。主要表现为颜色、嗅味和量的变化。不同的细菌感染可以产生不同的、具特异性的变化。如：金葡菌感染为淡黄色黏稠分泌物,溶血性链球菌感染为浅咖啡色稀薄分泌物,铜绿假单胞菌感染为有甜腥气味的、绿色或蓝绿色黏稠分泌物,厌氧菌感染可以嗅到粪臭味等。

2.创面出现暗灰或黑色的坏死斑。常见于革兰氏阴性杆菌感染、真菌感染。

3.创面加深或创面延迟愈合。细菌侵犯深层的血管,导致缺血坏死创面加深、创面延迟愈合。

4.焦痂提前潮解脱落或出现虫咬样变化。这表示局部有感染的发生。

5.出现于痂皮或焦痂创面上的灰白斑点。多表明有真菌感染。斑点向创面迅速发展,融合成片状的绒毛状物,表面色泽渐渐明显,呈灰白色、淡绿色、淡黄色或褐色,数日后在创面上呈现一层薄粉状物。

6.痂下出现脓液或脓肿。金葡菌感染时痂下可发生脓肿,若痂下为有甜腥气味的绿色脓液时多为铜绿假单胞菌感染。

7.肉芽组织水肿或坏死。金葡菌或真菌感染均可以使肉芽组织坏死,而铜绿假单胞菌感染时,肉芽创面上可以再现坏死斑。

8.创面周围出现红肿出血点或坏死斑。溶血性链球菌感染时,创面边缘多有明显的炎性反应。

**（二）烧伤感染的全身表现**

低体温、白细胞减少、精神抑制等低反应状态时要考虑早期感染。一般感染多表现为高体温、白细胞增高、精神亢奋等高反应状态。主要的临床表现有：

1.精神兴奋、多语、谵妄,乃至错觉、幻觉、定向障碍,也有精神抑郁。

2.舌质由红转绛、干燥少津、起芒刺,舌苔由白腻转黄或焦黄。

3. 体温骤升至 39.5℃以上或剧降至正常以下。

4. 呼吸急促，可大于 30 次·$min^{-1}$。

5. 心率变快，可大于 130 次·$min^{-1}$。

6. 腹胀、肠鸣音减弱或消失。

7. 创面急剧恶化，表现为潮湿、腐败、坏死斑、色泽晦暗、创缘凹陷、生长停滞、创面加深等。

8. 多数患者伴有多尿。当出现脓毒症休克时亦可出现少尿。

（三）烧伤感染的实验室表现

血白细胞数骤增（可至 $20×10^9/L$ 以上）或急降（可至 $5×10^9/L$ 以下），多有血小板计数明显下降、血尿素氮上升、血钠升高、纤维结合蛋白下降、甘油三酯浓度升高等。血糖、血气分析、C 反应蛋白、降钙素原、凝血功能等都可能变化。血细菌培养可以阳性，也可以阴性。创面脓毒症者，细菌侵袭到邻近有活力的组织，组织细菌定量检测 ≥ $10^5$ 个·$g^{-1}$。由于菌种的不同，细菌含量在 $10^5 \sim 10^6$ 个·$g^{-1}$ 不等。另应注意做厌氧菌及真菌检查。

（四）烧伤全身性感染诊断

烧伤临床上符合以下前 10 条中的 6 条，即可拟诊为烧伤全身性感染；符合以下前 10 条中的 6 条加第 2 条中任何一项，即可确诊为烧伤全身性感染。

1. 精神兴奋、多语，幻觉或定向障碍或精神抑郁。

2. 腹胀、肠鸣音减弱或消失、不能控制的腹泻。

3. 烧伤创面恶化加深，表现为分泌物增多或创面干而无光泽或具坏死斑。

4. 体温高于 39.0℃连续 2d 或低于 36.5℃，但要排除医源性因素。

5. 进行性心率增加，成人 > 130 次·$min^{-1}$，儿童>各年龄段正常值 2 个标准差。

6. 进行性呼吸急促，无机械通气前提下成人呼吸 > 28 次·$min^{-1}$，儿童>各年龄段正常值 2 个标准差。

7. 受伤 5d 后血小板减少，成人 < $100×10^9/L$，儿童<各年龄段正常值 2 个标准差。

8. 外周血白细胞计数 > $20.0×10^9/L$ 或 < $5.0×10^9/L$，或未成熟粒细胞 > 0.10。儿童大于或小于各年龄段正常值 2 个标准差。

9. 血钠 > 155mmol·$L^{-1}$。

10. 无糖尿病史的高血糖，血糖 > 14mmol·$L^{-1}$；胰岛素抵抗，成人胰岛素用量 > 7U·$h^{-1}$；增加胰岛素用量 > 25%，持续 24h 以上。

11. 血培养阳性或组织学微生物鉴定阳性或对抗生素治疗有效。

## 四、烧伤感染的综合防治

无论是创面局部感染，还是全身侵袭性感染，它们的预防和治疗原则是一致的，而预防更具有积极、主动的意义。一旦发生侵袭性感染，则治疗很困难，因此关键在于预防，同时要强调对肠源性感染、医源性感染、呼吸道感染、交叉感染（院内感染）的预防和控制。重点在以下方面：

1. 加强监测：严重烧伤感染发生发展有一过程，且变化快，应注重感染早期症状，尽早采取措施，制止进一步发展。

2. 减少并发症：及时积极地纠正休克，维护机体的防御功能，保护肠黏膜的组织屏障，对防止感染有重要意义。纠正多器官功能失调及功能紊乱，一方面要提高机体体液与细胞免疫功能，另一方面还要注意从病因入手终止过度的炎性反应，防止病情进一步发展。文献报道，乌司他丁、血必净、人血丙种球蛋白、胸腺素 $\alpha_1$、中药人参和黄芪、重组人生长激素对提高免疫功能、防治感染、纠正器官功能不全有重要价值。

3. 烧伤早期准确及时复苏：参照本章第一节"烧伤休克复苏技术规范"。

4. 使用有效的创面外用药：创面局部感染的防治是烧伤感染防治的重要部分，烧伤侵袭性感染大多来源于创面，以抗感染为中心、以创造创面愈合条件为重点的外用药尽量早期应用。

5. 创面处理：早期有计划的创面切、削痂植皮（包括必要的良好的生物敷料临时覆盖），清除坏死组织，能明显减少血浆及脏器内炎性介质的含量，维持内脏功能，有效减少创面局部感染、全身性感染与内脏并发症的发生率。

6. 早期开展营养支持：参照本章第三节"烧伤营养治疗规范"。

7. 合理使用抗生素：感染防治是烧伤救治极为重要的关键环节，处理不当会导致烧伤救治的失败。抗生素作为全身应用的对抗致病菌的药物，在烧伤感染的防治中起十分重要的作用，其地位毋庸置疑。但若忽视综合治疗，特别是烧伤创面的处理和主要并发症的防治与全身支持治疗，抗生素亦将难以发挥应有的作用。

8. 厌氧菌感染和病毒感染的防治：厌氧菌感染主要是破伤风杆菌感染，主要见于深度烧伤，特别是高压电烧伤。预防的主要措施是：注射破伤风抗毒素（TAT）、人破伤风免疫球蛋白、清创、引流、切除坏死组织。病毒感染常被掩盖，不易诊断，临床可用阿昔洛韦等治疗。

### 五、抗生素使用原则

使用抗生素的基本原则：早用、早停，敢用、敢停。根据病原菌药物敏感试验结果选择敏感抗生素，在药物敏感试验结果未出来之前，对重症患者要根据病情经验性应用抗生素。经验性应用抗生素是在了解烧伤感染的优势菌和目前烧伤病房中流行菌种、细菌耐药现状的基础上，结合临床表现，推断最可能的病原菌，优选抗生素。为此，需积累烧伤创面细菌生态调查资料和耐药性情况，并重视积累抗生素治疗的临床经验。烧伤早期，革兰氏阴性杆菌感染概率高于金葡菌，宜选择可覆盖革兰氏阴性杆菌（包括铜绿假单胞菌）且细菌耐药率最低的抗菌药物。泛耐药菌增加引起社会广泛关注，在第三代头孢菌素耐药率超过 $20.0\% \sim 30.0\%$ 的背景下，应优先选择酶抑制剂复合制剂（如：头孢哌酮 / 舒巴坦钠）。鉴于 2009 年卫生部《关于抗菌药物临床应用管理有关问题的通知》（38 号文件）中对碳青霉烯类和第四代头孢菌素的特殊限制，应谨慎使用碳青霉烯类或第四代头孢菌素；当多重耐药菌（MDR）或泛耐药菌（PDR）菌株（非发酵菌）流行时，可优选酶抑制剂复合制剂。在葡萄球菌属中 MRSA 高达 $70.0\% \sim 80.0\%$ 的比例甚至更高的背景下，葡萄球菌属感染应优选万古霉素或利奈唑胺等。肠球菌属感染也建议优选万古霉素。各种抗生素诱导细菌释放内毒素能力并不相同，在敏感抗生素中，宜选用诱导细菌释放内毒素量少的抗生素。另外，选择抗生素时还要考虑药物的组织浓度。

总体来说，对于轻中度烧伤早期，应该选择一线或二线抗生素预防感染；围手术期，根据创面细菌培养和药敏结果选择敏感抗菌药物，静脉应用或肌注。若有脓毒症和感染性并发症，根据创面、痰或其他分泌物病原菌培养和药敏结果选择敏感抗菌药物，静脉应用；未获得病原菌学资料时，参照病房流行菌种和耐药性监测结果，经验性选择抗菌谱包括铜绿假单胞菌和耐甲氧西林金葡菌的广谱足量抗菌药物或联合应用，并酌情使用抗真菌药。

### （一）预防性应用抗生素的指征

烧伤总面积大于 50% 或三度面积大于 30% TBSA 患者是脓毒症的高危对象。这类患者预防性应用抗生素的目的是防止局部创面感染发展成脓毒症，这是烧伤患者预防性应用抗生素的一个主要指征。另外，伴有吸入性损伤、复合伤等患者，也是预防性应用抗生素的指征。至于其他烧伤患者，是否需要预防性应用抗生素，应视具体病情而定，不能一概而论。

### （二）治疗性应用抗生素的选择

1. 根据主要感染病灶的菌种、抗生素药物敏感试验选用抗生素。细菌最主要的侵袭门户是烧伤创面，侵袭创面的最常见细菌是铜绿假单胞菌、鲍曼不动杆菌、金葡菌和大肠埃希菌，应主要针对这几种细菌选用抗生素。积极做烧伤创面表层细菌与痂下细菌培养、菌量计数及药敏试验。在烧伤患者入院早期细菌培养尚未出结果时，可以根据病区内近期的细菌培养及耐药性情况，针对病区内的流行菌株选用敏感抗生素，以达到最佳治疗效果。

除了创面，还应考虑到其他途径的感染。如果是静脉导管感染所致的静脉炎，应根据静脉导管的培养结果选用抗生素；肺炎要根据痰培养结果选用抗生素；肠道内细菌侵袭感染应根据大便培养等结果选用抗生素等。

2. 根据抗生素的抗菌谱选用抗生素。

3. 选择低诱导力的抗生素，减少革兰氏阴性杆菌（如最常见的铜绿假单胞菌和大肠埃希菌）释放内毒素的可能性。

4. 细菌对抗生素的耐药性：继耐甲氧西林金葡菌后，出现了耐万古霉素的肠球菌等，现由于第三代头孢的大量使用导致细菌广泛的耐 β 拟内酰胺酶，而且第四代头孢吡肟不能解决超广谱 β 拟内酰胺的耐药问题。临床上细菌对亚胺培南耐药也已出现并日渐明显。在烧伤感染的治疗中，寻找新的抗菌药速度远比不上细菌的耐药速度，因此，对烧伤感染的治疗，应从加速创面处理、尽早消灭创面着手。而严格隔离制度、重视病房内使用物体的消毒、切断传播途径、加强细菌对耐药性产生的监测、合理和谨慎地使用抗菌药物，才是烧伤感染治疗的关键。

## 六、根据感染途径制订具体针对性的防治感染的技术和规范

### （一）创面感染防治技术规范

参照第三章"烧伤外科基本诊疗常规"章节和本章第二节"烧伤创面处理基本技术规范"。烧伤创面按血流动力学的不同可分为凝固带、淤滞带和充血带，位于创面中心的凝固

带及其外层的淤滞带血供较差，全身性抗生素通常无法到达细菌繁殖的场所，局部使用抗生素或抗菌药物就显得尤为重要。对于中小面积的浅二度创面，如无明显污染并及时清创和适当局部处理，就能完成上皮化而无须常规外用抗生素或抗菌药物治疗；对面积较大、污染机会较多且未及时清创处理的浅二度、深二度和三度创面，均应外用抗菌药物治疗。

换药的间隔时间应根据不同药物的半衰期来决定。如半衰期较短，需每日多次换药。由于杀菌环境不同，全身使用的抗菌药物不建议在局部使用，以防增加耐药菌比例。

（二）肠源性感染防治技术规范

早期积极开展肠内营养支持（参照本章第三节"烧伤营养治疗规范"）。

（三）肺部感染防治技术规范

肺部感染防治技术包括湿化疗法、吸痰、叩背、体位引流、纤维支气管镜治疗性灌洗等，适宜于有吸入性损伤、长期卧床、气管切开等患者。在需要进行纤维支气管镜治疗性灌洗时，需注意以下禁忌证：烧伤伴有重度肺气肿、肺大疱（特别周围型肺大疱）、广泛肺间质纤化、肺结核及广泛的胸膜粘连等。

（四）静脉导管感染防治技术规范

大面积烧伤患者快速补液是增加有效循环血容量纠正休克的重要措施。如果患者条件允许，烧伤休克期宜选锁骨下静脉穿刺。为防止静脉导管感染，能选择正常皮肤穿刺的，尽量不经过创面置管。尽可能缩短置管时间、合理使用抗生素、加强营养支持、严格无菌操作是预防导管感染的关键。深部静脉一般置管时间不宜超过 3～5d，当长期深静脉留置导管出现感染症状时，应考虑导管感染的可能性，此时应果断拔除导管。血培养及导管培养应同时行细菌和真菌培养。

（五）尿路感染防治技术规范

烧伤患者，尤其是大面积烧伤休克患者，常给予留置导尿观察尿量、尿色、尿比重，便于了解患者休克纠正情况及伤情严重程度。会阴部烧伤患者，因该部位较隐蔽、皱褶多、暴露不全，易被尿液污染创面，也需要留置导尿。

预防措施及注意事项：

1. 严格掌握导尿适应证，插管前根据排出尿液外观和性质及年龄、性别等选择粗细合适的导尿管。导尿管应比尿道稍细一点，导尿管的口径太大、太小都可能引发尿路感染。小儿用儿童尿管，老年男性因前列腺增生则选择较细的尿管。如果尿液混浊或有沉淀及凝块，应选择口径粗的尿管。尽量使用对尿道黏膜刺激性小的双腔硅胶气囊导尿管，操作前检查导尿管是否通畅完整。

2. 导尿时必须严格无菌操作，动作轻柔，选择封闭式导尿系统以减少细菌污染，尽量保证其密闭性，避免轻易分离尿管与集尿袋。尿袋置于膀胱水平面以下，防止尿液逆行。

3. 保持引流通畅，观察尿液颜色、尿量、尿流情况，及时排除和纠正导尿管扭曲、闭塞等异常情况。

4. 保持外阴清洁，会阴部烧伤患者常换药，及时拭去创面分泌物，可用红外线烤灯照射创面使其保持干燥，尿道口每天用 2% 碘伏擦洗消毒 2 次，每次大便后清洗尿道口及会阴部。

5. 保持尿管与尿袋外壁的清洁，尿袋应每天更换一次，在尿液 pH 值＞6.8 时导尿管每两周更换 1 次，pH 值＜6.8 则每周更换一次。减少不必要的膀胱冲洗，因膀胱冲洗使导管中尿液逆流，也增加了导尿管与尿袋连接口的污染机会。

6. 根据病情尽量缩短留置导尿时间，留置尿管时间越长，尿路感染率越高。树立插入尿管就可能引起感染的观念，不能完全依赖留置导尿解决记录出入水量等相关问题。指导患者加强膀胱功能锻炼，尽量缩短导尿管留置的时间。特别是对于大面积烧伤患者，在留置导尿期间，为保护膀胱功能，还要做到定时夹放导尿管。

# 第五节　烧伤外科护理常规

## 一、休克期护理常规

### （一）概　述

1. 定义

烧伤患者伤后 48h 内甚至于 72h 内，由于毛细血管通透性增加，导致大量的血浆样液体自血管内渗漏至组织间隙及创面，发生以有效循环血量锐减为特征的复杂病理过程与临床症候群，并导致重要器官机能代谢紊乱和组织结构的损害，这一过程称为体液渗出期（休克期）。

2. 病理生理

（1）血流动力学紊乱。

（2）内脏器官灌注不良。

（3）组织氧合不足。

（4）再灌注损伤。

3. 临床表现

（1）意识改变：早期常表现为烦躁不安，其原因除与创面疼痛刺激有关外，主要系中枢神经系统缺氧所致。若不能得到及时有效的复苏，数小时内神志改变可转为反应迟钝、神志恍惚，甚至呈昏迷状态。

（2）血压变化：烧伤早期由于应激，血压可维持在正常范围或略有升高，以舒张压增高、脉压变小为特征。脉压大于 20mmHg 属代偿阶段，如小于 20mmHg 时，则为代偿失调。若血压明显降低，提示病情十分危重。

（3）心率、脉搏增快：早期心率常超过 120 次·min$^{-1}$，小儿常超过 150 次·min$^{-1}$。

（4）末梢循环：毛细血管充盈不良，皮肤发白，肢体发凉，严重时皮肤、黏膜发绀，甚至出现花斑。

（5）尿量减少：这是反映血容量是否充足最敏感的指标，休克时尿量往往小于 30ml·h$^{-1}$。

（6）口渴：不仅反映血容量不足，而且还与细胞内外渗透压有关。

（7）恶心、呕吐：系中枢神经系统缺氧所致，频繁呕吐者多表示休克较为严重。

（8）血气和脉搏血氧饱和度：休克时常有氧分压和血氧饱和度下降、代谢性酸中毒的改变等。

（9）其他血流动力学有创监测指标：心排血量、氧输量和氧耗量、中心静脉压、PAWP、picco。

（10）实验室化验检查：主要是低血容量及组织缺氧方面的表现。如血液浓缩，红细胞计数增多，血红蛋白及血细胞比容增高，代谢性酸中毒，静脉血二氧化碳结合力降低等。此外，还有血糖、血中非蛋白氮及血钾增高，血钠降低等。

**（二）诊疗原则**

1.诊断

（1）伤情：一般而言，成人烧伤面积超过 15%，小儿烧伤面积超过 10% 时；三度烧伤面积：成人超过 10%、小儿超过 5% 时，均有可能发生烧伤休克。

（2）临床表现：神志、尿量、血压、心率、口渴情况、中心静脉压、末梢循环等。

（3）实验室检查：血常规、电解质、酸碱平衡以及组织氧合情况等。

2.治疗

烧伤休克重在预防，补液是防治烧伤休克的主要手段。

（1）口服补液治疗：适用于成人烧伤面积在 15% 以下，小儿烧伤面积小于 5%、非头面部二度烧伤。

（2）静脉补液治疗：见第四章第一节。

**（三）专科评估**

1.病史：了解烧伤经过，有无外伤史、昏迷史、吸入性损伤等；既往史、过敏史、体重、身高。

2.烧伤面积估算：以中国九分法结合手掌法估算烧伤面积。

3.神志、生命体征。

4.尿量、尿 pH 值、尿比重。

5.末梢循环。

6.疼痛评分。

7.患者心理状态，社会支持情况。

**（四）护理问题**

1.组织灌注不足：与烧伤后大量体液外渗有关。

2.有窒息的危险：与头面颈部肿胀有关。

3.有感染的危险：与烧伤、侵入性导管有关。

4.疼痛：与皮肤烧伤有关。

5.营养失调：低于机体需要量，与烧伤后超高代谢有关。

6.有栓塞的危险：与组织灌注不良有关。

7.潜在并发症：急性肺水肿，与吸入性损伤、补液复苏不当有关。

8.潜在并发症：急性脑水肿，与烧伤休克、补液复苏不当有关。

9.潜在并发症：急性肾衰，与烧伤休克、补液复苏不当有关。

10. 恐惧／焦虑：与意外受伤、担心疾病预后有关。

（五）护理措施

1. 病室保持安静、清洁，定时消毒，室温冬季维持在 30～32℃，夏季维持在 28～30℃。相对湿度不超过 40%。

2. 迅速建立静脉通道，快速输入液体，补充血容量，确保输液通畅，根据 24h 补液总量及病情需要，合理安排补液速度与顺序，做到晶、胶体、水分交替输入。对有心力衰竭、呼吸道烧伤患者，以及老年人或小儿，在补液时须特别注意速度，防止短时期内输入大量水分。

3. 留置导尿，监测每小时尿量、尿 pH、比重。根据尿量及时调整补液速度及补液种类。在导尿管通畅的情况下，成人要求维持尿量 30～50ml·h$^{-1}$，体重不到 30kg 的儿童要求尿量维持在 1ml·kg$^{-1}$·h$^{-1}$ 体重左右。有血红蛋白尿和肌红蛋白尿时，尿量不低于 50ml·h$^{-1}$（与医生建议一致）。化学烧伤时，尿量大于 100ml·h$^{-1}$（与医生建议一致）。

4. 患者出现烦渴时，常表明血容量不足，不应无原则满足患者不断喝水的要求，以免造成体液低渗，引起脑水肿或胃肠道功能紊乱，如呕吐、急性胃扩张等。

5. 严密观察神志、脉搏、呼吸的变化，观察末梢循环状有无改善。

6. 定时监测体温变化，大面积烧伤或严重烧伤患者、烧伤小儿应以核心体温为准。严密观察高热（39℃以上）或低体温（36℃以下）患者的体温变化。

7. 有头面颈烧伤合并吸入性损伤的患者，注意保持呼吸道通畅，严密观察呼吸情况，注意有无气促、胸闷、声嘶等表现，床边备好气管切开物品，必要时做好机械通气准备。

8. 加强口腔护理，定时翻身叩背，鼓励咳嗽。

9. 严格执行消毒隔离制度，限制探视。接触患者前后加强手卫生。保持创面干燥，避免污染。

10. 正确评估患者的疼痛状况，及时给予镇痛措施。换药前预防性使用止痛剂，可缓解疼痛。指导患者转移注意力以缓解紧张疼痛感觉。

11. 根据 Caprini 评分结果，对低危患者采取基本预防，如床上进行踝泵运动等。对中危患者采取基本预防和物理预防，并根据病情需要遵医嘱采取药物预防。物理预防包括抗血栓梯度压力带、间歇充气加压装置的使用，药物预防常用普通肝素、低分子量肝素等。在病情允许的情况下，对高危患者联合使用前述三种预防方法。定时评估患者双下肢有无肿胀、疼痛等变化，用药期间严密观察有无出血倾向。

12. 患者出现烦躁时，检查原因，有无吸入性损伤。如为血容量不足引起，加快补液速度；如由疼痛引起，予有效镇痛，密切观察生命体征。注意安全，必要时适当约束患者四肢。

13. 早期建立肠内营养，以保护肠道功能。

14. 多与患者沟通，了解患者的心理动态变化，做好患者的心理护理，给予患者更多的鼓励，以增强患者信心。

（六）健康教育

1. 心理指导：鼓励患者树立战胜疾病的信心，向患者讲解疾病的进程，使患者了解伤后 6～8h 是水肿高峰,伤后 48h 水肿开始回吸收,消除患者的顾虑。

2.专科指导、伤口管理:保持创面包扎敷料清洁干燥;患肢抬高外展,保持功能位;注意创面的保护,定时翻身,避免长时间受压。

3.注意呼吸变化:如出现呼吸困难、胸闷、气急等情况及时告知医护人员。

4.疼痛宣教:介绍疼痛评分方法、镇痛方法。

5.饮食指导:告知烧伤休克期禁食的原因,早期肠内营养的目的、意义,解释口渴以及不能无原则满足饮水要求的原因。

6.病房制度介绍:解释限制家属探视的目的,以得到患者及其家属的理解。加强患者与家属之间的信息传递,增强患者的意志力。

## 二、感染期护理常规

（一）概 述

1.定义:自皮肤黏膜烧伤后（一般认为烧伤后 48h）直至创面愈合的任何时期为感染期。其主要生理病理变化为从急性体液渗出转为机体回吸收。

2.感染的主要途径有烧伤创面、呼吸道感染、肠源性感染、医源性侵袭性治疗等。

3.临床表现主要为感染、创面脓毒症、脓毒血症、脓毒症休克。

（二）诊治原则

采取支持治疗、积极处理创面、合理联合应用抗生素、连续性血液净化、糖皮质激素的应用、免疫调理以及对症支持治疗。

（三）专科评估

1.评估神志、生命体征、胃肠道、创面及实验室检查:患者符合以下前 11 条中的 6 条可拟诊断为烧伤脓毒症;符合以下前 11 条中的 6 条,再加上第 12 条,可确诊为烧伤脓毒症。

（1）兴奋多语,幻觉,定向障碍或精神抑郁。

（2）腹胀,肠鸣音减弱或消失。

（3）烧伤创面急剧恶化,表现为潮湿、晦暗、有坏死斑、颜色加深等。

（4）中心体温大于 39.0℃或者小于 36.5℃。

（5）心率加快,成人大于 130 次·$min^{-1}$,儿童大于其年龄段正常值的 2 个标准差。

（6）呼吸频率增加,未进行机械通气时成人大于 28 次·$min^{-1}$,儿童大于其年龄段正常值的 2 个标准差。

（7）血小板计数减少,成人小于 $50×10^9$/L,儿童小于其年龄段正常值的 2 个标准差。

（8）外周血白细胞计数大于 $15×10^9$/L 或小于 $5×10^9$/L,其中中性粒细胞大于 0.80 或未成熟粒细胞大于 0.10;儿童大于或小于其年龄段正常值的 2 个标准差。

（9）血降钙素原大于 0.5μg·$L^{-1}$。

（10）血钠大于 155mmol·$L^{-1}$。

（11）血糖大于 14mmol·$L^{-1}$（无糖尿病史）。

（12）血微生物培养阳性或抗生素治疗有效。

2. 评估有无尿量的改变：尿量改变多在血压变化之前，往往和低血压伴行。血压低、尿少或无尿，结合全身其他体征，如高热、脉速、呼吸快、血象高等，警惕脓毒症休克可能。

3. 警惕创面脓毒症：烧伤早期创面水肿消退很慢，或迟迟不消退；或者正在消退的创面上，水肿又加重；已经消退的创面水肿又起；创面创缘凹陷干涸；创面健康皮肤上有出血点或坏死斑；创面痂下组织中细菌计数量 > $10^5$ CFU·$g^{-1}$，并向邻近正常组织或深部未烧伤组织侵袭。

4. 评估患者现病史、既往史、个人史、家族史及有无药物过敏史。

5. 评估患者心理、性格和行为的变化，家庭经济情况及家庭成员对患者的情感支持的程度。

6. 评估化验结果：血常规、血生化、血电解质、血降钙素原、血乳酸、血 CRP、血培养等。

7. 评估检查结果：心电图、B 超、CT 等。

（四）护理问题

1. 有感染的危险：与皮肤烧伤、侵入性导管有关。

2. 体温过高或过低：与烧伤后感染有关。

3. 营养失调：低于机体的需要量，与高代谢、摄入不足、大量血浆渗出有关。

4. 疼痛：与创面烧伤换药、神经末梢刺激有关。

5. 调节障碍：酸碱代谢失衡，与烧伤后感染、电解质紊乱有关。

6. 调节障碍：电解质紊乱，与烧伤感染、酸碱失衡、肠道功能紊乱有关。

7. 急性意识障碍：与烧伤后感染有关。

8. 有栓塞的危险：与长期卧床、手术、患肢制动有关。

9. 自理缺陷综合征：与肢体烧伤、疼痛、功能障碍有关。

10. 知识缺乏：缺乏烧伤相关知识。

11. 焦虑 / 恐惧：对换药、手术的恐惧及担心病情预后有关。

12. 潜在并发症：重症感染、应激性溃疡、急性肾衰竭及 ARDS、MODS。

（五）护理措施

1. 一般护理

（1）保持环境洁净干燥，相对湿度在 40% ～ 50%，温度 28 ～ 32℃。

（2）保持创面干燥：可使用翻身床，使创面交替暴露，勤换床垫和敷料；应用悬浮床及远红外线辐射床，改善局部血液循环，减少和控制感染，促进创面愈合。早期创面尚未结痂前，随时清除创面液体，保持敷料干燥。

（3）创面发现霉菌斑，以碘酊或 2% 克霉唑涂擦创面。

（4）根据实验室培养结果应用抗生素。对于长期使用广谱抗生素及肾上腺皮质激素的患者，要高度重视双重感染的危险。

（5）根据 Caprin 评分结果，对低危患者采取基本预防，如床上进行踝泵运动等。对中危患者采取基本预防和物理预防，并根据病情需要遵医嘱采取药物预防。物理预防包括抗血栓梯度压力带、间歇充气加压装置的使用，药物预防常用普通肝素、低分子量肝素等。在病情允许的情况下，对高危患者联合使用上述三种预防方法。定时评估患者双下肢有无肿胀、疼痛等变化，用药期间严密观察有无出血倾向。

（6）加强口腔护理。

2. 感染期的病情观察

（1）临床有寒战、高热或低热时，须警惕败血症的发生，应每2～4h测量一次体温，严密观察病情变化，以便及时处理。体温测量以肛表为准。

（2）寒战、高热或低热时，应立即抽血送血培养，以便及早明确诊断。

（3）体温超过39℃，需监测血压并使用降温措施，如降低室温、物理降温、通过健康皮肤进行酒精擦浴、药物降温、使用解热镇痛剂等。用药后须严密观察出汗情况，防止虚脱。高热患者应增加电解质液及水分的补充。出现低热时注意保暖，提高室温到32～34℃。体温低于35℃者，局部可用远红外线或烧伤治疗仪照射。大面积烧伤患者，应心电监护，还应经常做心、肺听诊，以便及时发现病情变化，采取相应措施。

（4）严密观察呼吸变化，保持患者呼吸道通畅，备好气管切开包及气管插管、吸引器、人工呼吸器以及呼吸兴奋剂等。

（5）脓毒血症可出现厌食、贪食、恶心、呕吐、腹胀、腹泻及黏液便等消化道症状。腹胀时要停止糖类、牛奶等产气食物，密切观察胃肠道蠕动及排便情况。如腹胀加剧、肠鸣音减弱或消失时，应禁食，必要时作胃肠减压；腹泻时注意观察大便的性质及颜色，记录大便的次数和总量。大便常规送检，作细菌培养和涂片检查。做好肛周护理。

（6）烦躁不安常为重症感染或烧伤创面脓毒症的先兆，易被忽视，不要误认为是患者不和医务人员配合。患者出现精神症状时应注意保持病室安静，光线柔和，尽量减少对患者的刺激；适当给予镇静药物，观察用药效果；必要时，行保护性约束。

（7）发生烧伤创面脓毒症时，创面则往往恶化。因此，应随时观察创面的变化并详细记录创面的色泽、水肿情况、臭味、渗出液多少、创缘肿胀或凹陷、有无炎性浸润等。如创面出现坏死斑，应观察坏死斑的扩展速度，数量有无增加。健康皮肤亦可发现小的出血点和坏死斑，应引起警惕。对暴露的创面应经常细心观察痂下有无感染积脓。采用包扎疗法的患者，体温突然升高，创面疼痛加剧，或有持续性跳痛或出现烦躁不安时，应及时更换敷料，仔细检查创面的情况。

3. 营养支持护理

（1）加强营养宣教，使患者及家属了解营养支持是烧伤治疗的重要措施之一。

（2）评估患者营养需要量，确定每日的热量及营养物的种类和给予途径，准确记录出入量，对患者实际摄入的量、种类和热量进行评价，确定患者是否按要求摄入了足够的热量。

（3）积极维护胃肠道功能，应用好肠内营养的方法，提倡以喂养泵恒速、恒温、恒量输注营养液。

（4）胃肠外营养时，可用输液泵匀速滴注。

（5）监测各项生化指标及体重的变化，从而达到有效、合理营养的目的。

4.管道护理

严格无菌操作,预防管道相关感染。

（六）健康教育

1.在院健康教育

（1）疾病简介：介绍疾病的一般发展规律及转归,告知影响疾病愈合的因素及应对措施。

（2）心理指导：烧伤感染常伴有持续不退的高热、腹胀、食欲缺乏等不适,加之创面频繁地换药,多次手术、重复繁多的治疗和护理,疼痛的刺激,昂贵的住院费用等,均构成患者的心理压力源。护理人员要认真分析,找出导致患者心理行为改变的压力源,针对不同的压力源给予相应的指导。

（3）饮食指导：指导患者摄入高蛋白、高热量、易消化、高维生素的食物。

（4）体位指导

1）头颈部烧伤：如果患者生命体征平稳,应予半坐卧位,有利于头面部消肿;颈部前侧烧伤患者注意头部后仰悬空,颈部侧边烧伤头部尽量偏向健侧;耳廓烧伤患者注意用小棉垫做软的空心垫圈,使其悬空,严防耳廓受压,导致耳廓血液循环障碍,耳廓坏死。

2）双上肢烧伤：外展90℃,若上肢伸侧为深度烧伤则保持屈肘位,前臂置中立位,手术或换药包扎时尤应注意前臂既不要旋前,也不要旋后。

3）手部烧伤：保持腕背屈,虎口张开,掌指关节屈曲,指间关节伸直,保持其功能位。

4）双下肢烧伤：保持双下肢外展,膝前深度烧伤保持屈膝,双踝保持背屈位,必要时辅以可塑性夹板固定,防止出现足下垂（马蹄足是最常见的畸形之一）。

（5）用药指导：告知药物的作用、使用时间、不良反应及注意事项。

2.出院指导

（1）继续加强营养,以增强抵抗力。

（2）保护新生皮肤。

（3）加强功能锻炼,减少疤痕挛缩畸形。

### 三、烧伤修复期护理常规

（一）概 述

烧伤修复期的概念包含两层意思,即创面修复和功能康复,前者大部分包括在烧伤感染期的治疗与护理之中,后者则针对疤痕及其有疤痕引起的功能障碍。

（二）诊疗原则

主要以药物疗法、加压疗法、物理康复治疗、运动康复治疗、位置固定和手术治疗多种方法的综合治疗。

（三）专科评估

1.评估烧伤的部位、面积、深度和治疗经过,创面的修复时间,防治疤痕的治疗方法等。

2.评估所属部位有无皮肤充血或疤痕形成,有无疼痛、搔痒、灼热、反复溃疡等不适。

3.其他评估：包括家族史、疾病史、是否疤痕体质、心理反应、对疤痕的认知及自我护理能力、社会支持程度等，应作全面评估。

（四）护理问题

1.不适：与烧伤深度、面积、疤痕、瘙痒有关。

2.疼痛：与创面、疤痕挛缩畸形、功能锻炼有关。

3.自理缺陷综合征：与肢体关节烧伤、疤痕、畸形有关。

4.自我形象紊乱：与创面烧伤、痛觉敏感及疤痕、畸形有关。

5.有自伤的危险：与特殊部位烧伤，或预见的畸形、功能障碍有关。

6.有栓塞的危险：与长时间卧床有关。

7.恐惧/焦虑：与精神受烧伤场面刺激，特殊部位烧伤，或预见的畸形、功能障碍有关。

8.知识缺乏：缺乏烧伤功能康复相关知识。

（五）护理措施

1.心理护理：与患者有效沟通，关注其心理变化，防止患者过激情绪，并在发现异常情绪时告知家属，做好防范工作，必要时请心理科会诊。

2.饮食护理：应避免进食刺激性食物。

3.药物护理：指导患者及家属正确使用防止瘢痕增生药物，每天在瘢痕增生部位涂抹药物3～4次，配以手法按摩促进吸收。

4.功能锻炼

（1）颈部烧伤与疤痕：颈前疤痕可仰卧位时肩背下垫枕，使颈部过伸；颈侧疤痕可头向健侧倾斜和转动；颈两侧烧伤，保持中立位。

（2）腋部烧伤：上肢外展90°，同时水平内收15°～20°，防止过度牵拉臂丛神经造成神经损伤；锻炼时可上举过头；仰卧位时，双手交叉于脑后，使腋伸展。

（3）肘部烧伤：患肢提重物对抗屈曲挛缩，手握门球柄作前臂旋转运动。肘关节曲侧烧伤应保持伸直位；伸侧烧伤，应保持肘关节屈曲70°～90°。

（4）手部烧伤：做握拳与对掌、对指运动；五指运动应把大拇指抓入其他四指中；活动时应保持指掌各关节的运动。手背烧伤的，腕关节保持掌屈位；全手烧伤时，包扎应保持手功能位或抗挛缩位：拇指外展对掌位、腕关节微背伸、掌指关节自然屈曲50°～70°，指间关节伸直，各个指间防止指蹼粘连。

（5）膝部烧伤：做膝关节伸直、腘窝伸展、屈膝运动。功能位放置：膝关节伸侧烧伤，膝部垫纱垫，微屈10°～20°；屈侧烧伤，应保持伸直位，必要时用矫形器固定。

（6）足部烧伤：做背屈、砸屈、外展、内收运动；休息时保持功能位。

（7）踝部烧伤：功能位为中立位，踝关节背屈90°。长期卧床者防治足下垂，仰卧位时双足可使用撑脚板；俯卧位时应防足背过伸。

（8）做好可塑型夹板固定、按摩疗法、加压治疗、被动运动、主动运动、温水疗法等宣教，并教会患者及其家属。

（9）指导患者与家属注意安全，任何运动都应以循序渐进为原则，幅度由弱到强、时间由短到长,贵在坚持。

5.做好深静脉血栓预防管理:据 Caprin 评分结果,对低危患者采取基本预防,如床上进行踝泵运动等;对中危患者采取基本预防和物理预防,并根据病情需要遵医嘱采取药物预防。物理预防如抗血栓梯度压力带、间歇充气加压装置的使用,药物预防常用普通肝素、低分子量肝素等。在病情允许的情况下,对高危患者联合使用三种预防方法。定时评估患者双下肢有无肿胀、疼痛等变化,用药期间严密观察有无出血倾向。

6.做好疼痛管理。

（六）健康教育

1.在院健康教育

（1）向患者说明功能锻炼的意义,以主动活动为主,被动运动为辅。

（2）功能锻炼从不痛部位开始,活动度由小到大,活动范围扩展至疼痛部位。

（3）卧床期间可练习闭眼,张口,双臂上举,外展,屈伸肘、腕,前臂旋前旋后,握拳,伸指;双下肢练习肌肉收缩,外展,直腿抬高,屈伸髋、膝、踝,足背屈。

（4）各个部位循序活动,每天 2 次,每次 15 ～ 30min。即使手术后肢体被固定,也要行静力性肌肉收缩。

（5）长期卧床患者下地之前,先坐在床边,双下肢下垂,每天 2 ～ 3 次,每次 20 ～ 30min。能下地时,下肢戴弹力套。首先练习站立,继而走路,弯腰转体,下蹲,爬楼梯,利用康复器械,进行各种锻炼。

2.出院指导

（1）保护新生皮肤,选择棉质透气性好的衣物,用中性肥皂清洗皮肤。

（2）避免进食刺激性食物。

（3）坚持功能锻炼。

### 四、电烧伤的护理

（一）概　述

人体与电源接触导致人体构成电路的一部分,电流在体内转为热能所致人体表面、深层组织和内脏等一系列的损伤,统称电烧伤。电烧伤的严重程度与电压高低、电流强弱、电阻大小、电流的种类和接触电流时间的长短有密切联系。电烧伤可分为电接触烧伤（临床上通常称为"电击伤"）和电弧烧伤。电流通过的那一刻即俗称"触电",可造成心、肺功能紊乱,昏厥,甚至心跳、呼吸骤停等。电击伤往往有一个或数个出入口,伤口深度可波及整个肌群、骨骼,甚至整个肢体,致残率高。电弧烧伤是在一定条件下,人与电源间形成电弧,即电能在人体以外转变为热能,造成瞬间高温使皮肤烧伤,无出入口,如同一般的热力烧伤。有时电弧烧伤中混有电击伤,故护理中要严密观察。

（二）诊疗原则

1.现场急救:迅速切断电源,抢救生命。必要时现场心肺复苏,积极组织送往就近医院。

2.根据烧伤面积、肌肉范围和深度液体复苏,及时使用碱性溶液,保护微循环,减少肾脏损害。

3.预防破伤风、厌氧菌等，及时抗感染、处理合并伤等。

4.实验室检查和辅助检查：心肌酶谱、血气分析、心电图等。

5.创面治疗包括清创、环形焦痂切开减张、皮瓣修复及植皮手术等。

6.营养支持治疗。

（三）专科评估

1.评估受伤时环境、电压高低及接触时间、有无昏迷等。

2.评估局部损伤的面积、深度及程度，注意其"入口"、"出口"、"多发性"、"节段性"、"跳跃性"及肌肉的"夹馅状"坏死、骨周围"套袖状"坏死等复杂多样化特征。

3.评估患者意识及有无电休克现象，如意识不清，抽搐、躁动，瞳孔缩小，胸闷、呼吸急促而不规则，血压升高，脉搏缓慢有力或稍快，注意心律变化。

4.评估有无出血、合并伤，如脑外伤、骨折、脊髓损伤等。

5.观察尿液，评估有无血（肌）红蛋白尿。

6.评估患者心理反应等。

（四）护理问题

1.组织灌注不足：与电烧伤体液丧失过多有关。

2.疼痛：与组织损伤、创面疼痛、换药有关。

3.呼吸心态异常：与电烧伤有关。

4.出血：与电流对创面血管直接或间接损伤有关。

5.有感染的危险：与皮肤破损、电烧伤导致机体各种防御能力下降有关。

6.自理缺陷综合征：与个体运动功能或认知功能受损致自理活动能力下降有关。

7.应对无效：与突发受伤及外表改变有关。

8.躯体活动障碍：与神经肌肉骨骼受损有关。

9.有栓塞的危险：与手术、长期卧床有关。

（五）护理措施

1.保持良好的治疗环境，温度28～32℃，相对湿度40%～60%。

2.予仔细的护理体检，了解患者受伤经过、院前治疗情况、既往史、过敏史等。

3.如患者有昏迷史，要严密观察患者神志变化，因电流通过中枢神经，可使中枢神经受损，轻者表情淡漠、嗜睡、朦胧、浅昏迷，或出现痉挛性抽搐及癫痫。伤后一周内，仍需观察血压、脉搏、瞳孔的变化，结膜有无水肿，有无定向障碍，以及肢体有无异常变化等。

4.心电监护，严密观察患者生命体征，尤其是心率/律变化。

5.根据患者呼吸功能受损情况予以不同给氧方式。

6.进行精准的液体复苏：由于电击伤损伤程度、体液丢失估算与普通烧伤不同，需要将休克症状和体征、尿量和尿液颜色等作为补液指标。

7.严密监测尿量、尿色、尿酸碱度、尿比重。严重电烧伤后，大片肌肉被烧毁，游离的血红蛋白和肌红蛋白可刺激肾血管引起痉挛，并在酸性环境下沉淀析出而阻塞肾小管，临床表现为少尿、血红蛋白尿、肌红蛋白尿，如不及时处理可引起急性肾衰。因此，电击伤休克期尿量要求成人不少于 $100ml \cdot h^{-1}$，儿童不少于 $2ml \cdot kg^{-1} \cdot h^{-1}$，并注意碱化尿液，以便血红蛋白或肌红蛋白迅速从尿中排除，以减少肾脏受到的损害。

8. 严密观察患肢水肿程度、肢体末梢循环、皮肤颜色，如肢体肿胀严重，立即汇报给医生，应尽早行深筋膜切开，降低压力，以改善肢体远端血液循环，并探查坏死肌肉的位置，进行切开引流，尽可能减轻肢体进行性肌肉坏死，为挽救肢体创造条件。

9. 正确评估患者疼痛，根据疼痛分值给予镇痛治疗，换药等操作前镇痛，减轻患者疼痛不适。

10. 预防并发症：因电流通过皮肤，常沿阻力较低的血管神经前进，使血管内膜受阻，一周左右血管内膜坏死、脱落而破裂，发生继发性大出血，故须经常巡视患者，查看伤口，最好行半暴露疗法，避免严密遮盖伤口，妨碍观察；床旁备止血带、大纱布，一旦发生出血，尽快做应急处理，必要时留有静脉置管，各类物品处于应激状态；创面未愈合前，避免过早地做剧烈运动，严禁高压灌肠等引发创面出血的活动及诊疗。

11. 根据患者营养受损评估情况，按医嘱予营养支持并及时进行效果评估。电击伤患者除补给营养丰富的高蛋白饮食外，还应每天补给足量的水果及含纤维多的蔬菜食物，防止大便干燥，避免因解便困难而用力，引起动脉压增高，造成出血。必要时予通便药物。

12. 根据 Caprin 评分结果，对低危患者采取基本预防，如床上进行踝泵运动等。对中危患者采取基本预防和物理预防，并根据病情需要遵医嘱采取药物预防。物理预防包括抗血栓梯度压力带、间歇充气加压装置的使用，药物预防常用普通肝素、低分子量肝素等。在病情允许的情况下，对高危患者联合使用上述三种预防方法。定时评估患者双下肢有无肿胀、疼痛等变化，用药期间严密观察有无出血倾向。

13. 做好心理动态评估，予心理支持，邀请家属参与，提高患者的创伤应对能力，必要时心理卫生科会诊。

（六）健康教育

1. 在院健康教育

（1）指导正确管理创面的方法：注意观察有无出血和创面渗液、有无异味等；防止受压、避免受潮；讲解床边备止血带、纱布的目的和意义。

（2）合理膳食，保持大便通畅，预防过度使用腹压致腹部创面出血。

（3）指导患者缓解恐惧、紧张的办法，如听音乐、与医务人员交流等。

（4）疼痛指导：指导疼痛自我管理方法，如疼痛评分与表达、疼痛处理方式与方法等。

（5）积极康复及功能锻炼，早期指导肢体功能位摆放，植皮术后一周后进行功能锻炼，皮瓣术后 2 周后进行功能锻炼。

2. 出院指导

（1）复查时间、就诊方式指导。

（2）指导伤口自我护理方法。

（3）自我调节情绪，保持心情乐观、积极；饮食、生活有规律。

（4）坚持循序渐进的功能锻炼。

（5）注意眼科复查，警惕近、远期并发白内障。

### 五、常见化学烧伤的护理

**（一）概　述**

定义：化学烧伤是指人体接触化学物质后造成的局部或全身的损害，损害程度与化学品的性质、剂量、浓度、物理状态（固态、液态、气态），接触时间和接触面的大小，以及当时急救措施等有着密切的关系。化学物质对局部的损害作用，主要是细胞脱水和蛋白质的变性，有的产生热而加重烧伤，有的化学物质被吸收后可发生中和反应。

**（二）诊疗原则**

1. 迅速脱去或剪去被化学物质浸湿和污染的衣物。

2. 立即用大量流动清水持续冲洗至少 30min。

3. 确认引起烧伤的化学物质及有无化学中毒，根据该化学物质的救治原则及时治疗。如一时无法获得解毒剂或肯定为致毒物质时，可先用大量高渗性葡萄糖和维生素 C 静滴、给氧、输新鲜血液等。如无禁忌，及早应用利尿剂，然后根据情况选用解毒剂。

4. 根据烧伤治疗原则进行烧伤休克复苏和创面处理。

5. 及时处理并发症。

**（三）专科评估**

1. 询问受伤史、受伤原因，判断有无中毒。

2. 评估化学物质清除的程度：pH 试纸测定化学物质残留情况。

3. 监测神志、生命体征、心率、呼吸、血压、血氧饱和度等。

4. 监测尿量、尿色、尿 pH 值。

5. 评估烧伤面积和深度、创面渗出量、性质，根据特殊气味判断化学物质的种类。硫酸使组织脱水呈现棕色或黑棕色，硝酸与组织中某些氨基酸发生蛋白质反应而呈现黄色，盐酸烧伤时呈青铜色或灰白色，苯酚烧伤时皮肤呈白色，以后呈黄褐色痂；碱烧伤创面一般较酸烧伤深，早期创面潮红，有黏滑感，焦痂软，易被感染，焦痂脱落后创面凹陷，经久不愈；磷烧伤创面呈棕褐色。

6. 评估有无眼烧伤、吸入性损伤。

7. 疼痛评估。

8. 评估患处肿胀程度、患肢肢端血运、活动度。

9. 评估头痛、头晕、食欲缺乏、恶心呕吐、腹泻、肌肉颤动、呼吸道分泌物增多等中毒症状。

10. 评估心理反应。

**（四）护理问题**

1. 组织灌注不足：与化学烧伤体液丧失过多有关。

2. 疼痛：与组织损伤、创面疼痛、换药有关。

3. 呼吸形态异常：与头面部化学烧伤及（或）吸入性损伤有关。

4. 营养低于机体需要量：与摄入不足、代谢量增加有关。

5. 有感染的危险：与皮肤破损、化学烧伤致机体各种防御功能降低有关。

6. 有栓塞的危险：与手术、长期卧床有关。

7. 焦虑：与担心愈合有关。

### （五）护理措施

1. 创面护理，早期持续用大量清水冲洗，时间超过 30min。

2. 生命体征及病情的观察，密切注意有无中毒及神志、重要器官的功能、呼吸状况、尿液性质及量变化，及时发现，及时汇报，及时处理及记录。

3. 对头面部烧伤患者，注意观察头面部肿胀情况，及有无吸入性损伤，准备好气切用物。

4. 观察疼痛情况，根据患者疼痛评估分值予有效镇痛，换药操作前镇痛，最大程度减轻患者疼痛。

5. 眼烧伤按眼部烧伤护理。

6. 吸入性损伤按吸入性损伤护理。

7. 根据 Caprin 评分结果，对低危患者采取基本预防，如床上进行踝泵运动等。对中危患者采取基本预防和物理预防，并根据病情需要遵医嘱采取药物预防。物理预防包括抗血栓梯度压力带、间歇充气加压装置的使用，药物预防常用普通肝素、低分子量肝素等。在病情允许的情况下，对高危患者联合使用上述三种预防方法。定时评估患者双下肢有无肿胀、疼痛等变化，用药期间严密观察有无出血倾向。

8. 评估心理变化，耐心聆听并给予疏导。

9. 不同化学物质烧伤的诊疗

（1）碱烧伤

1）苛性碱烧伤：伤后立即用大量清水长时间持续冲洗，一般不用中和剂，若有亦须在冲洗后使用，以防止中和时产生的热继续加深组织损害。深二度烧伤应争取早期切、削痂植皮，以防止碱性物质加深组织损害。休克期应密切观察病情变化，测定每小时尿量，以及时调整输液量，防止休克的发生。

2）生石灰烧伤：应先将创面伤的生石灰粉末擦拭干净，再用大量清水冲洗，也可以用高压水龙头直接冲洗。

3）氨水烧伤：对氨水烧伤的患者，尤其是头面部烧伤者，要仔细检查口、鼻、咽喉部黏膜有无烧伤，密切观察有无吸入性损伤，保持呼吸道通畅。床旁备气切包及用物。如发现有进行性呼吸困难等气道梗阻症状时，应立即气管切开，按吸入性损伤和气管切开术后的护理要求进行护理。

4）无机磷烧伤

①立即脱去或剪去被污染的衣物，用大量清水冲洗，再用水冲洗，冲洗时间至少在半小时以上，必要时反复冲洗。

②磷具有溶于油不溶于水的性质，在处理创面时，严禁用油质敷料，以免加快磷的吸收，清创后的创面多用包扎疗法。

③补液及全身疗法：休克期补液要比热力烧伤时要多，维持尿量在 100ml·h$^{-1}$ 以上，并以碳酸氢钠溶液碱化尿液，适量应用溶质性利尿药物。注意保护肝肾功能，给予高热量、高

蛋白、高碳水化合物、低脂肪饮食，并补充大量维生素。熟悉药物的副作用，禁用或少用对肝肾功能有损害的药物。

5）有机磷烧伤合并中毒

①烧伤创面应用大量冷水冲洗，还可用冷肥皂水或 3% ～ 4% 碳酸氢钠溶液清洗。

②全身处理：应用特殊解磷药物，常用的解毒药有：阿托品、胆碱酯酶复能剂。对症处理，如出现烦躁不安等症状，可适当用镇静剂，如巴比妥钠或 10% 水合氯醛。休克期加强输液管理，密切观察尿量，以保证抗休克的顺利进行，又不致造成肺水肿，保持呼吸通畅，给予全身支持疗法，加强患者营养及生活护理。保持病室环境的安静和患者的安静。

6）瓦斯爆炸的处理

①抗休克：重症要立即根据烧伤补液公式抗休克，如有颅脑损伤或吸入性损伤时，输液不能太快太多，及时调整输液量，以维持尿量在 30ml·h⁻¹ 左右即可，预防脑水肿或肺水肿的发生。

②保持吸道通畅，给氧。

③抗感染：因创面污染较重，及时进行清创和创面处理，同时全身应用有效的抗生素。

④严密观察内脏损伤及合并中毒的症状，及时发现，及时治疗。

（2）酸烧伤

1）强酸烧伤：伤后立即用流动水冲洗，冲洗后不要用中和剂，必要时可用 5% 碳酸氢钠湿敷 30min，以中和创面残存的酸性物质，然后再用清水冲洗。积极进行抗休克、抗感染、营养支持等治疗。

2）氢氟酸烧伤

①迅速脱去或剪去被污染的衣服，用大量流动水冲洗，有条件者也可局部冲洗六氟灵，轻症者冲水持续 30min，危重患者应边冲水边送医院。甲沟及皮肤皱褶处冲洗需彻底，剪去水疱和去除坏死组织，防止残留氢氟酸继续作用。

②"中和治疗"：钙镁溶液湿敷；2.5% ～ 5.0% 葡萄糖酸钙溶液皮下注射，手指氢氟酸烧伤一般不建议采用皮下注射；钙离子直流电透入；肢端动脉葡萄糖酸钙溶液注射；区域性静脉灌注葡萄糖酸钙溶液。以上方法根据患者情况任选其一（操作注意事项见第三章第十二节）。

③急性氟中毒治疗：建立二路静脉输液通道，一路专用于注射葡萄糖酸钙，另一路行输液抗休克及常规用药，根据尿量调整输液速度，留置导尿，维持尿量在 3ml·kg⁻¹·h⁻¹ 左右。初期 0.5h 检测一次血钙、镁、钾，之后根据病情可适当延长检测时间。心电监护下进行静脉或动脉缓慢注射葡萄糖酸钙，床边备电除颤仪。必要时气管插管、镇静、呼吸机辅助呼吸。

④呼吸道吸入治疗：2.5% 葡萄糖酸钙溶 10ml 超声雾化吸入，每 4h 一次，用药 1 ～ 2d。

3）苯酚烧伤

①迅速脱去或剪去被污染的衣服，立即用大量流动清水冲洗，至少 30min。

②"中和治疗"：30% ～ 50% 乙醇溶液擦抹创面，直至创面无酚味，再用清水冲洗；用

浸过甘油、聚乙烯二醇或聚乙烯二醇和乙醇溶液混合液（7∶3）的棉花或纱布擦去创面上沾染的酚液，至少10min，然后再用清水冲洗，避免聚乙烯二醇肾毒性；饱和硫酸钠或5%碳酸氢钠溶液湿敷创面。

③早期液体复苏、抗休克，预防急性肾功能衰竭。

（六）健康教育

1.在院健康教育

（1）保持室内空气清新，谢绝人员探视。

（2）休克期患者中凹卧位，头面部烧伤患者的床头小于15°。

（3）根据烧伤各期安排饮食种类，正常进食后应高蛋白、多维生素饮食。

（4）保持创面清洁、无污染。

（5）保持各管道正确摆放并保持通畅。

（6）指导患者疼痛自我评估及自我缓解。

（7）患者定时翻身，根据创面情况适当进行早期功能锻炼。

（8）教导患者正确面对病情，树立信心，积极配合治疗。

（9）建立良好的家庭及社会支持系统。

2.出院指导

（1）指导患者及家属正确面对容貌及身体的改变或残缺，积极复建，回归家庭和社会。

（2）均衡膳食，清淡饮食，忌烟酒。

（3）保持未愈合创面清洁干燥，遵医嘱换药治疗，已愈合创面勿用手搔抓，避免日光直射，避免使用刺激的清洁产品或化妆品，穿着柔软透气的棉质衣裤。

（4）遵医嘱服药及换药治疗。

（5）坚持防疤痕治疗。

（6）坚持循序渐进地进行肢体功能锻炼。

（7）遵医嘱定期复查，如有不适及时致电或回院咨询。

## 六、热压伤护理常规

（一）概　述

1.定义：热压伤是一种热和挤压的复合伤，有别于单纯烧伤，除皮肤深度烧伤外，常伴有深部组织包括肌腱、神经、血管甚至骨折等损伤。

2.临床表现

（1）手部水疱、焦痂、疼痛难忍。

（2）撕脱伤或挤压伤。

（3）深部组织如肌肉、肌腱、神经、血管、骨关节受累，功能障碍。

（二）诊治原则

彻底清创，处理损伤的骨、关节和覆盖创面，最大限度地恢复其功能。严重热压伤需要皮瓣修复。

（三）专科评估

1. 术前

（1）评估损伤的面积、深度和程度。

（2）评估有无神经、肌腱、肌肉损伤状况等。

（3）评估受伤状况。

（4）评估患者其他情况，如心理反应、社会支持、疾病史等。

（5）完善术前各项检查及准备，常规检查血常规、糖脂肝肾功能电解质、凝血功能、心电图、胸片等。

（6）训练床上大小便，备皮，剪指甲。

2. 术后

（1）评估麻醉和手术方式。

（2）评估生命体征，创面包扎敷料有无渗血渗液等。

（四）护理问题

1. 疼痛：与创伤和手术有关。

2. 有感染的危险：与机体抵抗力下降、手术创伤大有关。

3. 有栓塞的危险：与手术、长期卧床有关。

4. 生活自理能力低下：与术后活动耐力不足、身体虚弱，伤口疼痛、患肢固定活动受限有关。

5. 出血：与创伤、手术有关。

6. 不适：活动受限，与患肢位置固定、限制早期下床活动有关。

7. 自我形象紊乱：与术后自我形象改变有关。

（五）护理措施

1. 术前护理

（1）按外科术前护理常规。

（2）观察体温、脉搏、呼吸变化，必要时测血压。

（3）有针对性地做好心理护理，减轻患者的心理压力。详细介绍手术的方式、过程、目的、术后注意事项，列举治愈病例，让患者了解手术的必要性，树立疾病康复的信心。与患者建立良好的护患关系，取得患者的信任，以减轻患者的焦虑、恐惧、紧张的心理状态。

（4）抬高患肢以利于水肿消退及减轻疼痛。

（5）严密观察患肢或患指肿胀、疼痛及血液循环情况，及时发现手部温度降低、颜色发绀、感觉减退或消失、疼痛和肿胀进行性加剧等。做到早发现、早处理。

（6）使用抗生素控制感染、改善血管微循环药物治疗。

2. 术后护理

（1）按外科术后护理常规。

（2）密切监测生命体征并记录。

（3）伤口创面包扎敷料，观察有无渗血、潮湿。

（4）观察氧饱和度，鼓励深呼吸，指导有效咳嗽。

（5）加强生活基础护理，加强翻身叩背，保持患肢腋下局部皮肤干燥清洁，尤其是患肢肘部，避免压力性损失的发生。

（6）注意观察皮瓣下出血情况，指端末梢血供情况是否良好。

（7）观察皮瓣血供情况，在妥善固定的同时，避免蒂部受压皮瓣苍白、皮温低，及皮瓣肿胀、青紫、瘀斑、水疱。

（8）患肢位置妥善固定，指导床上大小便，避免过早下床活动引起皮瓣撕脱。

（9）带蒂皮瓣转移后无感染、血运障碍等并发症。

（10）严防因体位突然变动、情绪激烈变动、过于用力等导致大出血。床边备止血带。对高危出血患者要留置静脉输液导管。

（11）疼痛护理：做好疼痛宣教，使患者配合疼痛自我管理，正确评估疼痛分值，积极予多模式的镇痛治疗。

（12）皮瓣断蒂后，指导患者进行功能锻炼。鼓励患者下床活动，知晓练习肩关节旋转、抬高活动、肘关节屈伸、前臂旋前旋后等动作，指导指间关节、掌指关节屈伸及对指功能训练和腕关节屈伸、背伸功能的锻炼。循序渐进，从被动到主动锻炼。

（13）鼓励患者树立战胜疾病的信心，解除思想顾虑，不要有自卑感，保持情绪稳定；鼓励患者多与家人朋友沟通、交流，多参加集体活动。

（14）做好皮瓣术后护理

1）由于手术时间较长，渗血较多，以及术后抗凝药物的使用，需使用心电监护严密观察生命体征，进行氧饱和度监测，及时补充血容量，防止血容量不足，以免心搏出量减少，周围血管收缩，影响移植皮瓣的血供。

2）由于手术创伤较大，强迫体位持续时间长，疼痛是不可避免的，而疼痛又可使机体释放 5- 羟色胺，具有强烈收缩血管的作用，长时间疼痛可致使血管腔狭窄甚至闭塞或血栓形成。术后可给予常规镇痛。适当协助患者活动下肢关节，促进舒适，以减轻疼痛的发生。

3）术后一般需绝对卧床 3d，体位的正确摆放尤为重要。患肢用软枕垫妥，适当托空，每 2h 给予变换一次体位，变换体位时注意不可牵拉、压迫皮桥，以免影响血供。3 周左右需患肢制动，适当按摩患侧肩关节，避免患侧肩关节废用综合征的发生。

4）皮瓣的观察：密切观察皮瓣颜色、皮温，及早发现问题，及早处理。

5）做好深静脉血栓预防管理：根据 Caprin 评分结果，对低危者采取基本预防，如床上进行踝泵运动等。对中危患者采取基本预防和物理预防，并根据病情需要遵医嘱采取药物预防。物理预防包括抗血栓梯度压力带、间歇充气加压装置的使用，药物预防常用普通肝素、低分子量肝素等。在病情允许的情况下，对高危患者联合使用上述三种预防方法。定时评估患者双下肢有无肿胀、疼痛等变化，用药期间严密观察有无出血倾向。

**（六）健康教育**

1.抬高患肢有利于水肿消退和疼痛减轻。

2.饮食上应多摄入高热量、高蛋白、易消化的食物，新鲜的蔬菜、水果，少量多餐，保持大便通畅。

3.术后出现疼痛，及时通过客观测量工具告知护士，予做好疼痛的护理。

4. 鼓励患者保持积极的心态面对疾病,配合治疗。

5. 鼓励患者加强功能锻炼,保持患肢功能位,由被动到主动锻炼,循序渐进,提高自我生活护理质量。

6. 定期门诊复诊,如有不适及时就诊,术后随访,适时行去脂分指术。

### 七、特殊部位烧伤的护理

**（一）概　述**

1. 定义:特殊部位烧伤是指头部、面、颈部、手部、会阴部的烧伤。

2. 主要病因:最常见者为居室内单发烧伤,其次为社会场所意外事故的群体烧伤。临床所见烫伤常由热液或蒸汽等所致,冶炼工业,某些化工产品（如涂料、塑料、人造纤维等）,物品及家具等易燃烧,容易引起火灾和烧伤,其他如燃烧武器的应用等亦可引起。

3. 主要的临床表现、症状

（1）疼痛:烧伤后患者出现剧痛。

（2）休克:严重烧伤后不久输出量有明显下降,表现为面色苍白、呼吸急促、脉搏细速、皮肤湿冷、尿量减少等低血容量休克的症状。

（3）发热:出现体温升高等反应。

**（二）诊疗原则**

加强局部治疗,重视全身治疗,伴有大面积烧伤者按大面积烧伤观察与治疗。

**（三）专科评估**

1. 评估烧伤的部位、面积、深度。检查是否有头、面、颈、耳朵、眼部烧伤,查看鼻毛是否烧焦;患者有无声音嘶哑;是否咳吐带黑色的痰。面部化学性烧伤合并眼烧伤,结膜轻度烧伤者可充血、水肿,重者坏死呈灰白色。角膜烧伤轻者肉眼不易检查,可协助眼科医师进行检查,必要时测量眼压;重度角膜烧伤者角膜呈浑浊,甚至瓷白色,主要表现为畏光、流泪、剧痛等。

2. 询问病史,包括受伤事件、致伤因子、受伤的环境,及受伤经过和伤后处理情况。如果在密闭环境中烧伤,警惕吸入性损伤。

3. 观察患者的神志、意识,测量患者的生命体征,询问伤后有无小便及小便的量、色有无改变,评估是否有休克征兆或休克。

4. 询问患者既往史、个人史和家族史,有无药物过敏。

5. 了解患者恐惧、担忧、烦恼等心理反应,评估家庭成员及其社会支持系统对患者的影响。

6. 了解血常规、肝肾功能及血气分析和血清电解质浓度监测结果,如果发现低氧血症或高碳酸血症,警惕呼吸道不畅。

**（四）护理问题**

1. 窒息的危险:与头面部、呼吸道烧伤有关。

2. 皮肤完整性受损:与烧伤导致组织破坏有关。

3. 自我形象紊乱:与烧伤后毁容、肢体障碍及功能障碍有关。

4.营养失调：低于机体需要量，与烧伤后机体处于高分解状态和摄入不足有关。

5.有栓塞的危险：与长期卧床有关。

6.潜在并发症：感染、应激性溃疡。

**（五）护理措施**

1.头、面、颈部烧伤的护理要点

（1）头皮烧伤护理：保持头皮烧伤创面清洁、干燥，剃净烧伤部位及其周围头发。避免烧伤部位长期受压，特别是枕后。休克期过后可抬高床头 15° ～ 30°，减轻头部水肿。

（2）面部烧伤护理：首先检查有无吸入性损伤和休克状态；取半卧位，利于创面水肿消退；剃去毛发，保持创面清洁干燥，采用暴露疗法，如同时有颈部烧伤时，应充分暴露颈部创面，置颈部于过伸位。

（3）眼部烧伤护理：及时清除眼内分泌物及渗液，按医嘱定时使用眼药。对眼睑外翻者，用稍大于眼部长宽的凡士林纱布覆盖，防止暴露性角膜炎发生。俯卧位时防止眼部受压，可用纱布保护。眼部护理动作要轻柔，严格无菌操作。

（4）耳部烧伤护理：侧卧或平卧时防止耳廓受压，以免发生中耳炎或耳软骨炎。保持外耳道清洁干燥，可用干棉球吸附外耳道口渗液。涂药及进食时注意保护耳部，防止药液、汤水等流入耳内。

（5）鼻烧伤护理：保持鼻腔清洁、通畅，及时去除鼻腔痂皮，有分泌物流出时，要及时用消毒棉球吸干，必要时用吸引器轻轻吸出。

（6）口周烧伤护理：保持唇周及口腔清洁，口唇肿胀外翻时注意保护黏膜，及时清除口腔分泌物，定时进行口腔护理。观察口腔黏膜情况，发现溃疡或真菌生长时要对症处理。

（7）颈部烧伤护理：评估创面深度，注意有无呼吸困难，必要时行气管切开术。创面采取暴露或半暴露疗法，保持干燥。卧位要采取半坐头正中后仰位，在颈背部垫一软枕，使颌颈部完全暴露。深度烧伤手术患者，在恢复期进行早期锻炼，防止瘢痕挛缩。

2.手部烧伤的护理要点

（1）浅层烧伤，清创后采用包扎疗法，包扎时指间应以纱布隔开，抬高患肢，以利静脉回流、水肿消退。

（2）手部固定时的位置，注意保持功能位。

（3）手部包扎敷料如有潮湿，应及时更换，防止感染。

（4）手部深度烧伤，要注意观察指端血循环，如有环形焦痂应及时切开减压，以防肢体缺血加重坏死。

（5）手部切痂植皮后应保持"安全位"。腕部略背屈，掌指关节屈曲 75° ～ 90°，指间关节屈曲 20° 或完全伸屈，拇指外展，指蹼张开。注意敷料包扎是否过紧，并观察指端血循环的情况，有无因包扎过紧而充血，注意植皮区、供皮区的渗血情况。术后手背朝下抬高，以利引流。

（6）手部植皮后，严禁在患侧测血压、扎止血带，否则可引起皮下出血，影响皮片生长。

（7）用翻身床翻身时注意手的保护，防止滑出而损害所植皮片。

（8）早期锻炼有助于功能的恢复。要鼓励患者进行早期的手部锻炼，自己进食、穿衣、大小便等。

3. 会阴部烧伤的护理要点

（1）会阴部烧伤后应剔除阴毛，清创时注意皱褶处、凹陷处的污物。

（2）会阴部烧伤行暴露疗法，双下肢尽可能充分外展，保证外阴充分暴露，及时擦净渗液，给予辐射床照射，促进创面干燥。做好大小便的护理，防止污染创面。及时更换被污染或潮湿的创面敷料。与会阴部创面接触的任何容器均应消毒，并注意不要损伤创面及愈合的皮肤。

（3）留置导尿患者，注意固定，防止脱出，做好会阴护理。当创面基本愈合后，即可拔除导尿管，以免引起尿路感染。女患者不用导尿管时，可用纱布或卫生纸放置会阴部作排尿引流。

（4）会阴部深度烧伤者，臭味较大，应先用 3% 双氧水擦洗，再用生理盐水冲洗。

（5）会阴部术后体位采用仰卧或俯卧位，两下肢固定于外展位，两大腿间成 60° 角。

（6）会阴部烧伤愈合过程中，注意防止臀沟两侧粘连愈合而形成蹼状疤痕，避免造成肛门狭窄或闭锁。为此，应分开两下肢，臀沟放置引流物。对深度烧伤，应尽快植皮以减少疤痕。

（7）会阴部烧伤常伴有外生殖器烧伤。如有早期阴茎及阴囊水肿，在患者俯卧位时应托起阴茎及阴囊。女性外生殖器烧伤，应注意分开阴唇，防止粘连及愈合的阴道闭锁。

（六）健康教育

1. 在院健康宣教

（1）加强营养，增加机体抵抗力。解释疼痛的原因，指导减轻疼痛的方法；分散注意力，抬高患肢以减轻局部水肿使疼痛减轻。

（2）功能锻炼：整个治疗过程中注意保持各关节功能位，先行各关节被动活动，逐步过渡到主动活动。初愈合创面皮肤弹性差、静脉回流障碍，进行功能锻炼时，应注意运动强度；待无静脉回流障碍后，练习下床站立、行走，以逐步恢复肢体功能。

（3）保护新生皮肤：新生皮肤薄，缺乏韧性和弹性，摩擦后易发生小水泡或造成水泡破溃，应避免摩擦、抓挠，每日清洗局部，防止感染。

（4）心理指导：烧伤部位特殊，因羞怯心理，患者往往不愿暴露创面，应耐心解释，说明创面暴露的必要性及重要性，消除其害羞心理，从而主动配合换药及护理，以保证创面尽早愈合。

（5）饮食指导：进食高热量、高蛋白、富维生素及含粗纤维的清淡食物，少吃辛辣刺激性食物，促使肠蠕动，防止便秘，补充营养，促进创面愈合。

2. 出院指导

（1）保持心情舒畅。

（2）尽量避免日光照射，因为日光照射可促进皮肤黑色素合成而使皮肤色素沉着。

（3）减少疤痕挛缩畸形：深二度、三度创面愈合后，可形成疤痕，应坚持外涂抑制疤痕增生药物、使用弹力绷带持续加压包扎局部等辅助措施半年到一年，以减少疤痕增生。遗留疤痕增生、挛缩畸形，影响功能和容貌时，可于六个月后行整形手术。

（4）例举残疾人身残而心不残，同样可以在事业和生活上成功的事迹，使患者慢慢适应新生活，以乐观情绪对待人生，提高生活质量。

### 八、吸入性损伤的护理

（一）概　述

1.定义：吸入性损伤是由于热力、有毒或刺激性气体吸入引起的呼吸道和肺实质的损伤。

2.致病因素

（1）热力：热力分干热和湿热。

（2）有毒或刺激性气体。

3.临床表现

（1）声嘶和喘鸣是早期最常见且具有诊断意义的体征。

（2）刺激性咳嗽，呈"铜锣声"，并有疼痛感。并发水肿时，咳有泡沫样痰液，有时为粉红色，痰中带血。

（3）上呼吸道梗阻所致呼吸困难为吸气性呼吸困难，在吸气时出现典型的"三凹征"；下呼吸道损伤所致的呼吸困难，如无上呼吸道梗阻症状时，呼吸浅快，多伴有哮鸣音的存在。

（4）一氧化碳中毒的严重程度与血中HbCO含量密切相关。一般血中HbCO超过13%则为中毒，轻则有头痛、呼吸困难，重则出现幻觉、头晕、恶心呕吐，甚至精神错乱、昏迷等。

（二）诊疗原则

1.诊断：有密闭空间内发生的烧伤；有面颈和前胸的烧伤，特别是口鼻周围深度烧伤；鼻毛烧焦，口唇肿胀，口腔和口咽部红肿、有水疱或黏膜发白者；刺激性咳嗽、口腔有炭末者；声音嘶哑、吞咽困难或疼痛者；呼吸困难和（或）伴哮鸣音者。纤维支气管镜检查是临床诊断吸入性损伤最可靠的方法。对吸入性损伤的诊断根据损伤的程度分为三度：

（1）轻度吸入性损伤：病变限于口、鼻腔和咽部。

（2）中度吸入性损伤：病变波及咽喉和气管。

（3）重度吸入性损伤：病变可达支气管、细支气管，甚至深达肺泡。

2.治疗原则

（1）保持气道通畅，防止及解除气道梗阻，做好气管切开后护理。

（2）改善肺循环。根据尿量、血压及生命体征的变化，进行正确的液体复苏，维持足够的血容量，避免因限制输液而不能维持有效循环量，最终导致组织灌液不良，进一步加重组织损害。

（3）维持气体交换功能，纠正低氧血症。根据实验室检查及生命体征选择合适的氧疗工具。

（4）防止感染。清理气道分泌物，必要时行肺内灌洗，是防止肺部感染的基本措施。

合理使用抗生素。

（三）专科评估

1. 健康史及相关因素：包括患者的一般情况、受伤史和既往史等。

2. 身体状况

（1）局部

1）面颈部、口鼻周围有无烧伤痕迹，口鼻有无黑色分泌物。

2）烧伤的面积、深度和程度。

3）创面。

（2）全身：生命体征是否平稳，有无呼吸道刺激症状，如声音嘶哑、咳炭末样痰、呼吸困难、喘鸣音等症状。

3. 辅助检查：胸部 X 线检查、纤维支气管镜检查、血气分析。

4. 心理和社会支持情况。

（四）护理问题

1. 有窒息的危险：与头面部、呼吸道等部位烧伤有关。

2. 气体交换受损：与气管、肺部损伤有关。

3. 体液不足：与伤后大量液体自创面丢失、血容量减少有关。

4. 皮肤完整性受损：与烧伤导致组织破坏有关。

5. 自我形象紊乱：与烧伤后毁容及肢体残缺有关。

6. 营养失调：低于机体需要量，与烧伤后机体处于高分解状态和摄入不足有关。

7. 有栓塞的危险：与长期卧床有关。

8. 焦虑、恐惧：与知识缺乏、担心预后有关。

9. 潜在并发症：感染；应激性溃疡；肺水肿。

（五）护理措施

1. 严密巡视，专人护理，床边备气管切开包、吸引器等，严密观察呼吸情况，防止窒息。

2. 保持鼻腔、口腔清洁，选择合适的漱口液漱口，清除脱落黏膜，防止口腔溃烂及感染。

3. 氧疗：轻、中度吸入性损伤建议氧疗，必要时可以采取经鼻高流量氧疗；中、重度吸入性损伤患者经高浓度吸氧或经鼻高流量氧疗仍不能改善低氧血症或者呼吸做功明显增加时，应尽快行有创机械通气。

4. 气管切开术后护理：严格的无菌操作，正确的气管内吸引，保持呼吸道湿润。

（1）吸入性损伤或气管切开术后，呼吸道本身的自然湿化作用减弱或消失，蒸发失水管腔内分泌物黏稠，坏死黏膜组织脱落，易造成呼吸道梗阻。因此，湿化气道、保持呼吸道通畅是吸入性损伤最主要的护理措施。病室保持清洁整齐，每日早晚各通风一次。室温保持在 28 ～ 32℃，相对湿度为 40% ～ 50%。每日行雾化吸入。

（2）气管套管的大小选择一定要合适，如过小则妨碍吸收而增加无效腔。气管切开患者选择吸痰管的直径应小于内套管，吸痰管与气管内套管直径比约为 1∶2。

（3）吸痰管应软硬适度，粗细适中，长度适宜，保持内套管清洁、通畅，严格执行无菌技术操作。定时更换气切金属内套管。

（4）套管口系带，应根据患者颈部水肿及消退情况调节松紧程度。水肿在伤后48～72h达到高峰，以后逐渐消退。当水肿加重时，应及时放松系带，以免加重患者的呼吸困难，造成局部压迫性坏死。反之，如果水肿消退时不及时系紧，则套管容易滑出。在翻身时也应检查系带的松紧度以免脱出。

（5）伤后3～14d是坏死黏膜脱落阶段，坏死黏膜和分泌物可形成凝块，造成呼吸道阻塞，故应加强护理，保持呼吸道通畅，随时吸痰。如有较大的坏死组织脱落而不宜吸出，可应用纤维支气管镜直视下呼吸道灌洗，气道灌洗宜医护密切配合并做好抢救准备。

5. 吸痰及清除气道内分泌物：应经常用吸痰管帮助清除口鼻咽喉部的分泌物，同时刺激其主动咳嗽。气管内痰液过多时，可行气管内吸痰。吸痰时要注意无菌操作，每次更换消毒吸痰管。吸痰管要柔软光滑，操作要轻柔，尽量减少附加损害，且每次吸痰时间不宜过长，一般不超过15s。

6. 鼓励咳嗽及深呼吸，帮助翻身。若患者无力咳嗽或气管切开者，可结合体位引流，用手拍打胸部或背部，使周围肺泡内痰液聚集至大气管内，便于咳嗽清除或吸出，特别要注意晚上肺底部常积存有分泌物，睡前及清晨皆要鼓励咳嗽，帮助排痰。定时帮助患者改变卧位，左右侧卧、头低足高位。卧翻身床的患者，应根据病情制订翻身计划，在改变卧位或行翻身床翻身时，同时用掌心叩拍，并作体位引流。

7. 使用呼吸器的护理要点

（1）正确调节呼吸频率及吸气、呼气的比例。成人呼吸频率应调节在16～20次·min$^{-1}$。每个呼吸周期中，呼吸比例为1：1.5或1：1，既要保证充分的吸气期，也要保证充分的呼气期。

（2）判断潮气量是否适当，观察胸廓扩张幅度，是估计通气量的实用方法。辅助呼吸选用的潮气量，以能看到明显的胸廓运动为宜。

（3）检查呼吸机运转情况，要记录吸气压力、呼吸频率、呼气与吸气时间比值，特别注意呼吸频率。

（4）适当调节氧的浓度。严重缺氧的病例，可用高浓度氧气吸入，待缺氧改善，一般应用40%～50%的氧。

（5）及时清除痰液，保持呼吸道通畅和湿润。

（6）呼吸器不能突然撤除，撤去前要进行适应的观察锻炼，让其作深吸气动作，锻炼呼吸肌功能，靠自主呼吸带动呼吸器工作。

8. 合理应用抗生素：一般应参照痰液培养或口鼻部创面脓液培养细菌及药物敏感度，有针对性地应用有效抗生素。

（六）健康教育

1. 入院时宣教：为患者提供最好的治疗和护理，建立良好的护患关系，使患者对科室、医院产生信任的态度。

2. 饮食宣教：护士应向患者及家属解释充足的营养供给与机体康复的关系，可根据患者的嗜好并遵循适宜的饮食原则选择高热量、高蛋白、高维生素的易消化饮食。若出现胃肠道症状可暂禁饮食,并给予肠外营养支持,待胃肠功能得到一定恢复后,及早进行肠内营养支持。治疗早期给予流质饮食,水肿消退后逐渐改为半流质饮食,直至普通饮食。食物尽量做到多样化,色香味美,以刺激患者食欲。

3.心理护理:吸入性损伤患者常因呼吸道梗阻,呼吸费力,呛咳,头面部烧伤致眼睛不能张开,口唇肿胀呈鱼嘴状,以及社会、经济方面等多种因素,易产生恐惧、焦虑等不良情绪,精神压力大。护理人员需评估患者的心理状态,鼓励其说出心理感受。对于有语言沟通障碍的,可鼓励患者用手势、表情、点头等方式进行交谈,以表达自己的需求。向患者详细介绍病情、治疗方法、预期疗效,从根本上缓解患者的不良心理反应,帮助患者树立战胜疾病的信心,主动配合医生治疗。

### 九、儿童烧伤的护理

（一）概　述

1.定义:儿童烧伤是指年龄小于14周岁的儿童皮肤受到热物质损伤引起的局部和全身的一系列反应。热物质包括火焰、热液、电流、化学物质、放射物质等。烧伤不仅可引起皮肤、皮下组织、肌肉、骨骼的损伤,严重时可引起一系列全身性变化,常危及生命。

2.主要的临床表现:同成人。

3.儿童烧伤面积的测算

（1）手掌法:五指并拢,患儿一掌的面积为自身体表面积的1%。

（2）新九分法和相应的修正公式:适合12岁以下儿童。

儿童头、面、颈面积（%）＝［9＋（12－年龄）］×100%

儿童双下肢面积（%）＝［46－（12－年龄）］×100%

胸、背部各占13%,会阴占1%,双手占5%,双前臂占6%,双上臂占7%,双臀5%,双足7%,双小腿13%,双大腿21%。

（3）烧伤程度与面积的关系

1）轻度烧伤:烧伤总面积＜5%的二度烧伤。

2）中度烧伤:烧伤总面积在5%～15%的二度烧伤或5%以下的三度烧伤。

3）重度烧伤:烧伤总面积在15%～25%或5%～10%的三度烧伤。

4）特重烧伤:烧伤总面积＞25%或三度烧伤＞10%。

（二）诊疗原则

防治休克、创面处理和防治感染。

（三）专科评估

1.病史:了解烧伤的原因,有无外伤史、昏迷史、吸入性损伤等;既往史、体重、胃纳、饮食习惯。

2.烧伤面积估算:以中国九分法结合手掌法估算儿童烧伤面积。

3.患儿神志意识、生命体征。

4.尿量、末梢循环。

5.疼痛评分。

6. 患儿的心理状态,社会支持情况。

（四）护理问题

1. 体液不足:与创面体液渗出过多有关。

2. 皮肤完整性受损:与皮肤损伤有关。

3. 有感染的危险:与皮肤屏障功能丧失、机体抵抗力下降有关。

4. 疼痛:与皮肤损伤、执行治疗操作有关。

5. 营养失调:低于机体需要量,与摄入不足和机体持续高代谢状态有关。

6. 躯体行动障碍:与烧伤后创面疼痛、肿胀有关;与瘢痕组织形成活动受限有关。

7. 有窒息的危险:与头面部、颈部烧伤致局部水肿、吸入性损伤有关。

8. 焦虑（患儿或家属）:与无法预知未来和面对社会问题有关。

9. 知识缺乏:缺乏护理知识和功能锻炼知识。

10. 合作性问题:应激性溃疡、肾功能不全、脑水肿、心律不齐。

（五）护理措施

1. 维持有效的血容量:平卧位,迅速建立通畅的输液途径 1 ～ 2 条,制订正确的输液计划,第一个 24h 输液量 = $2ml \cdot kg^{-1} \cdot 1\%$ $TBSA^{-1}$ [晶胶体之比为（1 ～ 2）:1] + 基础水分[儿童（70 ～ 100）$ml \cdot kg^{-1}$,婴幼儿（100 ～ 150）$ml \cdot kg^{-1}$]。其中补液量的 1/2 于伤后第一个 8h 输入,其余液体量在第二、第三个 8h 内均匀输入。儿童头、面部烧伤时适当增加补液量。遵循先盐后糖、先晶体后胶体原则,尤其注意基础水分均衡输入原则,避免短时间内集中输入导致脑水肿的发生。严密观察病情变化,监测生命体征,危重患儿需特别护理。吸氧,留置导尿。严密观察患儿在输液中的各项指标。

（1）尿量:是判断血容量是否充足的简便可靠指标,要求维持在 1.0 ～ 1.5$ml \cdot kg^{-1} \cdot h^{-1}$。有肌红蛋白尿时,应适当增加尿量[1 ～ 2$ml \cdot kg^{-1} \cdot h^{-1}$],碱化尿液,以保护肾功能。

（2）神志:烦躁、淡漠等意识障碍常表示血容量不足。

（3）脉搏血压:应保持在正常范围,儿童应保持心率 < 140 次 $\cdot min^{-1}$,收缩压 > 90mmHg。

（4）周围血液循环状况:患儿肢端温度、皮肤颜色、毛细血管充盈时间及足背动脉搏动等。

（5）中心静脉压:应维持在 6 ～ 12$cmH_2O$ 的正常水平。

根据以上指标调节输液的速度,密切观察患儿对心肺复苏的反应、各项恢复指标的变化,结合患儿实际情况,调节补液的量及补液的速度。

2. 维持皮肤的完整性:保持病室空气洁净,保持烧伤床的温度与湿度的恒定,根据烧伤部位决定包扎或暴露疗法,给予适合体位,减少创面受压;休克期平卧位,创面在背、臀部可采取俯卧或侧卧位。暴露创面根据医嘱定时涂聚维酮碘,促进创面愈合。创面结痂后避免剧烈运动,以防搔抓创面。

3. 预防感染:加强消毒隔离,限制探视和陪伴人员。护理人员要求严格执行无菌操作,防止交叉感染。及时更换潮湿、污染的消毒床单和尿布。加强全身支持治疗,正确按时使用抗生素,定期做血培养及创面渗液培养。高热时积极采取降温措施,根据医嘱正确使用药物降温,并密切观察体温变化及其他伴随症状。观察创面颜色变化。

4.疼痛的护理:评估疼痛的过程,给予听音乐、讲故事,分散患儿的注意力。每次处理创面或换药前向其解释治疗的目的,以取得患儿及家长的配合。同时观察患儿对疼痛的反应及耐受力,酌情给予止痛药。

5.维持机体正常的营养需要量:评估儿童的营养状况。禁食期间做好口腔护理,遵医嘱正确静脉内输入血浆、白蛋白、氨基酸、脂肪乳等高营养物质,维持机体正氮平衡。鼓励患儿自己进食,提供营养丰富、易消化的食物,避免进餐前进行大面积换药而引起疼痛,降低食欲。

6.头面部烧伤的护理

（1）呼吸道的护理:儿童面部烧伤时,由于生理解剖特点决定了儿童的头面部因年龄不同所占体表面积不同,因此儿童面部烧伤比成人头面部烧伤严重得多。同时因头面部血管、神经丰富,皮下组织疏松,烧伤后水肿渗出非常明显,48h达高峰,因此需密切注意严重水肿压迫气管引起呼吸道梗阻,可将患儿肩部下面垫一肩枕,使头后仰,同时给患儿吸氧以缓解呼吸困难。必要时建立人工气管通道,以保证正常呼吸。床边备好气管切开包、吸引器。

（2）五官护理:随时清洁处理五官的分泌物和组织渗出物,可用消毒干棉签蘸干,尽量减少创面污染的可能。

（3）头发的护理:尽量剃除头部毛发,在休克期过后安排患儿尽量坐起,改为头高位,或定时更换受压创面。

7.应激性溃疡的观察与护理

（1）密切观察患儿的腹部体征,进食后有无腹痛和排便的性状,发现异常及时送检。

（2）正确按医嘱给予止血药,并观察药物的疗效和不良反应。

8.心理护理:烧伤后,患儿和家长常有焦虑、恐惧等心理反应,安排最亲近的人陪守床旁,多安慰和鼓励患儿,病情允许的情况下尽量满足患儿的需求等,尽量减轻患儿和家长的恐惧。

9.植皮术前、术后的护理

（1）术前:做好取皮区的皮肤清洁,头部取皮者剃净头发。

（2）术后

1）颈部植皮患儿要严密观察呼吸变化,保持呼吸通畅。

2）四肢植皮的患儿抬高患肢并适当采取制动措施,取功能部位,密切观察肢端的血液循环,如温度、颜色变化。

3）保持取皮区和植皮区敷料清洁干燥,观察敷料有无渗血、渗液等。如有渗出应及时更换敷料。

（六）健康教育

1.护理人员应以熟练的技能、热情的服务,取得家长的信赖,并向家长详细说明烧伤后患儿病情的进展及主要的治疗手段等,以减轻患儿及家长的顾虑。

2.认真向家属解释消毒、隔离的重要性,限制陪客和探视人员的目的,讲解正确处理创面的目的和意义。指导家长做好个人卫生，勤洗手，不能与患儿同睡。

3.向患儿和家长讲解功能锻炼的意义、时间和方法，创面基本愈合后鼓励并指导功能锻炼，分别教会患儿和家长积极进行主动锻炼和被动锻炼。

4.出院指导

（1）饮食指导：鼓励患儿进食营养丰富、易消化的食物。

（2）功能锻炼：每日进行关节功能锻炼，取对抗瘢痕挛缩体位。深度烧伤创面愈合后半年至一年，创面可出现瘢痕增生，特别是有瘢痕体质的患儿，因此建议家长待患儿创面愈合后早期采用预防瘢痕增生的药物治疗和局部应用弹力绷带加压包扎，以减轻瘢痕增生带来的痛苦。对影响肢体功能的瘢痕，应建议予以植皮手术。

（3）创面的护理：保持创面清洁干燥，避免太阳暴晒，穿棉质内衣，使用中性温和的清洁剂清洗身体皮肤。

（4）定期复查。

## 十、皮瓣移植的护理

### （一）概　述

1.定义：皮瓣是由具有血液供应的皮肤及其附着的皮下脂肪组织所形成。在皮瓣形成与转移过程中，必须有一部分与本体（供皮瓣区）相连，此相连的部分称为蒂部，以保持血液供应。其他部分均与本体分离，转移到另一创面后（受皮瓣区），暂时仍由蒂部血运供应营养。等受皮瓣区创面血管长入皮瓣，建立新的血运后，再将蒂部切断，完成皮瓣转移的全过程，故又名带蒂皮瓣，但局部皮瓣或岛状皮瓣转移后则不需要断蒂。

2.病因：外伤所致的创面或肿瘤切除后遗留创面。

3.临床表现：皮肤缺损不宜采用皮片移植术进行修复。

（1）切除瘢痕、矫正畸形后，骨骼、肌腱、大血管及神经组织裸露的创面。

（2）体表器官的缺损或缺失，如鼻、乳房、外生殖器再造等。

（3）面部洞穿性损伤。

（4）关节等功能部位的皮肤缺损。

（5）血供差、基底组织不健康的溃疡。

（6）创伤、烧伤、火器伤或肿瘤切除等原因导致的软组织缺损。

### （二）诊疗原则

外科手术。

### （三）专科评估

1.健康史及相关治疗：有无其他慢性病史、过敏史、用药史等。

2.手术受区的情况。

3.供区的条件。

4.生命体征、伤口等。

5.疼痛评估。

6.皮瓣的血供。

7. 心理和社会支持情况。

（四）护理问题

1. 出血：与手术创伤有关。

2. 疼痛：与外科手术有关。

3. 有皮瓣坏死的可能：与血管痉挛，伤口受压，局部缺血、缺氧有关。

4. 有皮瓣下血肿形成的可能：与术中止血不彻底有关。

5. 有皮瓣撕脱的危险：与手术后肢体运动幅度过大有关。

6. 有感染的危险：与清创、手术损伤周围组织结构有关。

7. 知识缺乏：与患儿年龄因素、文化程度等因素有关，患儿缺乏疾病、手术、术后护理、预后等相关知识。

8. 有上下肢功能损伤的危险：与手术切口、疤痕形成有关。

9. 有切口裂开的可能：与拆线过早有关。

10. 受区外形不佳的可能：与切取的皮瓣过大或过厚有关。

11. 生活自理能力低下：与年龄、疾病因素有关。

12. 有受伤的危险：与年龄、疾病因素有关。

13. 有栓塞的危险：与手术、长期卧床有关。

（五）护理措施

1. 术前护理

（1）按外科术前护理常规。

（2）心理护理：了解患者对所患疾病的认知程度、压力应对及家庭支持情况，让其更好地配合手术。

（3）皮肤准备：术区皮肤准备时，应避免损伤皮肤增加感染机会，并注意保护供区与受区血管，禁止在供、受区的浅表静脉输液；保证皮瓣移植时血管的质量，同时应保证供区皮肤没有皮肤病、无瘢痕等，受区创面须彻底扩创，分泌物作细菌培养及药敏试验，遵医嘱使用有效抗生素。

（4）选择手术时机，待急性炎症消退、创面肉芽新鲜时考虑手术。术前积极换药，做好伤口的观察与记录。

2. 术后护理

（1）按外科术后护理常规。

（2）全麻术后：评估患者清醒程度，严密观察生命体征、意识等的变化。了解手术方式、范围和术中情况。密切观察伤口出血情况。

（3）病室准备：室内保持整洁、安静、舒适，室温维持在20～25℃，湿度在50%～60%，以避免外界温度变化而引起血管收缩影响血运。室内禁止吸烟，防止烟中的尼古丁引起皮瓣血管的收缩，影响皮瓣的成活。安静的环境及有效的止痛能保持患者良好睡眠，以免因神经紧张、疼痛导致周围血管痉挛，不利于皮瓣血液供应。保持病房清洁，严格限制探视人员。

（4）体位护理：避免压迫皮瓣，抬高患肢休息，卧床休息10～14d。

（5）皮瓣保暖：采用 40 ～ 60W 红外烤灯，距离创面 30 ～ 40cm 进行照射，连续照射 7 ～ 10d。烤灯照射时要避免灯光直射双眼，必要时可使用眼罩。

（6）皮瓣血运的观察与记录

1）毛细血管充盈试验：即用针头或棉签压迫皮瓣 1s 后放松，观察皮瓣颜色的恢复时间，1 ～ 2s 内恢复为正常。如延长到 5s 以上，提示有血管危象发生。

2）皮瓣温度：在室温 25℃时，正常的皮瓣温度在 33 ～ 35℃，移植组织一般术后 2 ～ 3h 后皮温回升到与邻近部位或健侧相应部位相等或略高 1 ～ 2℃。若移植组织比邻近正常皮温低 1 ～ 2℃或复温后又下降 2 ～ 3℃，提示可能即将发生血液循环障碍，必须严格观察。

3）肿胀：一般皮瓣均有轻微肿胀，肿胀程度很少受外界因素干扰。一般术后 48h 达高峰，以后逐渐消退。

4）皮瓣颜色：皮瓣颜色是反映皮瓣转移成功与否的一个重要指标。若色泽红润，无明显肿胀，则说明血运良好。注意在观察时要排除患者本身的肤色及室内光线等干扰因素。

（7）血管危象的观察

1）血管危象的鉴定与处理：术后 1 ～ 3d 易发生血管危象。早期危象术后 24h 发生，以血管栓塞为主；48h 后危象以血管痉挛为主。

2）动脉血管危象：术后 24h 内若皮瓣温度与健侧相差 2 ～ 3℃，皮肤苍白，毛细血管回流迟钝或消失，常常预示着动脉栓塞。此时去除可能的伤口压迫，局部用烤灯照射。保守治疗 1h 皮瓣不能恢复血运者，应通知医生积极手术探查，解除动脉痉挛。有栓塞者迅速重新吻合动脉，力求移植成功。

3）静脉危象：术后 24h 内若皮肤颜色紫红，肿胀起泡，毛细血管反应加快，伤口渗出多，常预示着静脉血管危象，立即通知医生处理。

（8）按医嘱正确给药并观察药物的作用与副作用：术后为了预防血管的痉挛，常规应用扩张血管药和抗生素，用药期间监测凝血功能。常用低分子右旋糖酐 500ml 静滴 qd；丹参注射液 8ml ＋ 5% 葡萄糖 500ml 静滴 bid；盐酸罂粟碱针 30 ～ 60mg 肌肉注射 q8h，以及用广谱抗生素静滴以预防染。

（9）疼痛护理：常用非甾体抗炎药（NSAIDs）联合阿片类药物用于术后镇痛（PCA），效果较好，应注意观察镇痛效果及有无明显不良反应。

（10）做好基础护理及心理护理。

（11）做好深静脉血栓的预防：根据 Caprin 评分结果，对低危患者采取基本预防，如床上进行踝泵运动等。对中危患者采取基本预防和物理预防，并根据病情需要遵医嘱采取药物预防。物理预防包括抗血栓梯度压力带、间歇充气加压装置的使用，药物预防常用普通肝素、低分子量肝素等。在病情允许的情况下，对高危患者联合使用上述三种预防方法。定时评估患者双下肢有无肿胀、疼痛等变化，用药期间严密观察有无出血倾向。

（六）健康教育

1.向患者及家属做好宣教，说明限制探视的目的，避免吸烟及被动吸烟。

2.进食营养丰富的食物,忌辛辣刺激性食物的摄入。

3.保持伤口敷料清洁、干燥,不压迫皮瓣。

4.注意皮瓣保暖。

5.疼痛明显时应及时告知医生和护士。

6.出院宣教

（1）注意保持伤口清洁,注意皮瓣保暖,勿压迫皮瓣,继续抬高患肢休息。

（2）进食营养丰富的食物,忌烟酒,避免被动吸烟。

（3）逐步加强功能锻炼。

（4）2周后门诊复查,如有伤口剧烈疼痛或体温超过38℃请及时至医院就诊。

（5）定期复查,外形不佳者再次予皮瓣修薄。

## 十一、封闭式负压引流的护理

### （一）概　述

1.定义:封闭式负压引流（VSD）是一种处理浅表创面和用于深部引流的全新方法。它能够彻底去除腔隙或创面的分泌物和坏死组织,对于骨髓炎等内部难以治疗的疾病有很好的治疗效果,是外科治疗技术的革新。

2.适应证

（1）烧伤、大面积软组织缺损创面和（或）创腔。

（2）大的血肿或积液清除术后。

（3）骨筋膜室综合征切开减压术后;开放性骨折伴有软组织缺损、可能合并感染者。

（4）急性骨髓炎。

（5）糖尿病、下肢静脉曲张致小腿慢性溃疡,骶尾部压疮患者。

（6）体表脓肿和感染切开引流术后。

（7）手术后切口感染、裂开。

### （二）诊疗原则

利用负压原理将引流区内的渗液、脓液和脱落坏死组织及时、彻底地引出体外,充分保持创面清洁,减少创面感染。减少抗生素的应用,有效防止院内交叉感染的发生,缩短住院时间。

### （三）专科评估

1.健康史:评估受伤的原因、时间、部位。

2.全身情况:评估生命体征。

3.局部:评估伤口范围、大小、污染程度。

4.辅助检查:了解血常规、肝功能、心电图、胸片及创面分泌物培养结果。

5.麻醉和手术方式、体温、脉搏、呼吸、血压。

6.引流管是否通畅,引流液的颜色、性质、量。

7.创面薄膜是否完整,泡沫是否瘪陷,有无积液。

8.负压值是否在有效范围内。

9. 心理和社会支持状况。

（四）护理问题

1. 舒适度改变：与伤口疼痛、肢体活动受限有关。

2. 生活自理能力下降：与创伤后耐力不足、伤口疼痛有关。

3. 出血：与创面过大、负压值过高有关。

4. 有感染的危险：与机体抵抗力下降、伤口经久不愈有关。

5. 有栓塞的危险：与长期卧床有关。

（五）护理措施

1. 术前护理

（1）饮食护理：鼓励患者进食高蛋白、高热量、高维生素、易于消化吸收的食物，以改善机体营养状况。

（2）一般护理：保持室内空气流通，保持患者全身皮肤、床单位清洁干燥，防止交叉感染。

（3）皮肤准备：术前一天清洁手术野皮肤，术日剃去手术野皮肤毛发。

2. 术后护理

（1）患肢可用护理枕垫高，防止引流管牵拉、打折、受压，阻断负压源，以免影响引流效果。

（2）正确记录引流量，观察有无大量新鲜血液被吸出，防止出血。

（3）常规检查中心负压值的维持情况，一般负压控制在 $-125 \sim -450$ mmHg（$-0.017 \sim -0.06$ MPa）。

（4）观察泡沫的情况：如果外观 VSD 泡沫明显瘪陷；置于 VSD 泡沫里的引流管管型清晰可见；触摸 VSD 泡沫有硬实感，表明中心负压是有效的，否则需查找失效的原因，及时妥善处理。

（5）鼓励患者进食高热量、高维生素、易消化饮食，以促进创面内肉芽组织的生长。

（6）指导功能锻炼，行局部的肌肉收缩运动，并进行远端关节的功能锻炼，可有效地防止关节僵硬等并发症的发生。

（7）做好心理护理，消除患者的紧张心理，鼓励患者配合治疗、护理。

（8）做好深静脉血栓的预防：根据 Caprin 评分结果，对低危患者采取基本预防，如床上进行踝泵运动等。对中危患者采取基本预防和物理预防，并根据病情需要遵医嘱采取药物预防。物理预防包括抗血栓梯度压力带、间歇充气加压装置的使用，药物预防常用普通肝素、低分子量肝素等。在病情允许的情况下，对高危患者联合使用上述三种预防方法。定时评估患者双下肢有无肿胀、疼痛等变化，用药期间严密观察有无出血倾

（六）健康教育

1. 防止引流管牵拉、打折、受压，阻断负压源，以免影响引流效果。

2. 由透性黏贴薄膜密封的创面，禁止接触热源，如宽谱仪照射、热水袋等。

3. 出院指导

（1）保持伤口清洁干燥，定时换药，防止感染。

（2）加强营养，多食高蛋白、高维生素、易消化的饮食，以促进伤口愈合。

（3）积极进行有效的功能锻炼，保持良好的心情。

（4）如发现伤口红肿、流脓、疼痛等异常情况，及时就诊。

**【附录一：悬浮床应用程序】**

**原理：**由鼓风机产生的压缩空气，穿过扩散器进入碱性砂粒悬浮形成浮力，从而达到悬浮床按摩患者的作用，通过一整套自动的水冷、分冷和自动产热系统维持床温恒定，为烧伤患者的愈合提供了良好的环境。

**优点：**

1. 减轻创面受压，有效保护创面。

2. 保持创面干燥，减少创面细菌繁殖。

3. 减少换药次数，减轻患者痛苦，节约治疗经费。

**步骤：**

1. 评估患者，确认有效医嘱。

2. 提前 4h 以上，湿度较高的季节需延长开启时间。

3. 开启悬浮床，床上铺无菌大单，床温调至 32～37℃，根据患者情况设定身高、体重。

4. 向患者解释悬浮床治疗的原理，讲解悬浮床的优点。

5. 询问患者是否要大小便。

6. 暂停悬浮，置患者于床上，调整舒适体位及各管道；继续悬浮，拉好床栏，锁定床的刹车。对于烦躁或神志不清者必要时予保护性约束。

7. 监测患者生命体征、神志、精神状态、末梢循环、尿量，准确记录出入量，根据病情及时调整输液速度，经常询问患者有无不适。

8. 监测床温，一般床温设定在 32～37℃（高于室温 5℃），可根据病情适当调整床温。患者体温大于等于 39℃，床温可调到 32～34℃，体温不升可调到 37℃或高于 37℃。

9. 创面处理：创面需暴露或半暴露，换药时摆好体位，关闭悬浮床。换药结束后，更换无菌大单，纱垫不宜太厚。

10. 大小便处理：悬浮状态将便盆置于臀下再关机，便毕先做好会阴处理再开机取出便盆。

11. 终末处理：①每次使用后需彻底消毒虑单，必要时用有效氯溶液浸泡，消毒，再用肥皂清洗；②及时提取筛网，过滤陶瓷沙粒，并清洁过滤床罩，保持悬浮床的正常功能；③专人负责，定期保养，检查床的浮力，若长期未使用，需定期开启，每周一次，每次 2～4h。

**【附录二：高效辐射烧伤治疗仪的应用程序】**

**原理：**高效辐射烧伤治疗机是高生物效应宽频电磁波谱，大面积生物波照射能活化细胞，加速血液循环，减少渗出，增强再生愈合能力，预防和控制感染，减少损伤组织分解产物的吸收，减轻中毒。治疗机有空气净化消毒装置，可大幅度降低室内各种有机气体，为患者提供加速痊愈的条件。

**步骤：**

1. 确认医嘱。

2. 准备：环境洁净；室温控制在 22 ～ 28℃；相对湿度 40% ～ 50%。

3. 检查，擦拭，挂好保温床帘。

4. 预热，将温度控制点调节到 40℃，预热 10 ～ 20min；调节床的高度 50 ～ 70cm；根据患者选择照射区域。

5. 准备床单位及消毒床单。安置患者舒适体位。

6. 使用中的监测

（1）室温的监测，保证在 22 ～ 28℃。

（2）治疗机的温度可根据患者的需要进行调节，观察床温控制板上显示的温度，并与患者的感受以及用温度计测量的室内实际温度相结合。对意识模糊或气管切开影响语言沟通的患者应重点巡视。

（3）注意体液和电解质平衡。整个治疗过程患者处于干热环境，极易导致脱水、高钠血症、高钾血症，护理人员应向患者解释原因，鼓励多饮水。注意输液量的调整，每天增加 500 ～ 1000ml 水分，监测有无水电解质紊乱，准确记录出入量。

（4）体温监测。

（5）创面的观察与处理：创面为暴露或半暴露；观察创面有无痂下积脓情况；如有污染及时更换。

7. 询问患者感受，随时调整床温。

8. 终末处理。

**注意事项：**

1. 使用中避免强电磁场干扰。

2. 停用时要关掉总开关，拔去电源再做保洁维护。

3. 治疗结束后专人负责保养治疗机，设专人定期检查各部件，及时排除不安全因素，为保证疗效和避免因堵塞而损坏设备。

4. 小护网内的净化层设备必须每 3 个月打开更换一次。

5. 保暖帘及时更换。

**【附录三：翻身床应用程序】**

**原理：**使用翻身床能使创面充分暴露，促进创面干燥，避免创面长期受压；便于变换体位，减轻患者痛苦；便于处理大小便；便于换药和切痂、植皮手术；减轻护理人员的劳动强度，节约时间。

**步骤：**

1. 检查翻身床：检查翻身床是否部件齐全，确保其灵活、牢固和安全，固定好撑脚。

2. 上翻身床：将翻身床推至患者普通床边，做好患者与家属的解释工作；由 4 人以上协作，连同被单将患者由普通床抬至翻身床，仰卧床片上。

3. 翻身

（1）确认医嘱（执行单）。

（2）解释,询问是否要大小便

（3）检查：①患者：包括生命体征、各种管道并做好记录。②翻身床：再次检查翻身床,移除翻身床上的杂物、便盆等。

（4）自身准备：衣帽整洁,洗手,戴口罩。

（5）用物准备：治疗车,消毒中单,棉垫,一次性手套。

（6）去除护架,安置患者合适体位,注意保暖,整理管道（针筒用菌巾包好）。

（7）根据患者创面情况铺消毒中单、棉垫,放海绵垫至患者合适部位。

（8）放置床片,床片的便空对好患者的会阴部,旋紧床片固定螺丝,使床片上下合拢并压紧。用护带将患者固定,压力适宜。放开撑脚,拨去安全弹簧,由两人同步于床端均匀转动翻身床轴180°；注意与患者的交流、沟通。

（9）翻身后立即按紧安全弹簧,固定撑脚后拧松床片螺丝,去除护带、床片及中单棉垫等。

（10）安置患者体位,整理管道及床单位。

（11）仰卧位时,患者双脚可用撑脚板,防止足下垂。

（12）使用护架。对于神志不清烦躁者,必要时使用约束带约束。

（13）再次观察患者的生命体征,检查翻身床的安全性。

（14）洗手,记录。

**注意事项：**

1. 翻身前须向患者详细介绍翻身床的程序及可能出现的不适感觉,解除其顾虑,并说明翻身床对患者治疗的必要性。

2. 首次俯卧时间不宜过长,以 0.5 ～ 1.0h 为宜。特别是面颈部水肿严重者,俯卧时间宜短（20min 左右）,同时须在床旁密切观察患者的病情变化。

3. 有气管切开者,翻身前应检查气道是否通畅,气管套管的系带是否牢固,并应清理气道内的分泌物,吸净痰液。

# 第六节　烧伤外科消毒技术规范

## 一、烧伤感染源

微生物以多种形态大量存在于自然界及各种环境中,它们有的有益于人类,有的无益也无害,但部分病原微生物是有害的,会使人生病或对生命造成威胁。

医院感染的病原体有以下特点：

1. 除致病性较强的细菌、病毒外,许多致病性较弱的甚至非致病性的微生物也可以是医院感染的病原体。

2. 医院感染的病原体多数是耐药谱广、繁殖能力和侵袭力很强的菌株。

烧伤后，由于皮肤失去抵御微生物的屏障，创面存在，全身抗感染能力减弱，人体免疫力降低，故人体对微生物易感性增加，加之坏死组织是细菌良好的培养基，因此烧伤患者经常面临着全身性感染的威胁，而感染又是烧伤死亡的重要原因。为了提高烧伤治愈率，减少感染机会，杜绝各种感染源，必须采取切实可行的消毒、隔离措施。

烧伤感染主要来自患者自身感染及交叉感染两条途径。

**（一）自身感染途径**

烧伤创面细菌主要来自患者本身如皮肤表面、毛囊、汗腺、胃肠道、口鼻腔及肛门周围。烧伤患者面临的主要危险包括抗感染能力减弱、免疫力降低、对微生物的易感性增加、创面因大量坏死被自身菌群所感染。

**（二）交叉感染途径**

交叉感染可造成耐药菌株的传播，其感染途径有感染的患者、被感染菌污染的环境（污染空气、物品）和带菌的工作人员，其中患者是相互感染的主要方面。

## 二、烧伤外科医院感染预防控制管理规范

预防与控制感染，是现代烧伤救治工作的重要内容之一。烧伤外科感控管理的重点是：建立完善的科室院感三级管理体系，规范各个层面所涉及的感染预防和控制要素，积极开展工作人员的培训和考核，制订可行的制度和操作流程，积极开展目标导向管理，通过具体、明确、可操作的量化标准，建立整体框架和特征性管理，将预防感染标准化作业渗透到患者照护和管理的各个环节。

**（一）建立完善的科室三级管理架构**

在院级管理架构下（医院感染管理委员会—医院感染管理科—科室医院感染管理小组）组建科室三级架构：科主任和护士长—科室医院感染管理联络医生和护士—全体医务人员。首先是要明确职责。

1. 科主任和护士长作为科室感控质量第一责任人，根据烧伤科医院感染特点，制订管理制度，开展目标性监测，做好科室多重耐药菌株的管理，监督、检查科室抗菌药物合理使用情况，及时向医院感染管理科或医院感染管理委员会反馈。

2. 科室医院感染管理联络医生和护士检查并督促科室人员执行手卫生、无菌操作技术、消毒隔离制度等医院感染管理制度的落实情况，督促科室多重耐药菌株的医院感染监控系统上报，组织科室进行预防、控制医院感染相关知识的培训，及时反馈给科主任和护士长。

3. 全体医务人员贯彻"人人都是感控实践者"的理念，将感控理念和要求融入到诊疗和护理全过程、全环节、全要素之中。

**（二）开展科室工作人员院感培训和考核**

医院感染管理联络医生和护士经过院级培训、考核后上岗，之后每年接受院级培训；每季度负责落实科室医务人员教育，包括在职医护人员，新进、轮转、返岗医护人员，护理员，保洁员。培训内容有感染预防和控制制度、医院感染基础知识、医院感染病例监测和质量控制、抗菌药物使用管理、国内外最新指南和疫情分布等。

（三）引导患者及其家属参与院感防控管理

医院感染管理联络护士制作患者感染控制宣教手册、视频资料，经医院健康教育委员会审核后用于患者及其家属健康教育。责任护士在评估患者知识接受程度、感染风险的前提下，选择合适的健康教育方法，帮助患者了解院内感染防控的重要性和配合方法，提高参与度。健康教育实施后，护士及时评价患者知识掌握情况和实施依从性。

（四）每年开展医院感染暴发报告流程与处置预案演练

每年科室组织进行一次医院感染暴发报告流程与处置预案演练。由第三方设定演练场景，科主任、护士长带领全科医生、护士、护理员、保洁员共同参与。邀请医院感染管理科、质量管理办公室、医务部、护理部、后勤部门相关工作人员现场指导，评价效果后进一步实施改进。

（五）开展目标管理

1. 手卫生执行率。手卫生是预防医院感染最有效、最经济、最简单的方法。开展手卫生执行率和手卫生正确率目标监测，对象包括科室医护人员、轮转医护人员、护理员、保洁员。院感科每月实地稽查，科室质量管理小组对不达标月份进行原因分析和再检查。

2. 烧伤病房三根导管感染率。设立烧伤病房 CRBSI 发生率、CAUTI 发生率、VAP 发生率的目标值，每年根据上一年的监测情况进行目标值优化调整。三根导管日常护理严格遵照医院感染预防干预措施执行，责任护士负责填写核查表，院感联络医生和护士每月检查核查表填写情况。

3. 多重耐药菌感染上报率和落实率。进行多重耐药菌感染上报率和落实率监控，分析不达标原因，及时整改。

（六）优化烧伤科仪器与布类的感控管理

器械和仪器的不正规处理是导致医院感染发生率居高不下的重要因素。医院感染管理联络护士和后勤保洁主管负责对护士及保洁人员进行相关培训，规范仪器设备日常消毒和终末处理程序。

（七）持续改善感控管理质量

利用持续质量改进手法对病区医院感染预防控制质量进行持续质量追踪和改进，不断提升感控质量，保障烧伤外科救治质量。

### 三、烧伤外科医院感染防控空间管理

（一）病区空间布局

烧伤外科病区根据所属医院整体规划要求进行功能区域划分：烧伤重症病房、烧伤普通病房、诊疗室、浸浴室、康复室、办公区域、病区辅助室、污物间等。不同区域的功能不同，医院风险分类不同，进行分区域感控管理。

（二）病区温湿度环境管理

每个功能区域悬挂温、湿度监测仪，各区域责任护士每日进行上下午各一次的温湿度监测登记，发现异常及时分析原因进行除湿、通风调整，仪器原因及时维修更换。

### （三）病区环境清洁消毒

1.科室所有功能区域按医院感染风险分类：低度风险区域、中度风险区域、高度风险区域（表4-3）。各功能区域根据不同医院感染风险分类进行不同等级的环境清洁和消毒管理。

表4-3　环境感染风险划分

| 级别 | 依据 | 区域 |
|---|---|---|
| 低度风险区域 | 基本没有患者或者患者只作短暂停留的区域 | 办公区域、病区辅助室 |
| 中度风险区域 | 有普通患者居住，患者体液、血液、排泄物、分泌物对环境表面存在潜在污染可能性的区域 | 普通病房 |
| 高度风险区域 | 有感染或者定植患者居住的区域以及对高度易感的患者采取保护性隔离措施的区域 | 重症病房、多重耐药菌株感染病房、诊疗室、浸浴室、污物间 |

2.医院环境、物品常用消毒方法（表4-4）

表4-4　医院环境、物品常用消毒方法

| 项目 | 适用范围 | 消毒灭菌方法 | 备注 |
|---|---|---|---|
| 空气消毒 | 治疗室、换药室、病房 | 1.无患者操作区域（选择以下其中一种方式）：<br>①定期开窗通风或机械通风。<br>②紫外线照射，日夜各一次，每次大于30min。<br>③动态空气消毒机每天至少两次，每次1h；静态或臭氧空气消毒机，进行终末消毒至少1h。<br>2.有患者操作区域：<br>①诊疗操作区，操作时持续使用。<br>②患者隔离区，患者隔离时持续使用 | 1.外线灯管每半年维护检测一次。<br>2.空调滤网每周清洁，消毒滤网，定期清洁 |
| 公共环境 | 桌椅、扶手、办公用品、地面等 | 1.无肉眼可见污染，每日清洁消毒一次，用500mg·L$^{-1}$含氯消毒液或消毒湿纸巾擦拭。<br>2.被血液、体液等污染时，立即用1000mg·L$^{-1}$含氯消毒液擦拭 | 1.含氯消毒液，现配现用。<br>2.湿纸巾在有效期内使用。<br>3.金属物在用含氯消毒剂消毒后用清水复擦。<br>4.重症病房、治疗室、换药室每月进行医院环境卫生学监测 |
| 普通病房 | 桌椅、床、门把手、使用中的仪器、地面 | 1.公共区域地面无肉眼可见污染，用湿式清扫污染地面，再使用500mg·L$^{-1}$含氯消毒液拖地。<br>2.患者单元物体表面用500mg·L$^{-1}$含氯消毒液或消毒湿纸巾擦拭。有污染时及时消毒。<br>3.被血液、体液污染时，去除污染后，用1000mg·L$^{-1}$含氯消毒液擦拭。<br>4.窗帘、床帘至少每三个月送洗一次，污染时及时送洗 | |

续表

| 项目 | 适用范围 | 消毒灭菌方法 | 备注 |
|---|---|---|---|
| 重症病房、隔离病房 | 桌椅、床、门把手、使用中的仪器、地面 | 1. 空气消毒机持续使用。<br>2. 桌椅板凳、床头柜、床栏、设备带、输液架、监护仪、治疗仪等物体表面用 1000mg·L⁻¹ 含氯消毒液擦拭，每日 2 次。<br>3. 地面用 1000mg·L⁻¹ 含氯消毒液拖地，每日 2 次。<br>4. 门把手、水龙头、洗手池内外、浴室、镜面等其他物表用 1000mg·L⁻¹ 含氯消毒液擦拭。<br>5. 血压计、听诊器、床头用品、供氧装置、吸引装置、医疗垃圾筒专人专用。<br>6. 窗帘、床帘至少每月送洗一次，污染时及时送洗。<br>7. 定期进行腾空大扫除 | 1. 含氯消毒液，现配现用。<br>2. 湿纸巾在有效期内使用。<br>3. 金属物在用含氯消毒剂消毒后，用清水复擦。<br>4. 重症病房、治疗室、换药室每月进行医院环境卫生学监测 |
| 治疗室、换药室、浸浴室 | 台面、物品 | 1. 台面、物品存放柜表面用 500mg·L⁻¹ 含氯消毒液擦拭每日至少一次。<br>2. 尽量取消无菌镊子罐，如使用干罐，每 4h 更换。<br>3. 清洁物品放置时离墙 ≥5cm，离顶 ≥50cm，离地 ≥20cm；无菌物品前拿后补 | |

3. 消毒液配制方法

（1）500mg·L⁻¹ 含氯消毒液：每 1000ml 需康威达泡腾片 1 片加水至 1000ml。

（2）1000mg·L⁻¹ 含氯消毒液：每 1000ml 需康威达泡腾片 2 片加水至 1000ml。

**（四）仪器清洁消毒**

1. 病区设仪器保管员 1 名，负责检查仪器设备的常规性能、数量、定点位置、使用维护追踪、清洁、消毒等情况，并记录在册。

2. 仪器设备保持清洁、干燥、性能良好。需要维修的仪器有"待修"标识并及时送修。需要维修的设备应在清洁消毒后方可外送维修。

3. 病区每天检查仪器数量、完整性和外观的清洁消毒情况。一般仪器在"设备日常检查记录登记本"上登记，一类仪器在"大型仪器检查登记本"上记录。

4. PDA 等清洁仪器需要每班清洁消毒。

5. 可以送消毒供应室中心清洗的物品（如呼吸机管道等），由消毒供应室集中处理。

6. 对于需要隔离的患者，建议专人专用，并需要每天消毒。不能专用，或被血液、体液污染时，应立即进行消毒。

7. 对高频接触、易污染、难清洁与消毒的表面可使用"覆盖保护"方法，将仪器表面覆盖一次性薄膜等，一患者一更换。

8. 电脑键盘与鼠标应每天清洁消毒，建议使用隔离膜或防水键盘和鼠标，有污染时及时消毒。

9. 特殊仪器需要根据厂家提供的维护和保养说明进行清洁消毒，内容包括仪器是否防水、适合的消毒剂、一旦污染如何去消毒等。

10. 仪器表面的清洁与消毒工作均需记录在仪器维护记录本上。

**（五）医疗废弃物管理**

1. 一般医疗废弃物如棉球、纱布、手套、口罩、帽子、中单等直接放置在装有黄色垃圾袋的医疗废弃桶内；输液器、输液袋、针筒应与其他医疗废弃物分开放置，以免流失；使用后的血袋由血库统一回收处理，回收前由科室暂存于装有黄色垃圾袋的小桶内，并标明为血袋暂存处。

2. 诊疗使用后的针筒和输液器应放入黄色垃圾袋的桶中，针头、刀片、玻璃安瓿、破碎玻璃器皿等置锐器盒中，小心处理，防止工作人员针刺伤。锐器置于锐器盒中的存放时间不超过 48h 或满 3/4 封口，集中回收处理。

3. 一般感染与特殊感染（如朊毒体、气性坏疽和突发原因不明的传染病病原体）患者产生的医疗与生活垃圾均为医疗废物，应使用橘红色垃圾袋，并及时密封，外贴标签。

4. 被血液和体液污染的尿布等生活用品，按医疗废物处理。

5. 黄色垃圾袋装量 3/4 时应扎紧袋口后放入医疗废弃暂存容器中，加盖后应扣紧环扣。存放医疗废弃物的容器应防渗，医疗垃圾袋外面粘贴医疗废物标识（如感染性、损伤性、病理性、药物性、化学性），根据废物类型进行选择。

6. 医疗废物由医院专人、定时、定线、密封容器进行收集运输，不污染环境。

7. 未被污染的输液袋、输液瓶、青霉素瓶等可作为生活垃圾单独集中处理，由专人收集运送贮存。在院内运输应密闭，避免流失，减少环境污染。麻醉药品空安瓿按照药剂科规定进行处理。

8. 治疗室外使用产生的医疗废弃物严禁进入治疗室。

9. 锐器、针筒、输液器等医疗废弃和输液袋（瓶）放置于限制性区域内，避免流失。

10. 病区内存放医疗废弃物的房间必须上锁（门禁），避免流失，并粘贴明显的警示标识。房间每天进行紫外线消毒，做好消毒记录，灯管至少 6 个月进行一次强度监测。

### 四、烧伤重症病房的医院感染管理

烧伤病区应设重症病房，进行监护室管理模式，建立烧伤重症病房转入和转出标准。监护室的管理模式大大提高了重症烧伤患者的救治成功率，相对而言，烧伤重症病房的医院感染预防和控制更为任务艰巨。

**（一）病房设计**

1. 具备良好的通风、采光条件。

2. 整体洁污分开为原则。

**（二）硬件配置**

1. 配备空气消毒或净化等装置。

2. 床单位使用面积应不少于 15m$^2$，床间距应大于 1m，最好设有单间。

3. 配备非接触式洗手设备及排泄物处理池。

**（三）消毒隔离**

1. 重症病房工作人员必须遵循标准预防原则，严格执行无菌操作规程。

2. 工作人员进入病室应穿专用隔离衣，戴口罩、帽子，穿鞋套，做好手卫生。

3. 物体表面和地面每日进行常规清洁与消毒。采用湿式打扫，每天至少清洁消毒 2 次，使用 1000mg·L$^{-1}$ 含氯消毒湿纸巾或其他有效方法消毒。注意高频接触物体表面，对床栏、仪器表面、听诊器、输液泵、喂食泵、翻身床、鼠标、键盘等有效消毒。

4.将感染与非感染患者区分安置。多重耐药菌感染患者单间隔离，单间隔离不足时，可将同类患者或定植分区集中安置，严格执行消毒隔离措施。

（四）注意患者各种留置管路的观察和护理。

1.加强对各种仪器设备、卫生材料及患者用物的消毒、灭菌与管理。每个床单位配置的血压计、听诊器、床头物品专人专用，不能专用时，须消毒后再给另一个患者使用。患者转出或出院后进行终末消毒。床帘、窗帘至少每月更换，隔离患者转出或出院后及时更换，遇有污染立即更换。

2.空气出风、回风口每周清洁消毒 1 ～ 2 次，净化空气消毒设备按要求进行维护。

3.呼吸及附属物品的消毒：呼吸机外壳及面板每天清洁消毒 2 次，呼吸机外管道及配件应一人一用一消毒或灭菌，长期使用者应每周更换 1 ～ 2 次。呼吸机内部管路的消毒按照厂家说明。便盆尿壶应专人专用。

（五）医院感染监测

1.加强医院感染和细菌耐药监测。发现医院感染病例有异常增加时，应立即上报感染管理科。做好综合性的监测和流行病调查，及时发现问题并改进。

2.开展呼吸相关性肺炎、中心静脉置管相关血流感染、导尿管相关尿路感染的目标性监测，实施相关的感染和预防控制。标准作业流程。

3.加强多重耐药菌的管理。

4.进行手卫生执行率和正确率、多重耐药菌感染上报率和落实率监控。

（六）家属管理

1.实施无陪护制度，每日规定时间段探视 30min，一名患者只允许一位家属探视。

2.收治患者时做好患者及家属宣教，并签署告知单。

3.家属进入病室前穿隔离衣，戴口罩、帽子，穿鞋套，做好手卫生。

（七）污物处理

重复使用的医疗器械、一般医疗废弃物、织物，须在室内装入黄色垃圾袋内并扎好袋口，再出病室。多重耐药菌感染装入双层黄色垃圾袋，扎好袋口，贴上感染标签，再出病室。

（八）培训与考核

制订并实施医护人员、工人等相关人员的培训与考核计划。

### 五、多重耐药菌感染的管理

多重耐药菌（multidrug-resistant qrganism，MDRO），主要是指对临床使用的三类或三类以上抗菌药物同时呈现耐药的细菌。常见多重耐药菌包括耐甲氧西林金葡菌（MRSA）、耐万古霉素肠球菌（VRE）、产超广谱 β - 内酰胺酶（ESBLs）肠杆菌科细菌、耐碳青霉烯肠杆菌科细菌（CRE）、耐碳青霉烯鲍曼不动杆菌（CR-AB）、多重耐药 / 泛耐药铜绿假单胞菌（MDR/PDR-PA）和多重耐药结核分枝杆菌等。

在有多重耐药菌感染患者时，医务人员、护理员、陪护者、探视者、清洁人员均应遵守以下相应的隔离要求。

1. 必须进行接触隔离，医生开具接触隔离医嘱。

2. 单间隔离，相同感染病原者可同住一间，在病室门上挂隔离牌。受条件限制，接触隔离的患者可安置在病室内相对独立区域，并应是最远离病室门口的位置，且保持一定距离（床间距≥1m），严格做好床边隔离。

3. 护士在床头牌、病历卡上标贴蓝色接触隔离标识，在患者腕带上粘贴手卫生标识，以提醒医务人员及家属。

4. 接触患者前进行手卫生（洗手或快速手消毒）、戴手套；在诊疗、护理过程中尽量减少不必要的有创操作。如果要与患者或者环境（包括家具、床栏）等有接触，或患者有大便失禁的情况，工作人员要加穿隔离衣；如进行可能产生气溶胶的操作（如吸痰或雾化治疗等），医务人员应戴外科口罩和防护眼镜。完成操作后，及时脱去手套、隔离衣，隔离衣一用一换，脱去手套后必须进行手卫生。在离开隔离区前，应脱去所有防护用品，并做好手卫生。在隔离区域穿专用工作服，外出隔离区域应更换外出衣服。非一次性使用的隔离布类，每次用后装于双层橘红色垃圾袋内，再按医院要求统一清洁消毒。在患者床旁放置医疗垃圾桶。

5. 一般医疗器械专人专用，不能专用的物品在每次使用后必须用75%的酒精或1000mg·L$^{-1}$含氯消毒剂进行消毒。

6. 患者周围物品、环境和医疗器械须每天至少清洁消毒3次。

7. 患者去其他部门诊断、治疗或转科，应由工作人员陪同并向运送部门、接收方说明使用、接触、传播、预防措施，用后的器械设备须清洁消毒。

8. 尽量限制探视，并做好探视者宣教，严格执行手卫生。

9. 连续2个标本（每次间隔＞24h）均培养阴性或感染已治愈，无样可采，方可解除隔离。

10. 患者出院或转科须进行终末消毒，更换床帘。进行清洁消毒，使用1000mg·L$^{-1}$含氯消毒液擦拭所有的床单元以及相应的设施、设备，消毒2次，中间间隔10min。

### 六、烧伤科重要导管相关性感染的感控管理

中心静脉导管相关血流感染（central venous catheter related bloodstream infection，CRBSI）、导尿管相关泌尿系感染（catheter related urinary tract infection，CAUTI）、呼吸机相关肺炎（ventilator associated pneumonia，VAP）是烧伤科患者发生院内感染的三条重要途径，应参照重要医院感染预防与控制标准流程进行作业。

**（一）预防中心静脉导管相关血流感染措施**

1. 置管时措施

（1）手卫生。

（2）首选锁骨下静脉，避免股静脉。

（3）经/近创面置管，留置时间不超过5d。

（4）置管时铺最大无菌单。

（5）置管时戴口罩、帽子，穿无菌手术衣，严格无菌操作。

（6）正确消毒皮肤，使用大于 0.5% 氯己定乙醇消毒剂清洁皮肤。若氯己定有禁忌证，可选用碘酊、碘伏或 75% 乙醇。

2. 维护措施

（1）每日评估是否拔管。

（2）手卫生。

（3）查看置管口状态与敷料更换。应当定期更换置管穿刺点敷料，无菌纱布为两天一次，无菌透明敷料为每周 1～2 次。无菌纱布和敷料出现潮湿、松动，可见污染时，应立即更换。

（4）导管接口消毒。保持导管连接口的清洁，每次连接及注射药物前，应当用酒精棉片或 75% 酒精或含碘消毒剂进行消毒，待干后方可连接或注射药物；如有血迹等污染时，应立即更换。

（5）怀疑患者发生导管相关感染或患者出现静脉炎、导管故障时，由医生决定是否拔管。拔管时可做导管尖端培养、导管血培养及血培养。

**（二）预防呼吸机相关肺炎**

1. 如禁忌证，床头抬高 30°～45°。

2. 每日评估是否可以撤机和拔管。

3. 如病情允许，尽早停用应激性溃疡预防用药。

4. 应定时对患者进行口腔卫生，至少每次 6～8h，使用 0.12%～2.00% 的氯己定消毒液对患者口腔黏膜、牙龈等部位擦拭或冲洗。意识清醒的患者可采用漱口的方式。

5. 手卫生，无菌操作。

**（三）预防导尿管相关感染措施**

1. 每日评估是否拔管。

2. 手卫生，无菌操作。

3. 维持无菌密闭引流、通畅和完整，导尿管不能打折、弯曲，活动或搬运时夹闭引流管。

4. 悬垂集尿袋，高度低于膀胱水平。

5. 密切观察尿液性状、颜色，若有改变或有感染情况，及时更换。

6. 翻身床等特殊床具或患者更换卧位频繁者，使用抗返流集尿袋。

7. 患者出现尿路感染时，应当及时更换导尿管，并留取尿液进行微生物病原学检测。

# 第七节　瘢痕的防治规范

瘢痕客观可靠的评判方法和防治措施是临床热点问题。针对瘢痕的治疗，虽然较多治疗方法在临床应用中收到一定的成效，但缺乏实验资料支持，有些治疗方法甚至存在安全性问题。随着大家对瘢痕认知的不断明确、新型药物的研发以及创新治疗技术的应用，急需建立安全有效并能在临床实践中应用的标准化瘢痕处理方案及临床治疗指导规范。

## 一、对瘢痕的认知

### （一）瘢痕的概念

瘢痕是各种创（烧）伤引起的正常皮肤组织的外观形态和组织病理学改变的统称，是创伤修复的必然产物。瘢痕的本质是一种不具备正常皮肤结构及功能的组织，其具体的定义需根据皮肤组织结构的改变并结合临床表现加以描述。手术缝合后伤口的良好愈合，需经历肉芽样组织（包括小血管、成纤维细胞等成分）充填修复及结缔组织化的过程，其最终结果称为"正常瘢痕"。如果伤口在愈合过程中，肉芽组织中的成纤维细胞不能停止增殖，其分泌的胶原及细胞外基质数量不断增加，乃至机体无法吸收或给予重塑，则导致组织增生高出皮面、局部发红并出现各种症状，造成外形与功能的障碍等，称为"病理性瘢痕"。

### （二）瘢痕的分类

关于瘢痕的分类，并没有统一的方法，分类标准不同导致瘢痕分类繁多。瘢痕可按照病理、形态、功能、症状、稳定性、病因、部位、深度和性质等进行分类。常用到的分类方式主要为病理学分类及临床分类。

1. 按照病理学分类，瘢痕分为正常瘢痕及病理性瘢痕两类。

正常瘢痕仅几层上皮细胞，称瘢痕表皮。深层以胶原纤维增厚为主，无弹力纤维、毛囊、真皮乳头及腺体等结构，胶原纤维平行且规则排列。正常瘢痕包括表浅瘢痕、扁平瘢痕等。

病理性瘢痕包括增生性疤痕、萎缩性瘢痕、疤痕疙瘩以及瘢痕癌。①增生性瘢痕的表皮仍为几层上皮细胞，可见角化或细胞增生，无皮钉。真皮层为增厚的胶原纤维，排列不规则，伴有大量成纤维细胞及黏多糖。②萎缩性瘢痕的表皮极薄，角质层过度角化增厚，复层扁平上皮结构明显改变，棘细胞层数减少，真皮乳头层消失，毛囊及其附件消失，真皮下结缔组织增生，网织层增厚。③疤痕疙瘩早期可见大量成纤维细胞、灶性聚集的浆细胞、肥大细胞及少量淋巴细胞。细胞核着色蓝染，可见分离象，纤维组织排列紧密，旋涡状大结节较为少见。后期可见致密不规则排列的胶原纤维，细胞不断硬化及玻璃样变，胶原纤维束形成致密旋涡状大结节，含丰富黏液性基质。好发于胸骨柄、耳廓、上背和肩部等。临床表现为病变突出皮面，高低不平，形状不规则，质硬韧，形成蟹足状突起。④瘢痕癌的病理学表现多为鳞癌表现，少数表现为基底细胞癌。临床上一般开始表现为瘢痕丘疹样结节，增大成溃疡并形成恶性溃疡，可伴有角质增生及乳头状瘤样改变，最终导致瘢痕癌。

2. 根据临床分类，瘢痕分为表浅性瘢痕、增生性瘢痕、凹陷性瘢痕、挛缩性瘢痕（条索状瘢痕）、桥状瘢痕、蹼状瘢痕等。①表浅性瘢痕外观粗糙平软，偶有色素改变，无功能障碍。通常由轻度擦伤、表浅感染、浅二度烧伤等形成。②增生性瘢痕突出皮肤表面，形状不规则，高低不平，潮红充血，质地实韧，可伴灼痛瘙痒。其形成因素较为复杂，通常包括炎症刺激、手术治疗、异物感染、长时间牵拉、激素水平、遗传因素等。③凹陷性瘢痕表现为低于周围正常皮肤表面，通常因皮肤、皮下组织及深部组织创伤愈合而形成。④挛缩性瘢痕（条索状瘢痕）、桥状瘢痕、蹼状瘢痕是根据其临床形态进行分类，其形成因素包括深度烧伤、深部组织创伤、各种原因导致的创面延期愈合等。

### （三）瘢痕的评估

针对不同的瘢痕选择正确而有效的临床治疗，需要对瘢痕进行准确的临床评估。瘢痕的演变过程包括增生期、减退期、成熟期，持续时间各不相同，一般为 3 ～ 12 个月。临床中我们应在伤口愈合后的前 3 个月对瘢痕进行准确的检测和评估，有助于瘢痕的预防与治疗。第 1 个月主要检测瘢痕的颜色、充血程度、是否隆起等，根据结果采取相应的干预手段；第 2 个月若发现瘢痕增生，应检测瘢痕高度、宽度、瘙痒程度等，及时干预改变增生倾向；第 3 个月若发现增生倾向增加，应检测质地及柔韧度，积极治疗。瘢痕的评估包括了颜色评估、质地评估、形态评估、组织结构及张力分析、临床症状采集及功能障碍分析等。

1. 瘢痕颜色的评估

瘢痕颜色的评估量表包括温哥华瘢痕量表（VSS）、视觉模拟量表（VAS）、患者与观察者瘢痕评估量表（POSAS）等。VSS 是国际上通用的瘢痕评定量表，从色泽、厚度、血管分布和柔软度 4 个方面对瘢痕进行描述性评估，因其依靠肉眼和徒手进行评分，缺乏客观性和可重复性。POSAS 量表包括观察者量表和患者量表以及各自量表的瘢痕特征内容。与 VSS 相比，POSAS 具有更好的相容性和观察者间信度。VAS 需依靠多维图像系统，其评分内容包括血液供应、色素沉着、可接受性、观察者的舒适度、轮廓等。随着现代科技的进步，测定三原色含量及比值的仪器大量运用于临床，包括色彩分析仪、窄谱反射分光光度仪及 Minolta 颜色测定仪等。瘢痕的颜色与瘢痕内的血管密度、血管分布及血管形态息息相关，因此测量瘢痕内血流信号比瘢痕颜色更加可靠。测量血流信号首选激光多普勒血流仪。

2. 瘢痕质地的评估

瘢痕的硬度及其变化是反映瘢痕演变及治疗效果的重要指标之一。若瘢痕的硬度越接近正常皮肤，则瘢痕越接近正常瘢痕。瘢痕质地的评估需借助物理方法如牵拉、扭转等，并通过计算机辅助分析外力作用下皮肤形态的变化来描述瘢痕的质地。在临床上，对瘢痕的质地可粗略分为质软、质韧、质硬三种，这三种质地分别表现为如同触及下巴、鼻头及额头的感觉。瘢痕颜色评价的相关主流评估量表中也均包含了瘢痕质地的评估（具体详见上文"瘢痕颜色的评估"）。现在临床上用于测定瘢痕硬度的仪器主要为 Spann 研制的瘢痕硬度计。该硬度计灵敏度较高，能比较准确地测定各类瘢痕的硬度，但不能用于关节、手部及面部瘢痕硬度的测量。瘢痕弹性的测量，临床中主要依赖于 Cutometer SEM 474、575。

3. 瘢痕形态的评估

瘢痕的形态包括瘢痕的外形、面积、高度及厚度等。瘢痕的外形主要通过肉眼或者计算机成像技术进行直观的辨别。瘢痕的面积主要依靠摄影测面法、胶片瘢痕边缘示踪法及计算机分析仪等。摄影测面法主要用于平坦皮肤表面的瘢痕测定，如背部、腹部等。瘢痕的高度及厚度的测量包括直接测量、超声成像技术及高分辨率核磁共振成像系统等。直接测量能粗略判别瘢痕的高度及厚度，准确性不高。高分辨率核磁共振成像系统虽能精确测量瘢痕的高度及厚度，但目前未应用于临床上瘢痕厚度的研究中。超声成像技术优缺点介于两者之间，相对较为实用。

4.瘢痕的组织结构分析及张力评估

瘢痕的组织结构分析主要依赖于病理学，具体详见上文"瘢痕的分类"。病理学检查需取活检，为有创检查，创伤可导致新生瘢痕，患者接受度较小。有学术报道超声波组织分析法可粗略分析瘢痕的组织结构，其具体临床应用仍有待研究。

皮肤张力指水平方向皮肤的变形程度，皮纹线与皮肤最大张力方向呈垂直关系。临床术中的切口设计方向一般与皮肤张力密切相关。主观皮肤张力的分析主要借助物理方法进行牵拉、扭转等，再依靠医师的临床经验进行辨别。不同的医师对皮肤张力的理解及认知存在一定的差异性。张力测定仪可用于皮肤张力的测量，但临床中运用较少。

5.临床症状采集及功能障碍分析

瘢痕临床症状主要包括瘙痒、灼热及影响活动等。瘢痕的瘙痒引起的搔抓可引起瘢痕的破溃感染，加重瘢痕形成，加快瘢痕进展。瘢痕的灼热提示瘢痕处于快速生长期，容易形成增生性瘢痕。颜面部瘢痕对容貌产生较大影响，关节部位的瘢痕则容易影响关节活动。临床症状的评估主要依赖于患者的感觉及需求。临床中，医师对瘢痕临床症状的判别主要依赖于与患者的沟通以及关节部位的活动性。关节部位的活动性判别主要依靠对运动范围、关节协调性、力量与柔韧度以及关节角度等因素的评估。

（四）瘢痕的形成机制

瘢痕的形成机制暂未明确。从宏观上讲，机体组织受到损伤后，修复过程中不能达到完全的组织再生，从而使结缔组织代替作为结局的补偿性不完全再生，导致瘢痕的形成。从微观上讲，瘢痕的形成是由于机体炎症反应后胶原的合成与降解失衡、黏多糖的过度沉淀、成纤维细胞大量增殖导致的。创面损伤早期，出现炎性细胞（白细胞、巨噬细胞、肥大细胞等）的过度浸润，释放大量细胞因子（转化生长因子、肿瘤坏死因子、血管内皮生长因子等），刺激成纤维细胞及肌成纤维细胞合成大量的胶原及基质，细胞外基质相互作用、内环境及微循环的紊乱最终导致了瘢痕的形成。瘢痕形成过程中，相关基因（癌基因、抑癌基因等）通过调控细胞凋亡与细胞信号传导系统等参与病理性瘢痕的发生与发展过程。

## 二、瘢痕的防治

（一）瘢痕的防治原则

早期干预、联合治疗、充分治疗是瘢痕防治的原则。

1.早期干预：瘢痕的发生与发展离不开炎症反应、胶原沉淀、外基质相互作用等复杂的生理过程，而针对瘢痕形成后的治疗尚无理想方法。因此，针对瘢痕发生发展的早期干预显得尤为重要。瘢痕的早期干预是指从上皮覆盖创面后、瘢痕组织开始形成时即介入并采取一定的控制措施，包括瘢痕形成前和形成期两个阶段的预防管理。早期干预的内容包括去除造成瘢痕增生的危险因素、降低瘢痕增生风险、抑制瘢痕生长等，主要采取手段包括药物干预治疗、光电技术干预治疗、放射干预治疗以及压力疗法等。

2.联合治疗：瘢痕因其复杂的形成机制和持续的发生发展进程，针对不同时期及不同类型的瘢痕应当选择不同的治疗方式和治疗手段。临床经验和文献报道提示，针对不同的瘢痕缺乏单一有效的治疗方式，因此将各种有效方法进行合理的联合应用才能有效治疗瘢痕。联合治疗包括不同机制、不同类别的治疗方案联用。瘢痕的联合治疗包括药物治疗、光电技术治疗、手术治疗、放射治疗、压力治疗等相互结合使用的系统治疗。临床上暂未有针对瘢痕联合治疗的统一标准，如何更好地规范瘢痕的联合治疗仍有待研究。

3. 充分治疗：瘢痕的发生发展是持续并长期存在的生理过程，因此需要长期的、阶段性的、持续的充分治疗。瘢痕的充分治疗涵盖了瘢痕的评估、瘢痕的早期干预、瘢痕的联合治疗的全过程，基于评估结果进行持续动态的充分治疗是满意疗效的关键。

（二）瘢痕的预防

1. 瘢痕的危险因素

瘢痕的危险因素包括人种和肤色、遗传因素、个体素质、伤情及处置水平、生物活性因子、免疫及内分泌和基因调控等。

（1）人种与肤色：病理性瘢痕的发生率为 5% ～ 10%，黑色人种病理性瘢痕为白种人的 5 ～ 10 倍，并且黑色人种瘢痕疙瘩的发病率也远远高于白种人，而黄种人病理性瘢痕的发生率介于两者之间。有研究表明，病理性瘢痕的发生率与皮肤中色素细胞的多少有关。

（2）遗传因素：大多数学者认为，病理性瘢痕的发生跟遗传无明显关系，尤其是增生性瘢痕。临床中也证实，一般增生性瘢痕的发生无家族遗传史。个别学者通过家系调查认为，病理性瘢痕呈常染色体显性遗传，仍有待进一步证实。

（3）个体素质：瘢痕体质患者，无论受到何种创伤，在任意部位都极易产生瘢痕疙瘩。其原因可能与基因表型有关，具体有待进一步研究。有些病者因为身体素质的原因，也容易产生病理性瘢痕，如青春期、妊娠期、过敏体质等。

（4）伤情及处置水平：病理性瘢痕的产生跟发生部位存在一定的联系，有些部位发生瘢痕的可能性要小一些，如眼睑、前额、外生殖器、乳晕区等。瘢痕疙瘩好发于耳垂、胸骨前、三角肌、肩背部等部位。临床中已证实的瘢痕危险因素包括伤口及创面的深度深（甚至全层损伤）、创面及烧伤面积大、延期愈合超过 3 周、酸烧伤、反复感染破溃、多次手术等。与此同时，伤口的处置水平也与病理性瘢痕倾向息息相关，如切口选择张力较大、手术中对组织的保护欠佳、使用粗大缝线及不恰当缝合方式、不健康组织及异物未去除、不合理的治疗、术后感染等。

（5）生物活性因子：病理性瘢痕的形成与生物活性因子关系密切，主要包括 TGF-β、bFGF、PDGF、IGF-1 等。它们参与了成纤维细胞的增殖、信号传导、胶原沉淀等过程。伤口愈合后，过度地使用外用生长因子也会促进病理性瘢痕的形成。

（6）免疫、内分泌和基因调控：随着对病理性瘢痕的研究愈来愈深入，有学者发现病理性瘢痕的发生可能与血液内 lgM、lgA、lgG 等水平有关。亦有学者报道，瘢痕体质患者内的睾丸素水平呈过量表达。已有研究表明，某些癌基因、抑癌基因通过调控细胞凋亡、细胞信号传导系统参与了瘢痕增生的全过程。

2. 瘢痕的风险评估

在以上的瘢痕风险因素中，危险因素（1）不考虑在内的情况下，专家小组一致认为，满足危险因素（2）或（3）或满足（4）中任意一条危险因素的个体，可视为病理性瘢痕形成高风险患者；不满足上述所有危险因素［（1）除外］的，可视为病理性瘢痕形成低风险患者；介于二者之间的，则视为病理性瘢痕形成中风险患者。根据不同的评估风险，使用不同的预防方式来干预瘢痕的发生与发展。

3. 瘢痕预防

瘢痕的预防包括瘢痕形成前、瘢痕形成期、病理性瘢痕的预防。

瘢痕形成前的预防主要是从创面处理和手术操作两方面着手。优化创面处理、预防瘢痕形成的重点在于预防和控制感染，给创面愈合创造良好的条件，尽早封闭创面。手术操作相关的主要预防措施为无菌原则、无（微）创技术、无张力、无异物、无死腔、手术时机合适及手术方法得当。

瘢痕形成期预防应采取一些措施抑制瘢痕的生长，从而降低瘢痕形成的程度，减少瘢痕对机体造成的危害。

对于不同的病理性瘢痕，其预防方式不同，需根据瘢痕类型进行评估，包括预防瘢痕增生、瘢痕疙瘩的预防以及瘢痕癌的预防。

（1）预防瘢痕增生：①防晒及减少瘢痕刺激；②早期进行瘢痕形成风险评估；③早期进行瘢痕干预，包括压力治疗、药物疗法、放射疗法、光电技术疗法和功能康复综合疗法等。

（2）预防瘢痕疙瘩：瘢痕疙瘩患者通常具有较为严重的瘢痕体质倾向，疾病发展更迅速、程度更严重和复发倾向更明显。应当早期干预、早期治疗（详见下文）。

（3）预防瘢痕癌：针对瘢痕癌倾向患者，应根据病情发展尽早作出判断，早期活检、早期诊断。早期手术治疗、手术修复并结合放化疗，具有良好的疗效（详见下文）。

（三）瘢痕的治疗方法

瘢痕的治疗方法的选择主要取决于瘢痕分类、患者瘢痕史（包括既往治疗失败或成功史）、治疗依从性等。此外，患者瘢痕常见症状如疼痛、瘙痒则可能需要其他特殊治疗或辅助治疗。现有的瘢痕治疗方式和药物主要包括：体表外用制剂（洋葱提取物、丝裂霉素 C、咪喹莫特），局部注射治疗（博来霉素、糖皮质激素、5 氟尿嘧啶），物理疗法（硅酮制剂、放射治疗、冷冻疗法、压力治疗、黏性微孔低致敏性纸胶带），手术治疗和光电技术治疗（强脉冲光、脉冲染料激光、点阵激光、射频消融）等。

1. 药物治疗

（1）口服药物治疗：口服药物应用较多的主要有积雪苷片和抗过敏药物。

积雪苷是伞形科植物积雪草的提取物，其作用机制包括促进正常肉芽组织形成和毛细血管新生、抑制成纤维细胞增生及促进伤口愈合等。除口服的积雪苷片外，外用的积雪苷霜也被广泛用于瘢痕治疗。抗过敏药物能稳定肥大细胞的细胞膜，阻止肥大细胞脱颗粒，从而抑制组胺释放，减轻病灶的炎症反应，有效缓解病理性瘢痕的瘙痒症状。这些药物对减轻症状、预防瘢痕有一定作用。对术后早期应用效果较好，一般用到伤口愈合后半年至一年即可，但至今尚无特效的药物。

（2）内药物注射治疗：局部注射类药物主要包括激素类药物、抗肿瘤药物、维拉帕米、己酮可可碱（pentoxifylline，PTX）以及肉毒素等。

皮质激素可以抑制瘢痕内成纤维细胞血小板衍生生长因子基因的表达，抑制成纤维细胞分裂增殖及蛋白质的合成，从而抑制瘢痕的形成及发展。

抗肿瘤药如5-FU、博来霉素、丝裂霉素、秋水仙碱、阿霉素等，能够抑制细胞DNA的合成，减少瘢痕局部充血。例如秋水仙碱是一种抗有丝分裂药物，在瘢痕的防治和研究应用方面较久远，它通过破坏有丝分裂纺锤体的活动而干扰细胞分裂，呈剂量依赖性地抑制胶原的合成和成纤维细胞增殖，增加胶原酶活性，加速胶原退化，减少胶原合成。

维拉帕米是一种钙通道阻滞剂，可用于治疗增生性瘢痕及瘢痕疙瘩，能有效改善瘢痕的高度、宽度、柔韧性及血管生成。其作用机制包括增加成纤维细胞中胶原酶原的合成，促进成纤维细胞凋亡等。一项Meta分析发现，使用维拉帕米治疗病理性瘢痕有效率为54.07%。但目前维拉帕米治疗病理性瘢痕的临床应用较少，仍处于研究阶段。

己酮可可碱是甲基黄嘌呤衍生物，是一种非选择性磷酸二酯酶抑制剂，能阻断cAMP转变为AMP，增加细胞内cAMP，具有较强的抗纤维化作用，能有效抑制皮肤瘢痕形成。临床上，PTX已用于治疗瘢痕，研究者将0.1% PTX注射于10例烧伤患者的口周区域，1次/周，共5周，结果表明PTX可改善瘢痕的弹性。

肉毒素是肉毒杆菌产生的神经外毒素，有7个血清型。临床应用最多的为A型肉毒素（botulinum toxin type A，BTXA）。BTXA是一种有效的肌肉松弛剂，其经典作用机制为：作用于周围运动神经末梢—肌肉接点，通过对乙酰胆碱突触囊泡膜蛋白的裂解，抑制突触前膜释放乙酰胆碱，导致肌肉松弛性麻痹，缓解痉挛和强直。在面部，切口两侧的张力主要是由表情肌收缩产生，减弱表情肌的力量可减轻面部切口两侧的张力。BTXA局部注射可暂时麻痹面部表情肌，减轻切口两侧的张力，改善术后瘢痕形成。同时BTXA抑制FB增殖，减少胶原合成，促进FB凋亡；抑制瘢痕内FBα平滑肌肌动蛋白和肌球蛋白Ⅱ的表达；抑制神经末梢释放SP、降钙素基因相关肽。瘢痕疙瘩内SP明显增多，BTXA抑制感觉神经末梢释放SP。因此BTXA对顽固性痛痒有一定的治疗作用。有研究人员在大鼠背部和兔耳建立HTS模型，局部早期注射BTXA，可明显抑制创伤组织中SP、降钙素基因相关肽，从而起到对瘢痕增生和挛缩的预防及治疗作用。BTXA还可抑制FB表达结缔组织生长因子（connective tissue growth factor，CT-GF），在病理情况下，CT-GF的过度表达促进FB增殖，促进肉芽组织形成和纤维化，介导细胞粘附及刺激细胞迁徙，促进新生血管形成，最终促进增生性瘢痕（hypertrophic scars，HTS）的形成。有研究表明，BTXA可抑制体外培养的FB表达CT-GF，在一定程度上解释了其抑制瘢痕增生的机制；抑制FB多种基因的表达，如钙结合蛋白S100A4、血管内皮生长因子、间质胶原酶以及血小板衍生生长α因子。病理性瘢痕中上述基因的表达增加，BTXA降低上述基因的表达可在一定程度上解释BTXA对瘢痕疙瘩的治疗作用。

（3）外用药物治疗：瘢痕外用比较常用的药物有硅酮制剂、复合制剂（复方肝素钠尿囊素凝胶、瘢痕止痒软膏和积雪苷软膏等）、洋葱提取物、中药等。

外用药物硅凝胶膜敷贴、5%咪喹莫特、他克莫司、洋葱提取物、维A酸、维生素E等对增生性瘢痕都有一定疗效。但单一方法治疗增生性瘢痕有一定局限性，多途径联合治疗效果更优。硅胶类产品又称硅凝胶涂剂或硅胶膜。硅胶制剂在1981年首先被应用于烧伤后瘢痕的治疗，因其具有松弛、软化瘢痕和使瘢痕变得平坦的作用，目前在病理性瘢痕的治疗和预防中应用广泛。硅凝胶膜与皮肤之间摩擦所产生的负向静电场力，是其发挥治疗作用的主要原因；另一方面其可限制皮肤表面水分的丢失及增加角质层对氧的通透，从而发挥抑制成纤维细胞的增生及合成分泌胶原蛋白的功能，从而抑制了面部术后瘢痕的形成。

瘢痕疙瘩患者体内的循环免疫复合物和细胞水平相较于正常人群明显升高。他克莫司是一种神经钙调蛋白抑制剂以及免疫抑制剂，在体外试验中能够抑制 $TGF-\beta_1$ 诱导的成纤维细胞增殖。咪喹莫特是一种 Toll 样受体激动剂，5% 咪喹莫特乳膏在瘢痕疙瘩的治疗方面具有免疫反应调节剂的作用。

2. 光电技术治疗

1983 年，Castro 等首先应用钇铝石榴石激光治疗瘢痕后，发现激光能对病理性瘢痕起到有效防治作用。激光治疗瘢痕的主要原理是激光具有的烧灼、汽化、切割、凝固及散焦照射等特有技术，并利用这些技术治疗不同瘢痕。目前常用的激光治疗主要分为剥脱性激光和非剥脱性激光。激光治疗安全有效，但单独使用激光治疗复发率较高，现多采用联合治疗。

（1）点阵激光：点阵激光分为剥脱性点阵激光和非剥脱性点阵激光。

剥脱性点阵激光：主要包括点阵 $CO_2$ 激光和点阵铒激光，两者的主要吸收基团均为水，作用于皮肤时导致表皮及部分真皮气化剥脱，产生的热效应可以刺激胶原新生重塑，达到皮肤重建的目的，同时抑制瘢痕形成。剥脱性点阵 $CO_2$ 激光的穿透程度深，可在一定程度上重新排列异常沉积的真皮层胶原成分，从而达到治疗瘢痕的目的，因而多用于增生期瘢痕的治疗。

（2）非剥脱性点阵激光：指一类波长在 1400 ～ 1600nm 范围内的激光（近红外激光），以 1540nm 铒玻璃激光为代表，靶基团为水，产生的热效应可以刺激真皮胶原新生重塑，但其不损伤表皮角质层，其余表皮组织凝固，不造成皮肤组织气化剥脱。非剥脱性点阵激光对皮肤真皮层的损伤小，可用于治疗稳定期的瘢痕。

（3）强脉冲光：强脉冲光是一种无创性皮肤治疗技术。

强脉冲光主要以黑色素、胶原和血红蛋白为靶目标，利用足够的能量密度产生特异性破坏，从而发挥治疗效果。通过强脉冲光照射，血红蛋白优先吸收特定波长光源，内皮细胞发生热凝固作用而使瘢痕组织内血管封闭，达到血管靶向治疗。同时，由于血液供应的阻断，使胶原降解和胶原酶释放，胶原及黏蛋白合成水平下降，抑制成纤维细胞增殖，改善局部微循环，使胶原纤维和弹力纤维重新排列，恢复弹性，质地变平滑。

（4）脉冲染料激光：波长为 585nm 或 595nm。

脉冲染料激光要吸收基团为氧化血红蛋白，其特异损伤瘢痕内血管，促进血管内皮细胞热凝固坏死，抑制血管增生，减少瘢痕血流灌注，加重瘢痕组织缺氧，导致胶原酶释放，促使胶原蛋白降解及重组，进而抑制瘢痕的形成与生长。PDL 产生的光热作用还可抑制转化生长因子 -β（TGF-β）及血小板源性生长因子（PDGF）的表达，同时上调基质金属蛋白酶（MMP）水平，从而促进胶原重塑及减少成纤维细胞增殖，抑制瘢痕形成。

（5）射频消融：又称等离子体射频（PR）。

射频消融利用单极射频（RF）将空气中的氮气激发成微等离子流，在皮肤表面产生非常微小的等离子火花，释放出能量导致表皮轻微剥脱并烧灼出可诱达真皮浅层的可控制性微孔，促进表皮的再生与修复，同时产生的热量传导至皮下，促进真皮胶原纤维的增生及重排，启动机体创伤修复机制，从而修复瘢痕。其主要作用机制为表皮微剥脱和真皮深层热效应，热效应深度可达皮下 500 ～ 1000μm，从而重塑瘢痕内混乱的胶原排列，改变瘢痕的均匀度和平整度。等离子体是某些气体的核外电子被剥夺后产生的离子气体物质，是一种由自由电子和带电离子为主要成分的物质形态，广泛存在于宇宙中。等离子体与激光的选择作用原理不同，它是把热量直接传递给组织而被吸收。微等离子射频技术是将微等离子体技术和点阵射频技术融于一体的新技术，其原理在于利用单极射频治疗头在靠近皮肤很小距离时发射射频能量激发空气中的氮气分子，使其解离成气态的光子和电子，即等离子化，并形成等离子放电；当等离子体接触组织时瞬间产生的高温、高能量作用，能够产生汽化、热损伤等效应。同时射频能量的输出方式是以像素的形式通过多点状的射频能量导体均匀分布，等离子以通道的形式扩散，形成等离子体火花。由于等离子体具有高温度及高能量特性，产生的微等离子体接触皮肤后，能量迅速传递给治疗区域的皮肤组织，释放的能量能在表皮至真皮上层形成可控的表浅的微剥脱区，这些微剥脱可根据射频功率的持续时间、能量密度调控。在表皮形成微剥脱的同时，也会产生表皮热凝固效应。异化的组织表皮受到剥脱损伤后，一方面通过启动皮肤创伤修复机制，促进周围正常表皮细胞的增殖、分化及迁移进行修复，促进瘢痕部位正常表皮的再生，从而使受损组织外观接近正常皮肤；另一方面，热量传导至真皮，不仅可以刺激纤维细胞在正常调控下合成新的胶原纤维及基质，还可以使瘢痕组织中原有排列紊乱的胶原纤维进行重排。随着新胶原纤维的新生、重新排列，填充缺损的组织间隙，真皮发生重建与重塑，从而达到修复瘢痕、改善肤质的效果，而且这种效果可持续 3 ～ 6 个月，甚至更长久。由于氮气是惰性气体，能有效隔绝皮肤表面的氧气，产生抗氧化效应，同时等离子体能量传递不会产生与剥脱性激光相关的爆破、灼烧等继发性热损伤风险发生。微等离子体治疗后，微剥脱的表皮未直接脱落，并且无碳化形成，而是直接附着在表皮剥脱表面直到新生表皮形成，使得表皮仍旧保持完整，这也是微等离子体治疗瘢痕后红斑持续时间短、恢复时间短、不良反应少的原因之一。

3. 冷冻疗法

冷冻疗法是指利用 0℃ 以下的低温来冷冻机体某部，并破坏该部组织，以达到治疗瘢痕为目的的一种方法。瘢痕组织冷冻后，受冻组织首先发红，冻区较周围水肿，出现可以忍受的疼痛，30min 后局部出现水疱，24 ～ 72h 发生组织坏死、结痂，2 ～ 3d 痂皮开始发黑，7 ～ 10d 坏死的瘢痕组织形成的干痂脱落。如果冷冻深度超过真皮层，创面 2 ～ 4 周才能脱落，愈合后一般不形成瘢痕，可能与成纤维细胞对冷冻有特别的耐受性有关。瘢痕组织经冷冻治疗后发生变化，首先表现为瘢痕表皮及表皮下瘢痕组织的退化、变性和坏死；新的肉芽组织逐渐形成；周围正常表皮细胞在肉芽创面上自外向内匐行融合，闭合创面。冷冻疗法主要用于治疗瘢痕疙瘩和增生性瘢痕等高出皮肤的瘢痕组织，对于扁平瘢痕和萎缩性瘢痕则不宜使用。用冷冻疗法治疗瘢痕时应注意：瘢痕增生期禁用；有瘢痕体质者慎用或不用；瘢痕面积者需分次治疗；色素沉着较重部位慎用；一次冷冻不宜过深；治疗前认真了解冷冻的性能、沸点，选择适当的冷冻方式、作用时间、冷冻次数、降温与复温速度，并观测瘢痕组织对冷冻源的敏感情况及血运状况等，这些因素与冷冻的效果密切相关，可以直接影响治疗效果。采用刺入法治疗时避免刺伤大血管。

4. 加压疗法

用弹性织物对伤口愈合部位持续压迫而达到预防和治疗瘢痕增生的方法，称为加压疗法。其机制一般认为：压力造成局部组织相对缺血，使螺旋状胶原重新排列，血管数量减少，水肿减轻；压力使血管内皮细胞蜕变，使血管壁损伤加重，造成组织缺血，抑制了瘢痕增生；缺氧状态下细胞内氧分压降低，线粒体的功能减退甚至停止，同时发生形态学改变，如线粒体肿胀、空泡变性等，导致线粒体不能在氧化磷酸化过程中释放能量，从而抑制成纤维细胞的增生，最后发生变性坏死，使生成胶原纤维和基质的能力降低，从而导致瘢痕变薄、软化；压力使血流量减少，胶原酶的抑制剂 $\alpha 2$ 肌球蛋白也随之减少，使胶原酶活性增强，胶原分解加快，瘢痕软化。压力需持续至瘢痕成熟，指征颜色由红转白。加压疗法包括弹性绷带压迫、弹力衣套、海绵加压固定及热塑料夹板法等。加压疗法的治疗关键是：①合适的压力，一般选择 $15 \sim 40\text{mmHg}$ 范围，压力 $< 15\text{mmHg}$ 可能无法达到良好的效果，而压力 $> 40\text{mmHg}$ 会造成患者不适、产生水泡，甚至肢体缺血坏死；②压迫持续时间需要足够长，一般主张尽量 24h 连续压迫，持续 $6 \sim 12$ 个月；③尽早实施，在伤口愈合后尚未形成瘢痕之前开始治疗，手术治疗后应加压包扎。加压治疗对增生性瘢痕疗效较为确切，但对于瘢痕疙瘩的效果并不明显，仅可作为术后的辅助治疗。加压疗法的缺点是不适用于屈曲或经常活动的部位，且压力分布不均时偶尔会出现皮肤溃疡；对于儿童长时间局部压迫时，血供减少可引起局部组织萎缩，患者有不适感、依从性较差等。

5. 放射疗法

1906 年，Debeurman 和 Gongerot 首先应用 X 射线治疗瘢痕疙瘩。目前常用的方法为浅层 X 射线、电子线和短距离放射治疗。其主要适应证为：瘢痕易发部位创面瘢痕早期增生性瘢痕或瘢痕疙瘩的治疗；瘢痕易发部位术后切口瘢痕增生预防；瘢痕疙瘩手术后切口复发的预防。一般不用于成熟瘢痕。应用原则是早期、小剂量、长疗程，方法是术后 24h 内进行首次放疗。若剂量大，易造成放射性皮炎，出现皮肤发红、脱皮、毛细血管扩张和永久性的色素减退或脱失，影响美观。该疗法也有一定的复发率。该方法可能有抑制幼儿的生长发育及潜在的致癌性，但疗效高于风险，是术后预防瘢痕增生的重要方法。放疗与其他治疗方法联合应用也是近年的研究热点之一。

6. 其他物理康复综合治疗方法

紫外线疗法、超声疗法、直流电离子导入疗法、等幅中频正弦电疗法、石蜡疗法、红外线疗法、水浴直流电疗法、超短波疗法、高压氧治疗等，对瘢痕形成的预防和治疗均有一定的效果。

7. 中药治疗

中药治疗主要以活血化瘀为主，兼化痰祛湿、滋阴润燥。包括中药汤剂内服、局部外用中药，及中药提取物治疗。

（1）中药汤剂内服：中药汤剂治疗瘢痕从整体辨证论治，结合局部的病症，可有效抑制瘢痕增生。临床上常用复元活血汤加减、生脉散加味。

（2）局部外用中药：中药外用治疗瘢痕是一种简单而有效的方法，药物经皮肤黏膜直接吸收，减少不良反应，增加效果。临床上常用丹参、红花、艾叶、大黄等药物制成洗剂，抑制成纤维细胞增殖，促使瘢痕组织变软、软化，甚至消失。

（3）中药提取物治疗：近年来中药成分治疗瘢痕的研究日渐增多，其对瘢痕的治疗主要通过抑制纤维细胞生长、影响细胞因子的生长及抑制细胞外基质的堆积等起作用。相关治疗瘢痕的中药提取物有从中药汉防己中提取的粉防己碱、三七的提取物三七总甙、不同浓度的姜黄素等。

8.手术治疗

瘢痕的手术治疗即手术切除，对于切除后形成的创面处理主要包括缝合、皮片移植术、瘢痕皮回植术、皮瓣移植术、皮肤软组织扩张术、皮肤磨削术等。手术治疗时机在6个月至1年后，但影响功能的部位应尽早手术治疗。

（1）切除缝合主要分为直接切除缝合、分次切除缝合、瘢痕内切除缝合。

1）直接切除缝合：主要对瘢痕采用梭形切口，全部切除瘢痕，边缘游离后直接缝合。切除瘢痕的宽度与瘢痕的形状相关，线状或椭圆形瘢痕的切除宽度与瘢痕的宽度相等，而方形或不规则形瘢痕的切除宽度就要超过瘢痕自身的宽度。另一个重要因素为瘢痕周围与基底的条件，瘢痕位于皮肤松弛的部位（如腹部），创缘可以作较大程度游离，切除的宽度允许为4～5cm，而在颧弓部，基底坚硬且上有下眼睑，切除的宽度限于1cm内，否则不仅切口缝合时有张力，还可能造成周围器官移位变形。一般来讲切口宽度在2cm以内的瘢痕可以直接切除缝合。手术应遵循无菌、无死腔、无异物、无张力、无创操作、显微缝合、拆线时间适当等原则。切开方向应沿瘢痕的纵轴方向，皮纹线、轮廓线设计。直接切除缝合适用于规则的线状、条状、圆形或近似圆形的瘢痕；小面积的扁平瘢痕或萎缩性瘢痕；局限性、增生性瘢痕。

2）分次切除缝合：分次切除是在瘢痕面积较宽，不能一次将瘢痕全部切除，或勉强切除，切口缝合有明显张力的情况下，采用分两次或数次将瘢痕全部切除的手术方法。第一次手术时要在瘢痕范围内进行梭形切除后行直接拉拢缝合。无论分几次手术，除最后一次全部切除外，其间的切除均在瘢痕内进行；每次手术间隔3个月或半年。

3）瘢痕内切除缝合：切除瘢痕时切口限于瘢痕内，不外延到正常皮肤，留下瘢痕边缘的部分组织缝合，称为瘢痕内切除缝合。适用于瘢痕疙瘩或严重的增生性瘢痕。

（2）皮片移植术

皮片移植术指将不包括皮下脂肪组织的皮肤，用于自体，或同种、异种不同个体间的移植，简称植皮。根据皮片切取的厚度，一般分为刃厚皮片、中厚皮片、全厚皮片和保留真皮下血管网皮片。当创面基底瘢痕较多、血供较差或创面很大、需移植大块皮片时，可考虑切取中厚皮片移植。在口腔、鼻腔、外耳道等处植皮，宜选用少毛部位，切取薄的中厚皮片移植，以免皮片成活后长毛发。肉芽创面，一般多用刃厚皮片或薄的中厚皮片覆盖创面。

（3）瘢痕皮回植术

瘢痕皮回植是采用自身瘢痕表皮及其皮下少量纤维组织回植于瘢痕切除的创面，按照皮片移植的原则和方法使其成活，达到治疗瘢痕的目的。机制可能与以下因素有关：①自体瘢痕表皮回植,使局部组织中胶原酶性增加,使胶原纤维的分解大于合成代谢,胶原合成受抑制,从而使瘢痕组织增殖得到抑制。②自体瘢痕皮回植,可能是埋藏组织疗法的推衍,产生抑制瘢痕增生的衍生物质。该方法适用于瘢痕疙瘩；症状较重,其他方法不易奏效的陈旧性增生性瘢痕；取皮部位易发生新的瘢痕增生,或不愿留下取皮部位瘢痕者；缺乏供皮区者。供瘢痕皮回植的瘢痕必须是成熟的瘢痕,表面不能高低不平,否则难以切取瘢痕皮片。瘢痕皮切取法主要是用手术刀剥离剔出增殖的瘢痕组织,仅留厚度约 0.7mm 的瘢痕表皮及其下少量的纤维组织。大片切取瘢痕皮片时,可采用滚轴刀削取 0.3 ～ 0.5mm 瘢痕薄皮片,取下的瘢痕皮片肉面呈鸭蛋皮样青灰色为合适厚度。若外观呈白色且质地较硬,则显示瘢痕皮片过厚,将影响瘢痕皮片成活及手术后效果。瘢痕皮回植的优点：根据随访病例观察,原有的隆起瘢痕平复、痒痛、紧束感等症状消失,术区可恢复感觉,质地亦变软。

（4）皮瓣移植术

皮瓣是包括皮肤、皮下组织,具有自身血供的组织块。皮瓣的血运与营养在早期完全依赖蒂部供应,待皮瓣与缺损部位建立血供后,可将蒂部切断,结束皮瓣的移植过程。若为局部皮瓣,常为一次手术而无须进行断蒂术。皮瓣除可用于修复皮肤缺损外,还具有柔软耐磨、不收缩的特点和保护深层组织的作用。

（5）其他组织移植

其他组织移植修复瘢痕切除后创面包括真皮移植、脱细胞异体真皮移植、脂肪移植、肌肉移植、骨移植等。

（6）软组织扩张术

软组织扩张术是把用医用硅胶制作的组织扩张器经手术埋置于皮下或肌层等体表组织内,通过定期向扩张囊内注射液体（生理盐水或特殊扩张液）,使扩张囊逐渐膨胀,其表面的皮肤软组织也随之扩张和伸展,从而修复组织缺损、再造器官提供"额外"组织或为组织充填预制空间。该方法在瘢痕治疗中临床应用广泛,并发挥重要作用,已成为头、面、颈瘢痕治疗的常用手段,也是躯干和四肢瘢痕治疗可选择的方法之一。它适用于瘢痕性突发,面颈部、躯干、四肢等全身几乎所有部位的瘢痕,皮肤扩张也为远位的瘢痕切除后全厚植皮提供供皮区,这在大面积烧伤供皮区较少的情况下不失为一种较好的方法。

（7）皮肤磨削术

皮肤的磨削是将表皮或真皮乳头层进行磨削,以改善皮肤缺陷和治疗某些疾病的一种修复手术,以磨除降低凹陷性瘢痕边缘的正常皮肤组织为代价,使瘢痕局部形成新的创面,利用上皮再生爬行修复,使创面重新愈合,深坑变成浅坑,从而使皮肤平整度从整体上有所改善。该方法适用于表浅瘢痕、外伤性瘢痕、手术后遗线状瘢痕；禁忌用于严重的内脏器官疾病的患者,血友病或出凝血化验异常者,有复发性单纯疱疹患者,瘢痕体质或烧伤后瘢痕较深者,局部感染灶时等。磨削手法分为推磨、斜磨、圈磨、点磨。特殊部位的磨削如眼、口周磨削时,磨头的长轴应与眼裂、口裂垂直,并注意保护眼球、唇红及牙齿,同时要轻磨,否则易形成瘢痕,影响美观。

（8）瘢痕治疗的新方向

1）氧是长期以来已知可用于伤口愈合的重要因素，已经有许多报道表明低氧环境与瘢痕疙瘩形成有关。瘢痕疙瘩组织中缺氧诱导因子的量与正常氧组织相比，瘢痕疙瘩组织是相对缺氧的组织，并且缺氧通过 TGF-$\beta_1$/SMAD3 途径诱导了真皮成纤维细胞的促纤维化状态。因此，保持正常氧合状态可能有利于瘢痕疙瘩的治疗。

2）骨膜素是一种分泌的细胞外基质（ECM）蛋白，最初在成骨细胞、牙周膜和骨膜中发现。该基质细胞蛋白在基底膜、真皮和毛囊中表达。骨膜素是由人真皮成纤维细胞 TGF-$\beta$ 诱导并具有通过诱导血管生成，成纤维细胞增殖和成肌纤维细胞的持久存在，在伤口愈合和瘢痕发病机制中起重要作用。它开始从伤后几天增加其表达，经过 7d 左右达高峰，此后下降。许多研究表明，与正常组织相比，骨膜素在肥厚性瘢痕和瘢痕疙瘩中异常升高，可能为肥厚性瘢痕和瘢痕疙瘩中的治疗靶点。

3）一项 miRNA 微阵列分析发现，与正常成纤维细胞相比，瘢痕疙瘩成纤维细胞中 miR-196a 表达明显下降；当 miR-196a 过表达或敲除时，瘢痕疙瘩成纤维细胞分泌的 Ⅰ/Ⅲ型胶原分别呈下降和上升趋势。研究显示，人工修饰的外源基因可通过反义脱氧寡核苷酸 microRNA 阻止靶基因的转录而抑制成纤维细胞中 miRNA 的表达，进而抑制增生性瘢痕的形成；向增生性瘢痕中转染可表达负调控因子的基因能够抑制增生性瘢痕的形成。TGF-$\beta_1$ 可通过活化 Smad2、Smad3、Smad4 等下游信号因子并促使其进入细胞核内，来调控纤维化相关基因的表达，从而增加成纤维细胞的增殖和胶原蛋白的沉积。另有研究表明，将携带有抑制 VEGF 表达的 siRNA 慢病毒表达载体转染到兔耳增生性瘢痕组织中，结果显示瘢痕组织中的毛细血管显著退化乃至闭塞，微循环血量明显减少，病理性瘢痕组织的增生受到抑制。

**（四）不同种类瘢痕治疗方法的选择**

不同种类瘢痕的治疗原则：早期治疗、联合治疗、充分治疗。早期治疗要求我们在瘢痕形成期或发现病理性瘢痕早期就需要使用药物进行治疗。联合治疗包括手术联合药物治疗、手术联合激光治疗、超声联合药物导入、激光联合药物导入等。瘢痕的发生发展是一个长期的过程，我们需要不间断地、足量地进行瘢痕治疗，即充分治疗。

1. 浅表性瘢痕的治疗：治疗方法包括手术切除、激光及药物治疗等。浅表性瘢痕的治疗首先考虑用药物进行预防性治疗，若预防性治疗无效（持续发红超过 1 个月），应结合光电治疗，或采取增生性瘢痕的治疗方式进行治疗，根据需要可行手术切除。

（1）药物治疗：中药类、硅胶类（硅凝胶涂剂）、复方肝素钠尿囊素凝胶（康瑞宝）、瘢痕止痒软膏和积雪苷软膏等。

（2）光电治疗：$CO_2$ 激光、Er：YAG 激光、离子束等。

（3）手术切除：由于手术切除会形成线状切口瘢痕，较少使用。目前常用激光并配合药物治疗，已获得较满意的疗效。

（4）联合治疗。

2. 增生性疤痕的治疗：治疗方法包括手术切除、放射治疗、物理压迫治疗、激光治疗、药物治疗、蜡疗等。增生性瘢痕一般首先采用硅酮类制剂治疗结合激光治疗，若治疗 1 个月以上效果不明显，可局部注射糖皮质激素或 5-FU 联合辅助治疗。治疗过程中，如若瘢痕部位及条件允许，可联合物理压迫治疗、蜡疗及放射治疗。如若 12 个月保守治疗后，效果仍不佳，可采取手术治疗。烧伤导致的瘢痕增生应该尽早进行瘢痕评估并光电干预。

（1）药物治疗：①外用药物：中药类、硅胶类（硅凝胶涂剂）、化学药物类（曲安奈德新霉素贴剂）；②口服药物：中药类（积雪苷片）、止痒类（氯雷他定片）；③疤痕内药物注射：5-FU 联合糖皮质激素治疗。

（2）激光治疗：①在治疗有增生血管及红斑的瘢痕时，临床上应选择祛红激光，如脉冲染料激光、强脉冲光；②在诱导增生性瘢痕组织中胶原蛋白的重塑，抑制瘢痕增生时应选择 Nd：YAG 激光、$CO_2$ 激光、Er：YAG 激光等。

（3）手术治疗：适用于有功能障碍或形态改变时的瘢痕。手术治疗时机在 6 个月至 2 年。手术原则为切除瘢痕，充分松解，矫正畸形，以皮片或皮瓣覆盖创面。对瘢痕面积大、皮源缺乏的病例，可只切开或部分切除瘢痕，只求彻底松解挛缩，以中厚或全厚植皮修复缺损。若对美观要求较高者，可采用扩张后皮瓣修复，效果更优。残余的增生瘢痕，因张力消失，可逐渐自行软化。

（4）放射治疗：X 线、直线加速器、60 钴等。在早期，患者常在局部有感觉过敏、疼痛、活动受限等不适，X 线放疗可促使瘢痕变软、消退和主观症状改善，但照射面积和一次用量不可过大，一次照射量为 100 ～ 150R，每周 2 次，总量 1000 ～ 1500R。

（5）压迫治疗：压力至少达到 10 ～ 15mmHg，持续加压 3 ～ 6 个月或以上。

（6）蜡疗：是一种热疗法，可使疤痕柔软。

（7）联合治疗。

3. 凹陷性瘢痕的治疗：治疗方法包括药物治疗、激光治疗、手术治疗、填充物治疗等。

（1）药物治疗：中药类、硅胶类（硅凝胶涂剂）、复方肝素钠尿囊素凝胶（康瑞宝）、瘢痕止痒软膏和积雪苷软膏等。

（2）激光治疗：①剥脱性治疗（微晶磨削、激光磨削）：磨去异常组织和粗糙不平的瘢痕表面，同时适度刺激创面，刺激胶原生成，再生胶原纤维重新排列，形成新的表皮。同时伤口周围上皮附属器可促使周边的表皮向中心移动，尽快使伤口愈合，减少瘢痕形成。②非剥脱性治疗（$CO_2$ 激光、Er：YAG 激光）：刺激真皮胶原新生重塑，抑制瘢痕形成。

（3）手术治疗：①小的凹陷性瘢痕：数量少的凹陷性可用切除缝合法治疗，数量多的可用磨削术治疗；较浅的有望一次基本治愈，较深的则需数次磨削术治疗。每次治疗后，较浅的消失，留下较深的，间隔半年至一年后，再行磨削术，较浅者又减少了一些，剩下更深的需再等下一次磨削。磨削术时一定要掌握好层次，若磨削过深可能会引起新的增生性瘢痕。②较严重的凹陷性瘢痕：若范围小，常采用局部皮瓣转移覆盖创面。选用皮瓣时，供区修复应尽可能多游离周围皮下组织，充分利用周围皮肤的伸展性，防止供区产生新的凹陷及瘢痕。若缺损的范围较大，深部组织有待进一步的修复重建功能者，宜用皮瓣或肌皮瓣修复。

（4）填充物治疗：经过手术及激光治疗后仍不能矫正凹陷者，可于表层瘢痕切除后，在瘢痕下深层正常软组织中填充自体复合真皮脂肪瓣，再覆盖扩张皮瓣于外层。常用的填充物有自体组织和组织代用品。前者如游离真皮脂肪瓣、带蒂真皮脂肪瓣、脂肪颗粒、骨或软骨以及异体脱细胞真皮基质等，后者如硅橡胶、膨体聚四氟己烯等。组织代用品部分患者仍可发生过敏，而自体组织则不会发生过敏，目前多主张行自体组织填充。

（5）联合治疗。

4. 挛缩性瘢痕的治疗：包括药物治疗、激光治疗、手术治疗等。

（1）药物治疗：A 型肉毒毒素（BTXA）、中药类、硅胶类（硅凝胶涂剂）、复方肝素钠尿囊素凝胶（康瑞宝）、瘢痕止痒软膏和积雪苷软膏等。

（2）激光治疗：点阵 $CO_2$ 激光、Er 点阵激光、离子束等。

（3）手术治疗原则：挛缩畸形导致功能障碍者应尽早手术切除，解除挛缩状态。①蹼状瘢痕的处理：若为蹼状瘢痕在肢体有可利用的皮肤者，可应用局部皮瓣，特别是 Z 成形术、W 成形术或多 Z 成形术进行处理，既可松解瘢痕，又可覆盖外露创面，常可取得较好的治疗效果。② V-Y 或 Y-V 成形术：在颜面、颈部、会阴部的蹼状瘢痕挛缩或器官移位者，也可应用局部皮瓣修复，常用的有 V-Y 或 Y-V 成形术、Z 成形术等。皮源不足时也可用扩张后的皮瓣修复。③关节部瘢痕挛缩的处理：关节严重的屈曲挛缩畸形手术不能一次立即松解者，可采用瘢痕部分切除或切开持续牵引的方法，逐渐矫正挛缩畸形，这种方法比较安全，不会造成血管、神经的严重损伤，效果也较理想。

（4）联合治疗。

5. 瘢痕疙瘩的治疗：瘢痕疙瘩的治疗很复杂，也很困难，因为它以持续强大的增生能力为特征，复发率较高。常见的包括手术切除、放疗、压迫治疗、局部注射、激光、外用药物等，虽然取得了一些进展，但仍然没有令人完全满意的治疗方法。

（1）药物治疗：①外用药物：硅胶类、化学药物类；②口服药物：中成药类、中草药类、中药制剂（丹参、黄芪等）；③疤痕内药物注射：糖皮质激素、化学药物（如 5-FU、干扰素、博来霉素、肉毒素）、中药制剂。

（2）手术治疗：由于单纯手术治疗复发率高达 45% ～ 100%。需同时采取术后早期放射治疗、术中及术后激素类药物注射、外用药物治疗及减张等。对于瘢痕疙瘩的治疗，常采用以下两种方法：①瘢痕疙瘩病变范围内部分切除，周缘保留一条残余瘢痕。残留的瘢痕不增加复发率，同时大大减少了病变的面积和体积，为进一步的局部药物治疗创造了条件。②对范围较大的瘢痕疙瘩，采用瘢痕疙瘩表面表皮作为瘢痕疙瘩切除后的皮肤移植物，以避免取皮时造成新的创伤。不论采取何种手术方法，在瘢痕疙瘩切除时，必须尽量减少组织损伤、血肿、坏死组织、无效腔、感染和张力。

（3）冷冻治疗、压迫治疗：效果欠佳。

（4）基因治疗：①细胞因子基因疗法，主要作用机制为对瘢痕疙瘩相关细胞因子基因靶向调控；②细胞凋亡基因调控治疗，主要作用机制为对凋亡基因靶向调控，诱导细胞凋亡；③细胞外基质调控治疗，主要作用机制为对细胞外基质靶向调控，减少细胞外基质。

（5）综合治疗：比较有效的方法是综合多种治疗手段进行序贯系列治疗。

6. 瘢痕癌的治疗：尽早进行手术切除病变，必要时术后配合放疗或化疗。

（1）手术切除：根治性手术切除是首选方案，大部分癌变通过切除可达到根治目的。

①限期手术：发现癌变后要限期进行手术治疗；②根治切除：切除范围是周边外 3～5cm；③修复创面：采用皮片移植修复创面，早期发现复发者，若经一年观察无复发者，可考虑二期进行形态修复。

（2）局部淋巴结清扫：目前对预防性清扫区域淋巴结的意见不一，有学者认为可对确诊淋巴结转移者进行淋巴结清扫，而部分学者认为应该预防性清扫区域淋巴结。总之，就整体而言，瘢痕癌发展相对较慢，病变比较局限、侵袭性比较弱，手术治疗效果较好，5 年以上的存活率可达 71% 以上。

（3）放疗和化疗：不能手术者采用放疗和化疗。必要时术后联合放化疗综合治疗。

### 三、展　望

目前对瘢痕发生机制及治疗的研究取得了一定的进展，但仍然没有一种完全实现无瘢痕化的临床效果。多途径联合治疗是目前最有效的策略，将来基因、干细胞及组织工程等生物技术的发展可能会对瘢痕的治疗带来新的突破。

## 第八节　烧伤患者抗菌药物临床应用规范

抗菌药物的应用包括预防性和治疗性应用，其中预防性应用包括围手术期预防性应用和对特定病原菌所致或特定人群可能发生的感染的非手术预防。

### 一、预防性应用抗菌药物

烧伤患者预防性应用抗菌药物的主要目的是防止局部创面细菌和（或）可能的肠道细菌侵入血流导致菌血症甚至发展成脓毒症。预防用药指征和抗菌药物的选择均应基于循证医学的证据，遵循安全、有效、经济的原则。

非手术时烧伤患者一般不需要预防使用抗菌药物，但烧伤总面积大于 50% 或面积大于 20% 三度烧伤患者是脓毒症的高危对象，早期（≤ 48h）可针对皮肤最常见定植菌葡萄球菌适当预防性应用抗菌药物，建议选用第一、二代头孢菌素，β - 内酰胺类抗生素过敏患者首选克林霉素。对于怀疑肠源性感染或细菌移位的患者，还要考虑预防使用三代头孢或碳青霉烯类抗菌药物。伴有严重吸入性损伤时，气道黏膜上皮破坏及渗血容易导致细菌定植进而发生气道感染或肺炎，可针对口咽部定植菌吸入适当预防性应用抗菌药物，建议选择阿莫西林克拉维酸，第二、三代头孢菌素，β - 内酰胺类抗生素过敏患者可选用左氧氟沙星、莫西沙星等喹诺酮类。当然，在大面积烧伤患者选择预防性应用抗菌药物时，还要考虑各自病房的医院内感染微生物的流行病学数据。

烧伤创面清创、及时去除坏死组织如切削痂手术是烧伤处理的主要措施，也是预防创面定植菌大量繁殖或控制已发生感染的重要手段。但大面积清创、扩创时存在较高的创面细菌入血风险，因此围手术期需要适当预防性使用抗菌药物。伴有烧伤创面以外开放性创伤患者，及时彻底的外科清创术比使用抗菌药物更加重要，除非污染严重，通常不需要预防使用抗菌药物，但开放性创伤已超过 4h 则围手术期通常需要预防性使用抗菌药物。

围手术期抗菌药物预防性使用方案：在开始手术前 0.5 ～ 1.0h 或麻醉开始静脉给药时输注抗菌药物。在输注完毕后开始手术，保证手术部位局部组织中抗菌药物在开始清创或扩创时已达到足以杀灭手术过程中沾染细菌的药物浓度。手术时间超过 3h，或超过抗菌药物半衰期 2 倍以上，或成人出血量超过 1500ml，术中应追加一次，总的预防用药时间不超过 48h。

抗菌药物品种的选择需针对可能入血导致脓毒症的主要微生物而定。早期（住院 ≤ 48h）主要针对皮肤定植的葡萄球菌，建议选用第一、二代头孢菌素或克林霉素（β - 内酰胺类抗生素过敏患者）。住院超过 48h 的烧伤患者若创面分泌物培养结果阳性，则需根据全身症状和相关炎症感染指标排除全身感染，再根据药敏试验结果选择合适的抗菌药物，例如检出铜绿假单胞菌则需选择对该菌具有良好抗菌活性的药物，包括头孢他啶、哌拉西林 / 他唑巴坦、头孢哌酮 / 舒巴坦等，如对以上抗菌药物耐药者可选用多黏菌素或头孢拉定阿维巴坦；如检出耐碳青霉烯鲍曼不动杆菌（CRAB）、耐碳青霉烯肠杆菌科细菌（CRE）、嗜麦芽窄食单胞菌、洋葱伯克霍尔德菌等高度耐药革兰氏阴性杆菌，由于大多为极低致病力菌株，通常不需要针对性选用敏感的抗菌药物预防使用；如创面分泌物检出曲霉或毛霉、根霉等接合菌，通常也不需要针对性使用抗真菌药物预防使用。

## 二、治疗性应用抗菌药物

### （一）严格掌握抗菌药物使用指征

烧伤患者因超高代谢及换药、手术等操作，发热很普遍，因此发热不代表存在局部感染和（或）细菌入血感染。此外，烧伤创面定植菌大量繁殖而发生创面局部感染是很常见的临床现象，如果无明显炎症指标增高，多次血培养结果阴性，特别是血清降钙素原（PCT）无显著增高、血流动力学稳定者，不一定要针对性全身抗菌治疗，及时彻底的外科清创或扩创处理比使用抗菌药物更加重要。虽经清创或扩创处理，创面局部感染仍未能控制或出现全身感染迹象者，需要治疗性使用抗菌药物。

### （二）规范微生物标本采集送检

对临床诊断为细菌性感染患者，应争取在开始抗菌治疗前及时采集感染部位合格微生物标本送病原学检测，短期内重复采样送检无意义。初始抗菌治疗无效或效果不明显的患者，应在变更抗菌治疗方案前采样送检。

有全身感染迹象患者，应采集血标本作病原学检测，推荐经完整皮肤的静脉穿刺采集，不推荐经留置的血管内导管采集血标本，以免污染的血培养结果误导临床用药。不建议在凌晨留取创面分泌物、下呼吸道标本、尿和体液等微生物标本，以避免因微生物标本不能及时得到处理导致错误的检测结果，除非医院微生物实验室能做到 24h 接收并及时处理。

### （三）正确解读微生物检测报告

皮肤黏膜定植菌和医院环境中常驻的多重耐药菌是影响临床评判感染病原体的重要因素，应结合微生物标本采集部位及采样方法、患者感染表现及炎症指标、临床分离菌种类及其生物学特性、药敏结果及先前抗菌治疗反应等，综合评估临床分离菌株是否为感染责任菌。创面分泌物培养可以提示医院环境中存在的微生物，但不能确定是感染的病原体。

对于广谱抗菌药物使用期间采集的非无菌部位微生物标本（包括创面分泌物、痰标本等）检出的耐药菌株，如患者感染征象或炎症指标已有改善，应倾向于非感染责任菌判断。对于血液等无菌标本检出的耐药菌株，也应注意可能为污染菌，特别是大面积烧伤患者更容易发生血培养标本的污染。必要时应当再次规范采集标本重新送检（尽可能经完整皮肤的静脉穿刺采样），次日询问初步培养结果来进一步确定是否为感染责任菌，避免不必要的抗菌药物使用。如 12～24h 内未生长，需怀疑之前一次的血培养阳性结果为标本污染所致。

### （四）目标性抗菌治疗

在初步排除定植菌污染后，依据体外药物敏感试验结果和抗菌药物特点，选择合适的抗菌药物进行抗菌治疗。目标性抗菌治疗药物的选择参考"抗菌药物临床应用指导原则（2015 版）"。

针对一些常见的多重耐药革兰氏阴性杆菌，如碳青霉烯耐药鲍曼不动杆菌（CRAB）、碳青霉烯耐药肠杆菌科细菌（CRE）等，多数菌株毒力低，需慎重考虑针对性抗菌治疗，即使有确切感染证据，抗菌药物联合使用的临床效果和微生物效果迄今尚缺乏足够的循证证据支持。对于创面感染、呼吸循环稳定的非危及生命血流感染等，应单用抗菌药物为主。有脓毒症表现的以上多重耐药菌感染患者，可依据药敏试验结果适当联合使用抗菌药物。

随着住院时间的延长和广谱抗菌药物的使用，焦痂下创面分泌物检出念珠菌、曲霉或毛霉、根霉等接合菌机会逐渐增加，虽然有少数发生局部感染和（或）穿透活组织发生全身感染，但如无确切血流感染病原学证据，不需要针对性全身使用抗真菌药物。但是对于大面积烧伤免疫功能下降或真菌感染风险增加的患者，有经验性预防抗真菌药物的必要。另外，可考虑使用一些局部抗真菌药物。

### （五）经验性抗菌治疗

在获取可靠的微生物检测结果之前，或有明确创面或血流感染征象但病原检测结果为阴性的患者，需要给予经验性抗菌治疗。烧伤创面感染最重要的责任菌是金葡菌和铜绿假单胞菌。如果创面分泌物呈绿色，考虑为铜绿假单胞菌感染可能，可经验性选择头孢他啶、哌拉西林 / 他唑巴坦、头孢哌酮 / 舒巴坦、环丙沙星或左氧氟沙星、亚胺培南 / 西司他丁或美罗培南，必要时可联合使用阿米卡星或局部应用磺胺米隆；如创面分泌物呈黄脓性，则金葡菌感染可能，鉴于迄今我国社区获得性金葡菌多数为甲氧西林敏感株（MSSA），初始经验性抗菌治疗推荐选择第一、二代头孢菌素或克林霉素（β - 内酰胺类抗生素过敏患者）。如病区 MRSA 分离率较高，则初始经验性治疗可选择万古霉素或利奈唑胺，待明确病原结果后再决定是否需要调整抗菌方案。

## 三、其　他

影响病原菌感染治疗效果因素众多，在抗菌治疗无效情况下，应全面查找非抗菌药物因素和非微生物因素，重新审视患者的感染诊断是否有切实依据，以警惕非细菌 / 真菌感染性疾病。在充分有效清除感染源、保障感染灶冲洗引流、改善营养和免疫状态、做好防返流误吸的综合防控、排除导管相关感染、抗生素相关性肠炎等基础上，再作出抗菌治疗方案的调整，避免随意使用广谱抗菌药物和不必要的联合使用。

# 第九节　小儿烧伤的诊疗规范

小儿从出生到成年要经过一个不断生长发育的过程,器官的组织结构和功能随着年龄增长而发生变化。根据小儿的解剖、生理、心理、病理等特点,按年龄划分为不同阶段。自胎儿娩出脐带结扎开始至出生后 28 天为新生儿期;出生后至满 1 周岁之前为婴儿期;1 周岁后到满 3 周岁之前为幼儿期;3 周岁后到 6 ～ 7 周岁入小学前为学龄前期;从小学起（6 ～ 7 岁）到青春期（女 12 岁、男 13 岁）开始之前为学龄期;从第二性征出现到生殖功能基本发育成熟、身高停止增长为青春期。

充分认识小儿的生理特点和小儿烧伤的特殊性,有利于稳妥处理这类患者,提高患儿的生存率和治疗效果。本节根据小儿外科学、烧伤外科学高级教程编写。

## 一、小儿生理特点

### （一）神经系统

小儿大脑皮质下中枢的兴奋性较高,但大脑皮质功能发育不完善,对皮质下中枢的控制不足,所以小儿的兴奋和抑制过程容易扩散,易惊厥。

另外,小儿大脑皮质对兴奋和抑制过程具有泛化倾向,不同的病理状态可以出现相同的症状,例如休克、电解质紊乱、脑水肿、严重感染等均可表现为烦躁、呕吐、抽搐,病程中需注意鉴别。

### （二）循环系统

小儿总血容量少,少量出血、脱水即可引起休克。一个足月产的新生儿全身血容量约 300ml,为体重的 10%,如果失血 60ml,就占血容量的 20%。到 2 ～ 3 岁时,全身血容量约为体重的 8%（成人为 6%）。

小儿新陈代谢旺盛,而心脏每次搏出血量有限,需通过增加搏动次数以补偿其不足。同时小儿迷走神经兴奋性低,交感神经占优势,故小儿心率较快。心率随年龄增加而逐渐减慢,新生儿平均 120 ～ 140 次·$min^{-1}$,1 岁以内 110 ～ 130 次·$min^{-1}$,2 ～ 3 岁时 100 ～ 120 次·$min^{-1}$,4 ～ 7 岁时 80 ～ 100 次·$min^{-1}$。

小儿动脉血压的高低主要取决于心搏出量和外周血管阻力。小儿年龄越小,血压越低,一般收缩压低于 75mmHg 为低血压。为便于推算,可采用下列公式:收缩压＝［（年龄×2）＋ 80］mmHg,此数值的 2/3 舒张压。收缩压高于此标准 20mmHg 为高血压,低于此标准 20mmHg 为低血压。正常情况下,下肢血压比上肢血压高 20mmHg。

静脉压的高低与心脏搏出能力、血管功能、循环血量及上下腔静脉血液回流至右心室的受阻情况有关。生理情况下,学龄前儿童颈静脉压约为 40mmH$_2$O,学龄儿童约为 60mmH$_2$O。

### （三）呼吸系统

小儿鼻腔咽喉狭小,气管支气管狭窄,黏膜薄弱,血管丰富。新生儿气管内黏附 1mm 厚的分泌物,便可堵塞管腔的 50%。因此小儿呼吸道充血水肿或分泌物较多时,易引起肺不张或肺气肿。

小儿肺活量为 50 ～ 70ml·kg$^{-1}$，按单位体表面积计算不足成人的 1/3。无效腔 / 潮气量比值大于成人。另外，小儿肺泡毛细血管总面积、总容量均比成人小，气体弥散量小。当呼吸功能受影响时，肺泡有效换气量显著减少，容易形成缺氧和二氧化碳潴留。

随着年龄的增长，呼吸肌不断发育，胸腔横径增加，肋骨的前端向下移动而呈斜形，到 7 岁左右呼吸频率约为 20 次 / 分，胸腹式呼吸逐渐转变为胸式呼吸，耐受缺氧能力提高。

### （四）泌尿系统

小儿肾脏虽然具备大部分成人肾的功能，但其调节能力较弱，储备能力差，一般到 1 ～ 1.5 岁时，可达到成人水平。

新生儿及婴幼儿尿液浓缩功能不足，在应激状态下保留水分的能力低于年长儿和成人。婴儿由尿中排出 1mmol·L$^{-1}$ 溶质，需水分 1.4 ～ 2.4ml，而成人仅需 0.7ml。婴幼儿尿液渗透压最高不超过 700mmol·L$^{-1}$，而成人可达 1400mmol·L$^{-1}$，因此，血容量不足时，易发生脱水，甚至诱发急性肾功能不全。

新生儿及婴幼儿尿液稀释功能接近成人，但由于肾小球滤过率较低，大量水负荷或输液过快时，易出现水肿。

### （五）消化系统

小儿肝脏易受各种不利因素的影响，如缺氧、感染、药物中毒等，均可使肝细胞发生肿胀、脂肪浸润、变性、坏死、纤维增生，影响其正常生理功能。

小儿肠道正常菌群脆弱，易受许多内外界因素影响而紊乱。大量使用广谱抗生素时，可使肠道正常菌群的平衡失调，对致病菌的拮抗作用及其他生物作用减弱，从而导致消化功能紊乱。

此外，小儿烧伤后应激性溃疡的发病率较成人高，而且由于早期症状不典型，小儿表述能力差，易漏诊，在小儿烧伤诊治中应加以重视。

## 二、小儿烧伤特点

### （一）小儿烧伤伤情评估

1. 小儿烧伤面积评估：小儿头部发育领先，其次为躯干，下肢生长则较晚；年龄越小，头部比例越大，下肢比例越小。因此，在计算小儿烧伤面积时，要注意到小儿解剖特点。目前常用改良中国九分法与手掌法相结合，估算小儿烧伤面积。

（1）改良中国九分法：中国九分法对成人体表面积的估计为：头面颈为 9%（1 个 9%），双上肢为 18%（2 个 9%），躯干（含会阴）为 27%（3 个 9%），双下肢（含臀）为 46%（5 个 9% + 1%），共为 11 个 9% + 1%，即 100%。

小儿体表面积的特点是头大、下肢小，并随着年龄的增长，身体比例随之发生变化，直至 12 岁时接近成年人。估计小儿烧伤面积时，头面颈部及双下肢面积按以下公式计算，其他部位同成人九分法：

头面颈体表面积（%）＝[9 +（12 -年龄）]×100%

双下肢提体表面积（%）＝[46 -（12 -年龄）]×100%

（2）手掌法：与成人相同，小儿五指并拢，1 个手掌的面积约为其体表面积的 1%。此法可用于小面积，或辅助九分法用于烧伤面积估算。

2.小儿烧伤深度评估：与成人烧伤深度评估相同，采用三度四分法（详见成人烧伤部分）。但需注意，小儿皮肤菲薄，烧伤深度判断较成人困难，需根据病情变化进行动态评估，及时调整治疗方案。

3.小儿烧伤严重程度分类：如前所述，由于小儿在解剖及生理方面的特殊性，小儿烧伤严重程度的分类有别于成人，目前多采用1970年全国烧伤会议讨论通过的分类方法。

（1）轻度：烧伤总面积＜5%的二度烧伤。

（2）中度：烧伤总面积5%～15%的二度烧伤，或三度烧伤面积＜5%。

（3）重度：烧伤总面积16%～25%，或三度烧伤面积为5%～10%，或面积＜16%（或三度烧伤面积＜6%），但存在下列情况之一者：①全身情况较重或已有休克；②复合伤或中毒；③中、重度吸入性损伤；④婴幼儿头面部烧伤超过5%。

（4）特重度：烧伤总面积＞25%或三度烧伤面积＞10%。

**（二）小儿烧伤特点**

相同致伤因素下，小儿由于体表面积小、皮肤薄，伤情更严重。同样伤情下，小儿由于各系统发育不完善，病情更为复杂。与成人相比，小儿烧伤后休克发生早、进展快，创面难护理、易感染，更易并发多脏器损伤，创面愈合需要时间更长，并且随生长发育，瘢痕导致的功能障碍更为严重。充分认识小儿烧伤特点，积极施救，有助于改善预后。

### 三、小儿烧伤救治特点

**（一）小儿烧伤液体复苏特点**

1.补液量的计算：烧伤后的补液包括创面丢失量和生理需要量。

（1）生理需要量：按照小儿外科补液原则进行补充，即第一个10kg，补充100ml·kg$^{-1}$·d$^{-1}$；第二个10kg，补充50ml·kg$^{-1}$·d$^{-1}$；其余每千克体重，补充20ml·kg$^{-1}$·d$^{-1}$。如体重为25kg的患儿，24h生理需要量＝100ml·kg$^{-1}$·d$^{-1}$×10kg（第一个10kg）＋50ml·kg$^{-1}$·d$^{-1}$×10kg（第二个10kg）＋20ml·kg$^{-1}$·d$^{-1}$×5kg(其余体重)。体温每升高1℃，生理需要量增加10%。

（2）创面丢失量：1970年全国烧伤会议通过的小儿烧伤补液公式建议，伤后第一个24h，每1%烧伤面积、每1kg体重补充创面丢失量（胶体和晶体）1.5ml。但在临床实践中发现，实际补液量达到2ml者，休克复苏效果更为理想。在特重度烧伤或头面部烧伤患儿中，甚至可以达到1%烧伤面积、每1kg体重补充创面丢失量3ml。因此，建议小儿烧伤后第一个24h创面丢失量＝2ml×烧伤面积%×体重kg。如体重为25kg，烧伤面积20%的患儿，伤后第一个24h创面丢失量＝2ml×20×25＝1000ml。第二个24h，创面丢失量为第一个24h实际补充量的1/2。

2.补液的构成：生理需要量用4∶1液(1/5张)补充。创面丢失量用晶体和胶体补充，晶体可选用生理盐水和平衡盐溶液，胶体可选用血浆和白蛋白。一般不输全血，只有当特重度烧伤或合并出血，造成重度贫血时，酌情输注全血。

3.补液速度：与成人相同，小儿烧伤后8h内补充创面丢失量的50%，剩余50%于之后 16h 补充。生理需要量在 24h 内均匀输入。由于小儿调节能力差,建议开通两条静脉通路,一条晶体、胶体交替输入,补充创面丢失量;另一条匀速输入生理需要量。建议使用输液泵,准确控制补液的速度,并且晶体、胶体交替输注,避免短时间内快速输入大量水分,否则易引起脑水肿。

4.补液效果的监测指标:需要注意的是,公式只能作为复苏的参考,不能机械套用。随时调整补液量、补液速度和补入成分,"需多少,补多少",在满足抗休克监测指标要求的情况下尽量少给,切忌过多。

小儿抗休克效果监测方法同成人,包括尿量、神志、血压、心率、末梢循环、呼吸频率、血常规、血气分析等血液检查指标。需注意的是,小儿机体调节能力差,病情变化迅速,需严密监测,多项指标联合评估,做到早发现、早干预。

### （二）小儿烧伤创面处理特点

小儿烧伤创面处理原则同成人。对浅度创面主要为预防感染、促进愈合,需选择适用有效的创面外用药。对深度创面,主张在全身情况稳定后,早期、有计划地进行创面切痂、削痂、植皮,以便清除坏死组织,减少血浆及脏器内炎性介质的含量,维持内脏功能,有效减少创面局部感染、全身性感染及内脏并发症的发生率。

需注意的是,对于大面积的深度烧伤创面,一次手术削痂、切痂面积不宜过大,手术时间不宜过长,否则易引起失血性休克,对患儿造成过大的打击。一般婴儿一次手术切、削痂面积不超过 10%,学龄儿童不超过 20%,按照先四肢、后躯干的顺序,有计划地进行。切、削痂后的创面应立即植皮,以免创面裸露而增加感染机会。根据供皮区大小,选择合适的植皮方式:可采用大张异体皮开洞嵌植自体皮法、微粒皮移植联合异种皮覆盖等方法。皮源充足的情况下,使用大片自体皮覆盖眼睑、口周、关节等功能部位,以减轻瘢痕挛缩,改善愈后功能。

另外,小儿烧伤患儿配合度差,创面易受压、易被大小便污染,因此,适当的肢体约束和体位摆放有利于创面愈合。

### （三）小儿烧伤瘢痕防治特点

由于小儿生长发育较快,烧伤后的瘢痕畸形,尤其是累及关节活动部位的瘢痕,将严重影响患儿的生长发育,因此,建议对非手术治疗不能改善的挛缩性瘢痕,如严重手、足畸形,眼睑外翻,小口畸形等,应尽早手术松解,不可等待至瘢痕成熟或身体发育停止后再进行手术矫形,否则可能造成骨骼、肌腱、神经等发育异常。儿童关节、韧带、血管、神经、肌腱可塑性较成人强,瘢痕松解后,经牵引治疗可在短时间内达到牵引长度,可使瘢痕挛缩引起的畸形恢复正常,术后需坚持综合性、串行化抗瘢痕治疗（详见成人部分）。

### （四）小儿烧伤后心理康复

小儿烧伤早期即可发生不同程度心理应激反应及心理障碍,而深度烧伤所致瘢痕、功能障碍及生长发育障碍可能给患儿造成持续性、永久性心理创伤,导致自闭倾向甚至人格障碍。但是,小儿烧伤后的心理障碍尚未引起家长、医生足够的重视,小儿烧伤后心理康复问题亟待解决。

在病程不同阶段,烧伤患儿心理障碍可有不同的表现,心理治疗方法的选择需要综合考虑儿童心理障碍的性质、年龄及心智发育程度等多方面因素。另外，儿童心理状态易受到父母的影响，其心理障碍可能与家庭环境有关。因此，烧伤专科医师应充分重视小儿烧伤后心理障碍，及时邀请心理科医师的介入，为患儿提供全程、多方面的专业治疗和康复，帮助烧伤患儿重回社会。

# 第十节　烧伤伦理

伦理是关于对与错的批判性思维，人们据此作出应该做什么、不应该做什么的判断。随着烧伤救治能力的提升，越来越多的大面积严重烧伤患者被成功救治，医务人员面临的伦理问题也日益增多。我们在考虑"能不能救活"的同时，还应考虑患者伤后的生活质量；患者及其家属希望能够更多地了解有关救治的信息，并更多地参与到救治方案的决策；有关费用的募集和规范使用的争论也时有发生。良好的伦理氛围有助于医务人员、患者及其代理人坦诚地提出伦理问题，正确理解伦理问题，并妥善解决伦理问题，从而减轻医务人员和患者的伦理压力，改善烧伤的救治质量。

## 一、烧伤救治中的常见伦理问题

### （一）知情同意

患者对自己的治疗有权在充分知情的情况下作出符合自身价值和意愿的决定，此项权利应受到充分的尊重。如果患者无法作出决定，应授权相应合适的代理人来对其治疗的相关问题作出决定。医务人员应向患者和（或）其代理人详细说明治疗方案、潜在获益和风险、替代方案以及预后等。

知情同意是保障患者自主选择权的重要措施和实施过程，是对治疗的授权。对于烧伤患者，知情同意既是对烧伤创面治疗的授权，还包括了对所有局部和系统的解剖和生理改变的授权。知情同意获取时，应符合以下四个要素：

1. 能力胜任：患者和（或）其代理人必须能够理性思考，从而能够作出独立的审慎决定。

2. 自主选择：患者和（或）其代理人有权在没有他人影响的情况下作出或拒绝知情同意。

3. 信息充分：患者和（或）其代理人必须掌握足够的相关信息对治疗及其相关问题作出判断。在获取知情同意时应给予患者表达顾虑和咨询的机会与途径。

4. 正确理解：患者和（或）其代理人能够在充分沟通的基础上，正确理解治疗建议及其可能的影响。

患者和（或）其代理人常常需要在焦虑和痛苦的状态下作出知情同意。对于烧伤患者尤其如此。在这种情况下，医务人员仅仅提供足够的充分信息是不够的，他们有义务帮助患者保持理性，谨慎思考，并在充分尊重其自主选择权的前提下，防止患者作出自弃的不理性行为。如有必要，在获取知情同意和实施治疗措施之前留有一定的时间间隔，为患者和（或）其代理人提供冷静思考、修改知情同意的机会。

## （二）无效医疗

当一些治疗措施对于严重患者来说，可能只是延长其末期的死亡过程而不会产生治疗效果时，我们应当认为这些治疗措施是无效的。无效医疗在大面积严重烧伤患者的救治过程中并不少见。尽管严重烧伤患者成活率和烧伤严重程度之间存在一定的相关性，医生通常有能力对严重烧伤救治过程中的无效医疗作出合理可信的判断，但是在日常临床实践中，医生在作出无效医疗的判断时会承受很大的伦理压力，医疗机构和患者家属之间对于无效医疗的判断和决定也往往存在很多分歧。我国目前尚无相关无效医疗的法律法规。《中华人民共和国执业医师法》第24条"对急危患者，医师应当采取紧急措施进行诊治，不得拒绝急救处置"，赋予医生的是无例外救命义务，这常常使医生在面临无效医疗只能延长终末时间，而无法为患者解除痛苦，提供舒适和有尊严的临终关怀，处于两难的伦理困境。

为了避免法律、伦理风险，医生作出无效医疗判断和决定时应注意：

1. 在考虑到人类死亡的必然性、医学局限性的同时，重视多元的社会、经济和文化因素的影响。

2. 与患者及其代理人充分沟通讨论，在获得知情同意后，与患者及其代理人共同作出决定。

3. 寻求医院伦理委员会支持。终止无效医疗这一决定的伦理压力，不应该由临床医生单独承担。应对复杂的无效医疗案例，医院伦理委员会能够为无效医疗的判断提供更加科学的决策，以确认医生作出无效治疗的决定不仅仅出于医生的个人观点，并且也考虑了患者的最佳利益，在给予医生重要的防护以外，起到咨询、监督和检查的作用。

## （三）放弃治疗

放弃治疗，是医生根据患者及其代理人的决定或自己的审慎判断，结合患者病情，决定对没有治疗意义和康复可能的患者终止治疗措施，任其自然死亡。有时患者及其代理人由于经济困难、家庭纠纷或医疗条件等方面的原因，也会作出放弃治疗的决定。少数本身处于疾病终末期的患者，在遭遇严重烧伤后，那些积极的治疗实际上会进一步恶化其生存质量，此时，医生会被迫放弃这些治疗措施。放弃治疗体现的是尊重生命的精神以及不伤害、有益和公平的伦理原则。但在临床实践中，放弃治疗是一个困难的决定，和实施治疗相比，放弃治疗需要医生更加良好的伦理素养，坚持一些伦理原则：

1. 科学判断：放弃治疗应当在医生根据充分翔实的科学依据，基于现有的医学条件和能力，对患者的伤势、病情进行专业的、审慎的检查和判定后作出。同时，决策过程应有多位医生参与，必要时，请多学科团队共同讨论和决策。

2. 真实意愿表述：患者及其代理人有权决定放弃治疗。但医生应充分告知疾病的预后等相关信息，获取知情同意，并确信患者及其代理人的意愿表达真实、清晰、准确。

3. 适度干涉：当患者及其代理人作出明显是错误的放弃治疗选择，或者是迫于某种经济和社会因素而作出无奈选择时，医生应当积极沟通解释、劝导挽留和纠正其错误选择。

4. 关怀照顾：放弃治疗，放弃的是无效医疗措施，而不是医学照护。对于选择放弃治疗的患者，仍应当给予充分的人性化照护措施，尽可能地满足其合理要求，使患者在无痛苦或最小的痛苦中经历死亡。

5. 程序严谨：对于一些复杂的放弃治疗病案，如放弃治疗的患者涉及刑事案件、经济问题、债务等民事纠纷和社会矛盾，或者患者及其代理人拒绝纠正错误的放弃治疗选择时，医生应当及时报告医院或有关部门，最大程度上保障患者的权益。

### （四）医疗公平

所有烧伤患者都应得到最佳的救治。但是，医疗资源是有限的，医生真正能做到的是基于当时条件下能够获得的医疗资源，给予每一个烧伤患者最佳的救治，即需要在患者的最大获益和患者的经济能力、社会负担之间寻求平衡，其目的是实现医疗资源获益的最大化。如群体性烧伤事故发生时，大量的烧伤患者需要救治，医疗资源充足时的最佳救治方案也许会变得不可行，医生应当对救治方案作出合理调整，为所有患者提供当时条件下的最佳救治。烧伤救治水平的提升与新的救治技术推陈出新密切相关，但新的救治技术在初始阶段往往是稀缺的，且费用昂贵。这些技术在临床上的应用往往会因为其他因素，如医保等，受到限制。医生的伦理责任是遵守这些限制性规定，在允许的条件下，为患者提供最佳救治方案。当然，医生应当积极争取资源，如协助患者进行社会募集、寻求公益救助等，来为患者提供所需的最佳救治。治疗的决策应当是基于患者的长期利益而作出的，而有一些治疗实际上会给患者以及整个医疗救治体系造成严重负担，这些负担是明显超过患者从中的直接获益，如组织工程皮肤可以减少疤痕，改善外观，但同时也会为患者和医疗救治体系带来长远的负担。在这种情况下，费用应当成为治疗方案选择的重要考虑因素。

### （五）皮肤移植

人体皮肤的获取、储存和临床应用，使医疗机构和医务人员面临一系列的伦理问题和伦理风险，如个体尊严、身体完整性、自主权和隐私权等。这些伦理问题涉及接受移植的患者以及捐献者双方。为保证人体皮肤组织利用的安全和符合伦理规范，开展皮肤移植研究和临床手术的医疗机构、其他组织和个人应严格遵守有关要求和伦理原则。

1. 基本要求：充分尊重人权和人格尊严；认真履行所承担的社会责任，皮肤库的建设和运营公开透明；保障皮肤组织的处理、使用安全有效。

2. 皮肤捐献、利用的基本伦理原则

（1）自愿。人体皮肤组织捐献应基于捐献者或其直系亲属的完全自愿。在作出捐献决定的过程中，不应有任何不当压力影响决定。

（2）知情同意。在捐献前，应向捐献者提供足够信息，使其充分了解捐献的程序、皮肤组织获取方式以及未来的用途。接受移植的患者应充分了解移植的目的和潜在风险。

（3）尊重。人体组织捐献是捐献者出于有益于社会的良好愿望而作出的利他性决定。皮肤组织库、开展移植的医疗机构开展相关研究和临床应用时，必须尊重捐献者的人格尊严、意愿和善意，并承担相应的社会责任。捐献者在捐献后，不得对捐献的皮肤组织主张任何权利。

（4）非营利。不应向捐献者提供经济上的回报。作为非营利组织，皮肤组织库不得索取和获得任何经济利益。

（5）安全有效。开展皮肤储存和移植工作的机构应保证皮肤组织的获取、处理、储存和使用的安全、有效。相关人员了解皮肤移植可能导致的感染风险，并及时完整地收集相关风险的信息。

（6）隐私保护。捐献者和受体的隐私应受到保护，所有个人信息不得被他人侵扰、知悉、使用和披露。

（7）信息公开。皮肤组织库有义务在保护个人隐私的前提下，公开透明运作。

## 二、伦理问题的处理

有关烧伤患者的救治方案，医患双方、医务人员之间都可能存在不同意见和争论，甚至产生矛盾和冲突，患者及其代理人不愿作出知情同意决定，或医务人员不能就救治方案达成一致的情况。此时，应通过伦理咨询，就患者的最佳救治方案通过充分的讨论、沟通，达成一致或妥协。

伦理咨询运用科学的伦理决策工具，帮助医生、护士和患者及其家属识别、分析和解决伦理冲突。与患者救治相关的任何人员，包括患者及其亲友、医生、护士、医院工作者、社会工作者等，均可提出相关伦理咨询。提供伦理咨询服务的机构为医院伦理委员会。

（一）临床伦理决策的基本原则

1. 自主选择：患者有权根据自己的意愿对自己的治疗作出决定。如果患者无法作出决定，应授权相应合适的代理人来对治疗相关的问题作出决定。烧伤治疗团队应向患者及其代理人提供充分的信息，便于患者及其代理人根据所了解的信息作出决定。

2. 有益：医务人员对患者实施的治疗措施应当有益于促进患者的健康，预防和消除伤害和痛苦。

3. 不伤害：不对患者造成伤害，并采取措施避免伤害。

4. 公平：平等、公正、无私地对待每一位患者，为患者和社会提供最大获益。

（二）临床伦理决策的四个维度

1. 疾病因素：包括患者的诊断、预后、可能的评估和治疗方案选择以及预期疗效。

2. 患者意愿：患者的意愿是临床决策和伦理决策的基础。

3. 生活质量：烧伤外科医生应当采用可靠的评估工具，分析判断治疗措施对患者生活质量所产生的积极和消极影响；通过评估，不应向患者提供那些不能使患者最终受益的治疗。此时，常常遇到的伦理挑战是对无效医疗的判断和作出放弃/终止治疗的决策。

4. 生活背景：影响伦理决策的生活背景因素包括家庭关系、经济状况、宗教信仰、文化认同、法律法规以及涉及患者救治的所有人员的个人意愿。这些因素常常是隐晦的，但又实实在在地影响着患者的救治。因此，在作出伦理决策时，应充分考虑到这些因素。

（三）临床伦理决策的方法

为了解决好伦理问题，达成在尊重患者价值和意愿的同时，为患者提供最佳救治方案的目的，临床伦理决策应回答好"问题是什么？""能够做什么？""应该做什么？"三个问题，并遵循相应的方法和步骤。

1. 明确问题：设法找到伦理问题涉及的各方，包括患者及其家属、医务人员、医院和社会等，发生冲突的价值意愿。医生应当认真倾听和尊重患者及其代理人发表意见，并鼓励他们询问、交换相关信息。

2.完善信息：包括有关病情的信息，烧伤的面积、深度、并发症、可能的预后和治疗方案等；患者的意愿；以及家庭、社会和经济条件等信息。

3.提出建议并分析权衡：尽可能罗列可供选择的问题解决方案及其实施后果，并逐一进行分析，权衡利弊。最佳方案的决策常常需要考虑个人、家庭和社会各个层次、各个方面的利益。

4.伦理辩护：为可供选择的解决方案提供伦理价值、原则和标准的辩护，即对解决方案能否经受住伦理原则的检验进行分析。

5.作出选择：根据伦理辩护的结论，各方共同作出能够使患者最大程度获益、促进人际关系和谐、符合法律法规的伦理决策建议。

6.回顾和再评估：对伦理决策在实施前采取回顾和再次评估分析，有助于增加伦理决策的安全系数；实施后对伦理决策的实际效果总结评估，则有助于改善决策的科学性和有效性，提高今后的伦理决策效率。

### 三、烧伤特殊伦理问题的处理

#### （一）"三无患者"的知情同意

烧伤的救治，常常会遇到"三无患者"，即无法了解到身份（姓名和居住地）、无家属或单位、无经济来源的患者。当患者神志清醒、医患交流充分无障碍时，救治的实施应当尊重患者的意愿，获取患者本人的知情同意。如果患者意识丧失，无法获取本人知情同意时，为了保护患者的利益，在实施有关救治措施前，应当采取多人团队决策的形式，并报告医院行政管理人员和（或）伦理委员会，同时做到以下几点：

1.努力寻找患者代理人。

2.充分获取决策所需的医学信息，并认真分析判断。

3.关注真实存在或可能发生的利益冲突。

4.在考虑责任医师想法的同时，重视其他医疗团队中的医务人员的意见和建议。

5.从患者的角度分析治疗方案的获益和负担。

6.尊重和重视生命的意义和价值，尽管伤后可能给患者带来严重的残疾。

确定患者代理人时，应选择伤前熟悉患者、了解患者价值观、能够代表患者作出知情同意的人员。他们作出的决定应当是患者本人的意愿，而非他们自己的想法。

#### （二）拒绝治疗的知情同意

对自己的疾病是否进行治疗，患者具有自主决定权。当患者拒绝治疗，或提出终止已经知情同意的治疗时，为了得到患者的理解和配合治疗，应当进行充分有效的沟通和解释。此时，应考虑：

1.是否已向患者提供充分的信息，来解释和说明患者的诊断和基于循证的治疗方案。

2.是否与患者已就治疗方案的风险和获益进行充分的讨论。

3.是否已就预期预后和患者进行沟通并达成一致。

4.沟通讨论时，患者能否自由提问、表达顾虑。这些问题和顾虑是否得到满意的回答和处理。

5.放弃治疗的风险是否解释清楚。这些风险包括：情况恶化后，将无法挽回；将无法获得理想的治疗效果；出现更多、更严重的并发症；后续如再选择治疗方案，将比现在更加昂贵。

6.是否了解患者放弃治疗的原因，能否提供患者可接受的替代治疗方案。

如果最终患者仍然拒绝或要求终止治疗，应当在充分知情告知的情况下，请患者或其代理人签署《拒绝或放弃医学治疗告知书》。该告知书至少包括以下内容：

1.患者的诊断。

2.治疗的选择方案和计划，以及各自相关的风险和获益。

3.明确患者拒绝或终止治疗。

4.患者自愿个人承担拒绝或终止治疗可能导致的风险。

5.患者签名。

拒绝或终止有关治疗的患者可能会要求继续其他的治疗和照护，当病情恶化时，在获取患者知情同意后，也仍然可以采取相应的急救措施。如果医生不愿意提供这些后续的治疗和照护，应当在上述知情告知时予以说明，并将患者转给愿意提供后续治疗和照护的医生或作出其他妥善安排。

### （三）治疗和临床研究

临床研究是有计划、系统的临床资料收集、分析和解释，以获取新的概括性知识。为了推动烧伤救治技术的发展，有时一些疗效未经证实的救治方法会应用到临床，而接受治疗的患者不一定会直接获益，这些方法应被看作临床研究。此外，任何以发表结果为目的的、事先经过仔细设计并系统性实施的治疗，即使采用的是已被广泛应用的标准化方案，也都应被看作临床研究。这些临床实践受到科研伦理的约束，以保护患者不受到与研究相关的不可预见风险的不恰当损害。

治疗的首要目的是治愈患者个人本身，而临床研究的首要目的则是获取新的概括性知识，这种新知识可能对研究参与者个人有帮助，也可能没有帮助。有的时候，一些参与到临床研究的患者不能区分两者的区别，误以为研究的干预措施就是一种治疗措施，参与研究能够直接帮助到他们，改善其治疗效果，并把他们和研究者的关系看作是普通的医患关系，希望在帮助到研究者时，能够得到更多的治疗上的照顾。我们称之为治疗性误解（therapeutic misconception）。

患者有权拒绝可能只帮助到他人的临床研究。治疗性误解会导致患者作出错误的知情同意，使临床研究者陷入伦理风险。因此，开展患者参与的相关临床研究，应获取患者的临床研究知情同意书，而不仅仅是治疗知情同意书。同时，在知情告知时，应向患者详细说明参与研究和接受治疗的区别，以保证受试者充分理解研究的目的。

临床研究知情同意的要素如下。

1.研究目的与要求：说明研究的目的，受试者参与研究所需的时间、流程和试验步骤。

2.风险：任何对受试者可能造成的合理范围可预见的伤害、不便和不适都应详细说明。

3.获益：受试者或其他人从研究结果中获得的合理预期收益。

4. 替代方案：应向潜在受试者说明其他有效的可替代治疗方案。

5. 保密：应说明受试者个人信息是否会受到保密，以及在多大程度上得到保密。

6. 补偿：如果研究的风险大于最小风险，受试者受到伤害时，应得到合理的补偿和医学救治。

7. 联系方式：参与研究后遇到的任何问题，受试者可获得信息和帮助的途径。

8. 自愿：受试者完全处于自愿参与研究状态，其治疗不会因为是否参与研究而受到任何影响。

9. 费用：受试者参与研究不应支付额外的费用，常规治疗、服务所需的费用除外。

# 第十一节　烧伤持续质量改进

## 一、概　述

持续质量改进（continuous quality improvement, CQI）是现代质量管理的精髓和核心，是以质量为基础来分析原因、打破现状、解决问题，不断提高质量。它是在全面质量管理基础上发展起来的，注重体现对过程管理与质量控制的一种现代化、科学化、合理化的质量管理理论。持续质量改进最早由美国学者提出，在 20 世纪 80 年代开始应用于医疗质量管理中。随着社会不断进步发展，人们对医疗质量的要求也有了新的期待，持续质量改进在医疗机构应用的实用性与重要性也不言而喻。

持续质量改进的目的是通过加强对医疗质量过程的管理和改进，以追求更高的过程质量和绩效为目标，利用寻找缺陷—分析—改进—再寻找缺陷—再分析—再改进的模式，在原有的基础上实现新的改进或者突破，为患者提供优质、高效、省心、满意的医疗服务，最大限度地减轻患者和社会负担，真正体现"以患者为中心"的服务宗旨。

## 二、组织管理

医院有医疗质量与安全管理体系，院长是医院医疗质量与安全管理的第一责任人，负责制订医院质量方针与目标，策划医院质量管理，确保医疗质量与安全管理体系所需资源的获得，指挥与协调医院质量管理活动，定期专题研究质量和医疗安全工作。

业务科室均设立科室质量与安全管理小组。科室负责人是科室医疗质量与安全管理的第一责任人，担任科室质量与安全管理小组组长，全面负责科室医疗质量与安全管理工作。

1. 科室质量与安全管理小组的构成与权责

（1）科主任：是科室质量管理的第一责任人，担任科室质量与安全管理小组组长，全面负责科室质量与安全管理工作的整体运作。

（2）护士长：协助科主任有效落实科室质量改进和患者安全计划。

（3）质量管理联络员：协助科主任做好科室质量与安全管理工作，主要协助科主任撰写科室质量与安全管理计划；负责撰写科室制度与流程，做好相关文件的管理；组织科室质量与安全培训；进行科室质量与安全检查；负责质量监控指标的分析和科室质量改进项目等。

（4）科室质量与安全管理小组：每季度参加质量与安全管理会议，讨论科室质量与安全相关问题，推动科室质量与安全管理工作，落实主管部门的指导意见。

（5）科室医务人员：按照质量与安全管理小组的决策内容，开展科室工作，落实相关改进措施等。

（6）质量管理办公室：每季度督导科室开展质量与安全管理工作。

2．科室质量与安全管理小组的职责

（1）贯彻执行医疗质量管理相关的法律、法规、规章、规范性文件和本科室医疗质量管理制度。

（2）制订本科室年度质量控制实施方案，组织开展科室医疗质量管理与控制工作。

（3）制订本科室医疗质量改进计划和具体落实措施。

（4）至少每季度对科室医疗质量进行分析和评估，对医疗质量薄弱环节提出整改措施并组织实施。

（5）对本科室医务人员进行医疗质量管理相关法律、法规、规章制度、技术规范、标准、诊疗常规及指南的培训和宣传教育。

（6）按照有关要求报送本科室医疗质量管理相关信息。

3．科室质量改进与患者安全计划

（1）每年年初制订。

（2）结合年度《医院质量改进与患者安全计划》与科室实际工作情况来制订。

4．科室质量与安全培训

（1）科室至少每季度1次质量与安全培训。培训内容为：岗位相关的法律法规、临床实践指南、技术诊疗规范、制度等质量管理相关的培训。

（2）根据医院要求和科室需求，进行专项内容的培训。

（3）组织本科室人员积极参加医院质量与安全管理培训课程，每年至少完成质量学分1分。

5．科室质量监控指标

（1）依据"高风险、高频率、易出问题"的原则，根据"医院宗旨、患者需求和科室实际情况"，修订科室质量监控指标。

（2）每月收集科室监控指标数据、分析工作，向质量管理办公室汇报。

（3）每季度在科室质量与安全管理小组会议上讨论，在会上反馈至员工。

（4）接受质量管理办公室对科室指标管理工作的督导检查。

6．科室质量检查计划

（1）科室每季度至少开展1次质量检查，内容主要针对薄弱环节、关键制度的落实和培训效果等进行检查。

（2）根据医院要求和科室需求，进行专项内容的检查。

7．持续质量改进项目

（1）应用QCC（品管圈）、PDCA（质量环）等方法，科室每年至少完成一项质量改进项目。

（2）对质量和患者安全的改进项目进行计划、测试并予以实施。

（3）收集数据以证明改进有效且能够持续。

（4）对制度做必要的修订以巩固改进成果。

（5）填报《PDCA持续质量改进记录表》、《品管圈（QCC）活动成果报告书》提交质管办，质管办每年度存档。

### 三、案例分析

**例：**2019年某医院烧伤科持续质量改进项目为：提高成人烧伤患者出院准备度达标率。

前期通过对成人烧伤患者出院准备度的资料及数据收集，进行成人烧伤患者出院准备度低的原因分析，通过原因分析找出要因，针对要因落实如加强培训、宣教等相关措施，措施落实后再进行出院准备度的评估、统计及数据收集，通过持续质量改进提高了成人烧伤患者出院准备度的达标率，完成科室质量指标。

年初通过科室质量管理小组会议制订质量改进计划表，确定数据监控的时间、数据收集的方法、确定目标值等（表4-5）。

表4-5　质量改进监控计划表

| 指标类别<br>□医院指标<br>☑科室指标 | 负责人姓名：***<br>验证人姓名：***<br>收集人姓名：*** | 监控时间： |
|---|---|---|
| 指标名称：提高成人烧伤患者出院准备度达标率<br>分子：出院准备度达标的患者人数<br>分母：所有参与出院患者人数<br>计算公式：达标人数/总人数×100%<br>数据来源：现场调查 | 指标的选择理由：烧伤的治疗和后期随访是一个长期的过程，如何在患者出院时做好患者各个阶段的宣教工作，具有重要的实际意义。 | 指标类型<br>□结构指标<br>□过程指标<br>☑结果指标<br>□过程与结果指标 |
| 报告频率：每季度<br><br>数据收集方法<br>□回顾性<br>☑实时性 | 数据评估频率<br>□每天□每周☑每月□其他：<br>总样本量：当月出院的患者<br>抽样样本量：总样本<br>监测区域：烧伤病房 | |

目标值和（或）阈值：≥80%（结合科室出院患者的现状，在对科室原有情况充分摸排和评估的基础之上，确定≥80%的目标值。该项目作为PDCA改进项目，通过不断的改进，逐步达到目标值）。

数据如何进行收集和分析的说明：每月对出院患者进行检查记录并对结果进行分析改进。

数据结果如何反馈至相关工作人员的说明：每季度在科室科务会上进行反馈。

数据收集工具或文件的名称：《烧伤病房出院准备度调查表》

通过对科室人员培训后，进行相关数据收集。1月、2月总体患者出院准备度低（表4-6）。

表4-6　质量监控指标收集表

负责部门：烧伤科　　　　时间：2019 年　　月　　日

| 指标名称 | 指标类型 | 计算公式 | 监测值 | 计算结果 |
|---|---|---|---|---|
| 成人烧伤患者出院准备度达标率（1月） | 2 | 出院准备度分值≥80 分的烧伤患者例数 | 4 | 36.4% |
| | | 烧伤患者出院总例数 | 11 | |
| 成人烧伤患者出院准备度达标率（2月） | 2 | 出院准备度分值≥80 分的烧伤患者例数 | 3 | 33.3% |
| | | 烧伤患者出院总例数 | 9 | |

注：科室监控指标类型为：1.日常监测指标；2.优先改进指标

　　通过数据收集，寻找出院准备度不高的可能原因并进行原因分析，持续改进质量，3月份后成人烧伤患者出院准备度达标率较 1 月、2 月上升（表 4-7）。

表4-7　烧伤科质量监控指标分析报告

| | 1月 | 2月 | 3月 | 4月 | 5月 | 6月 |
|---|---|---|---|---|---|---|
| 分子 | 4 | 3 | 7 | 9 | 13 | 14 |
| 分母 | 11 | 9 | 13 | 16 | 21 | 18 |
| % | 36.4 | 33.3 | 53.8 | 56.3 | 61.9 | 77.8 |

**（一）数据趋势**（图 4-4）

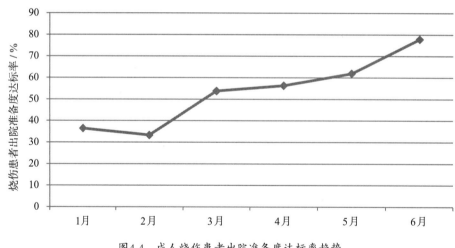

图4-4　成人烧伤患者出院准备度达标率趋势

**（二）原因分析**

　　出院准备度的评估，采用出院准备度量表（RHDS）进行评分，共分为 22 个条目，包括自身状况（7 个条目）、疾病知识（8 个条目）、出院后应对能力（3 个条目）和可获得的社会支持（4 个条目）。随着这部分工作的顺利开展，科室在出院准备度方面的效果也得到了一定的体现。

　　2019 年第二季度三个月的数据（共计出院 55 人次，达标率 65.45%），较上一季度的数据（共计出院 33 人次，达标率 42.4%）得到了较大提升，但仍未达到目标值（80%）；六月份数据距离目标值非常接近，总体的达标率仍有继续上升的空间。仔细分析其中原因发现，同上一季度相比，对患者出院准备度的评估和相关工作的深入开展取得了一定的进步，但仍需要继续推进社会—生物—心理模式的教育，下一步的工作重点仍是加强相关的培训，提高对出院准备度的认识，继续推进持续质量改进。

**（三）改进措施**

1. 出院准备度相关知识的培训，社会—生物—心理模式的再学习。

2. 出院准备度相关评估工具学习，以及熟练掌握度检查。

3. 将出院准备度达标率的概念贯穿治疗及出院后的全过程，继续推进相关宣教工作。

通过原因分析后进行质量改进，落实措施，收集每月数据至 12 月。结果显示，通过持续质量改进后，患者出院准备度较前明显上升，持续质量改进有成效（表4-8）。

表4-8　质量监控指标收集表

负责部门：烧伤科　　　时间：2019 年 12 月＿＿日

| 指标名称 | 指标类型 | 计算公式 | | 监测值 | 计算结果 |
|---|---|---|---|---|---|
| 成人烧伤患者出院准备度达标率（1月） | 2 | 出院准备度分值≥80分的烧伤患者例数 | | 4 | 36.4% |
| | | 烧伤患者出院总例数 | | 11 | |
| 成人烧伤患者出院准备度达标率（2月） | 2 | 出院准备度分值≥80分的烧伤患者例数 | | 3 | 33.3% |
| | | 烧伤患者出院总例数 | | 9 | |
| 成人烧伤患者出院准备度达标率（3月） | 2 | 出院准备度分值≥80分的烧伤患者例数 | | 7 | 53.8% |
| | | 烧伤患者出院总例数 | | 13 | |
| 成人烧伤患者出院准备度达标率（4月） | 2 | 出院准备度分值≥80分的烧伤患者例数 | | 9 | 56.3% |
| | | 烧伤患者出院总例数 | | 16 | |
| 成人烧伤患者出院准备度达标率（5月） | 2 | 出院准备度分值≥80分的烧伤患者例数 | | 13 | 61.9% |
| | | 烧伤患者出院总例数 | | 21 | |
| 成人烧伤患者出院准备度达标率（6月） | 2 | 出院准备度分值≥80分的烧伤患者例数 | | 14 | 77.8% |
| | | 烧伤患者出院总例数 | | 18 | |
| 成人烧伤患者出院准备度达标率（7月） | 2 | 出院准备度分值≥80分的烧伤患者例数 | | 13 | 76.5% |
| | | 烧伤患者出院总例数 | | 17 | |
| 成人烧伤患者出院准备度达标率（8月） | 2 | 出院准备度分值≥80分的烧伤患者例数 | | 16 | 76.2% |
| | | 烧伤患者出院总例数 | | 21 | |
| 成人烧伤患者出院准备度达标率（9月） | 2 | 出院准备度分值≥80分的烧伤患者例数 | | 15 | 78.9% |
| | | 烧伤患者出院总例数 | | 19 | |
| 成人烧伤患者出院准备度达标率（10月） | 2 | 出院准备度分值≥80分的烧伤患者例数 | | 15 | 83.3% |
| | | 烧伤患者出院总例数 | | 18 | |

续表

| 指标名称 | 指标类型 | 计算公式 | 监测值 | 计算结果 |
|---|---|---|---|---|
| 成人烧伤患者出院准备度达标率（11月） | 2 | 出院准备度分值≥80分的烧伤患者例数 | 14 | 82.4% |
| | | 烧伤患者出院总例数 | 17 | |
| 成人烧伤患者出院准备度达标率（12月） | 2 | 出院准备度分值≥80分的烧伤患者例数 | 11 | 84.6% |
| | | 烧伤患者出院总例数 | 13 | |

注：科室监控指标类型为：1.日常监测指标；2.优先改进指标

填报《PDCA持续质量改进记录表》（见表4-9），提交质管办。

表4-9　PDCA持续质量改进记录

科室：烧伤科　　　质量改进项目名称：提高成人烧伤患者出院准备度达标率

【问题/背景（F）】
随着我国医疗卫生体制的深化改革和加速康复理念的推广，患者住院时间在缩短，虽然减少了并发症，但也意味着患者出院时身体机能可能尚未完全康复，甚至可能存在较为严重的生理或心理问题。患者感知的出院准备度水平对预测患者回家后的过渡期安全和进一步康复至关重要。本期PDCA活动针对成人烧伤患者出院准备度达标率较低，在循证的基础上制订提高成人烧伤患者出院准备度的策略和监测方法，以期有效提高成人烧伤患者的出院准备度达标率，提高患者出院医嘱依从性，减少再入院率，促进患者康复。

【质量改进小组（O）】
组长：***
成员：***　***　***

【改进前的现状调查（C）】
改进前流程、关键指标数据、循证结果、改进目标值。
查阅国内外相关文献，成人烧伤患者出院准备度尚未形成共识。根据冠心病患者出院准备度、骨折术后患者出院准备度等多个专科疾病出院准备度研究情况，将成人烧伤患者出院准备度达成率定为80%。

【原因分析（U）】
经过深入调查分析，下列原因可能是出院准备度不高的重要原因：
（1）医护人员对出院准备度知识缺乏。
（2）医护人员工作繁忙。
（3）出院准备度不纳入考核。
（4）缺乏烧伤患者出院准备度评价体系。
（5）医院对出院准备度重视度不够。
（6）缺乏完善的出院准备度宣传单。
（7）患者知识缺乏，理解力差。
（8）患者自理能力差。
（9）患者康复时间长。
（10）烧伤后组织修复期长，担心并发症。

【选择改进方案（S）】
（1）加强医护团队成人烧伤患者出院准备度培训。
（2）实施多模式的成人烧伤患者出院准备宣教。
（3）建立并实施烧伤科成人烧伤患者出院准备标准化沟通模式。
（4）探索多种患者居家医护需求解决途径。

续表

| 【计划（P）】 | 【实施（D）】 |
|---|---|
| 1. 行动计划<br>（1）加强出院准备度的相关培训。<br>（2）入院后对患者进行多方位宣教。<br>（3）医师、护士、康复师全方位介入。<br>（4）出院前评估。<br><br>2. 数据收集计划<br>出院前，向患者发放《出院准备度量表》进行评估和数据收集。<br><br>3. 时间<br>2019 年 1 月至 2019 年 12 月 | 1. 主管医生评估患者病情、经济情况、家庭社会支持系统、心理问题等，积极制订治疗目标和实施方案。<br>2. 康复师评估患者创面预后、ROM、ADL、肌力、耐力等，给出具体康复计划。<br>3. 创面修复期，护士向患者发放《成人烧伤需求调查问卷》，收集患者出院准备需求问卷。<br>4. 主管医生、护士、康复师从各自专业的角度分析患者生理、心理、家庭社会存在的问题和需求，形成患者出院计划实施团队。<br>5. 根据问卷结果和团队分析结果，制订个性化的出院准备指导方案和实施计划。<br>6. 团队从不同角度对患者进行生理、心理、社会等方面的指导和评估。<br>7. 每周一，团队成员集中评估患者出院准备情况，予不断优化出院准备指导方案。<br>8. 出院前，护士向患者发放《出院准备度量表》，评估患者出院准备自我感知 |
| 【处理（A）】 | 【检查（C）】 |
| 1. 标准化<br>（1）加强相关培训。<br>（2）推进医护人员对出院准备度的认知度。<br>（3）不断总结工作中的问题，发现不足及时改正。<br>（4）及时做好患者家属与医护人员沟通，及时整改。<br><br>2. 检讨与改进<br>每季度进行数据的详细分析和通报，利用科会机会再学习，持续改进 | 从 2019 年第一季度到第四季度，出院准备度达标率逐渐提升，至第四季度达到 80% 以上。<br><br>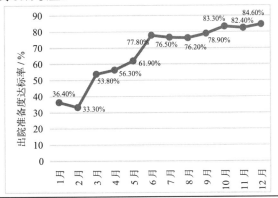 |

# 第十二节　烧伤深静脉血栓形成的防治

## 一、定　义

随着人口的老龄化、人们生活方式及习惯的改变，血栓栓塞性疾病越来越成为全球性的重大健康问题，包括动脉血栓栓塞性疾病和静脉血栓栓塞性疾病。静脉血栓栓塞性疾病即静脉血栓栓塞症（venous thrombo embolism，VTE），是指血液在静脉内不正常凝结，阻塞管腔，导致静脉回流障碍性疾病。其中发生在深静脉系统的 VTE，常见于下肢，称作深静脉血栓形成（deep venous thrombosis，DVT）；而来自静脉系统或右心的血栓阻塞肺动或其分支导致的肺循环和呼吸功能障碍疾病，为肺血栓栓塞症（pulmonary thrombo embolism，PTE）。DVT 和 PTE 合称 VTE，是一种疾病的两个阶段。DVT 常导致 PTE 和静脉血栓形成后综合征（post-thrombotic syndrome，PTS）。

VTE 是目前国内各级医院住院患者非预期死亡的重要原因，也是当前医疗纠纷的主要根源之一。临床医师越来越重视 VTE，目前国内针对骨科、内科、外科等科室的静脉血栓的防治研究较多，并制订了相应的防治指南，但针对烧伤患者却缺乏足够的重视，尚无相关的共识或指南。

### 二、发病机制

影响静脉血栓发生的主要因素包括血液的高凝状态、血管内皮的损伤和静脉血流的瘀滞。对于严重的烧伤患者，这三大因素可同时具备，因此他们是发生静脉血栓的高危人群。

大面积烧伤后，血管完整性发生改变，大量体液丢失，血容量下降导致血液浓缩，血黏滞度增加；烧伤后机体产生应激反应，使血管内皮细胞在多个功能方面发生重要改变，包括对凝血的调控功能、血管紧张度的调节功能、血管通透性的整合功能等。应激状态下的内皮细胞具有刺激血栓形成和提高血管通透性的能力。同时内皮细胞损伤后，合成氧化氮、前列环素和血栓调节素的能力降低，或产生过多的 Von Willebrand 因子，则出现高凝血倾向。由于组织损伤和应激反应，组织凝血活酶释放入血，激活凝血因子，血液亦呈现高凝状态。由于凝血因子的大量消耗，在创伤数小时后血液转为低凝，且由于血管内皮细胞释放纤溶酶原激活物，激活纤维蛋白溶解系统，因此严重烧伤患者均有凝血、纤溶功能紊乱。另外，严重烧伤患者常需使用翻身床、长期卧床、包扎等致血流缓慢，深静脉置管、静脉输液输血、手术等创伤性操作使得血管内皮损伤加剧，导致 VTE 的风险逐层增加。

### 三、临床表现

烧伤后 DVT 多见于下肢，尤其是股静脉、腘深静脉、大隐静脉、髂静脉、胫前 / 后静脉、股浅静脉等。

#### （一）急性期

1. 主要典型症状表现为患肢的突然肿胀、疼痛等，体检患肢呈凹陷性水肿、软组织张力增高、皮肤温度增高，在小腿后侧和（或）大腿内侧、股三角区及患侧腘窝有压痛。发病 1～2 周后，患肢可出现浅静脉显露或扩张。血栓位于小腿肌肉静脉丛时，Homans 征和 Neuhof 征呈阳性。① Homans 征（直腿伸踝试验）：患肢伸直，足被动背屈时，小腿后侧肌群疼痛，为阳性；② Neuhof 征：压迫小腿后侧肌群，引起局部疼痛，为阳性。股青肿是 DVT 中最严重的情况，由于髂股静脉及其属支血栓阻塞，静脉回流严重受阻，组织张力极高，导致下肢动脉受压和痉挛，肢体缺血。其临床表现为下肢极度肿胀、剧痛，皮肤发亮呈青紫色，皮温低伴有水疱，足背动脉搏动消失，全身反应强烈，体温升高。如不及时处理，可发生休克和静脉坏疽。

2. 很大一部分患者发生 DVT 后，无典型症状，特别是接受镇静、镇痛和机械通气的危重患者。

3. 肺栓塞：血栓脱落，随血流漂移、堵塞肺动脉主干或分支，肺循环障碍，表现为呼吸 / 循环功能异常。

#### （二）慢性期

急性下肢 DVT 6 个月后可发展为 PTS，表现为慢性下肢静脉功能不全，其临床表现为患肢的沉重、胀痛、静脉曲张、皮肤瘙痒、色素沉着、湿疹等，严重者出现下肢的高度肿胀、脂性硬皮病、经久不愈的溃疡。

### 四、筛查和诊断

对于有局部疼痛、肿胀表现的患者，若下肢直腿伸踝试验（Homan 征）和压迫腓肠试验（Neuhof 征）为阳性，在病情允许的情况下行彩色多普勒超声等影像学检查，则可诊断为 VTE。对于下肢烧伤患者来说，需注意观察双下肢的变化，若发现下肢肿胀异常、双侧周径不对称、渗出增多、新移植的皮片苍白、肉芽组织色白等，需警惕 DVT 的发生。

对于无临床症状的患者，则需通过辅助检查来明确。

1. D-二聚体检测：灵敏度高，$> 500\mu g \cdot L^{-1}$ 有参考价值，但特异性差，可用于急性期筛查、疗效评估、复发评估。

2. 彩色超声多普勒超声：灵敏度、准确性均高，诊断首选，适用于筛查和监测。对股腘静脉血栓诊断准确率高（$> 90\%$），对周围型小腿静脉丛血栓和中央型髂静脉血栓诊断的准确率较低。在超声检查前，按照深静脉血栓诊断的临床特征评分（Wells 评分），可将患有深静脉血栓的临床可能性分为高、中、低度。如连续两次超声检查均为阴性，对于低度可能的患者可以排除诊断，而对于高、中度可能的患者，建议作血管造影等影像学检查。

3. CT、MRI 静脉成像：可同时显示腹腔、盆腔和下肢深静脉。

4. 静脉造影：准确率高，不仅可以有效判断有无血栓、血栓部位、范围、形成时间和侧支循环情况，而且常被用来评估其他方法的诊断价值，目前仍是诊断下肢深静脉血栓的金标准。缺点是有创、造影剂过敏、肾毒性以及造影剂本身对血管壁的损伤等。

### 五、治疗和预防

#### （一）早期治疗

1. 抗凝治疗：抗凝是 VTE 的基本治疗，可抑制血栓蔓延，利于血栓自溶和管腔再通，降低 PE 发生率和病死率。DVT 患者需长期抗凝，抗凝治疗的时间根据 DVT 发生的原因、部位、有无肿瘤等情况确定。抗凝药物首选低分子量肝素，其他药物有普通肝素、直接 / 间接 Xa 因子抑制剂、维生素拮抗剂等。

2. 溶栓治疗：对于急性近端 DVT（髂、股、腘静脉）的出血风险的全身状况良好患者，预期生命 $> 1$ 年，可以使用溶栓治疗。药物可以选择尿激酶、链激酶、重组组织纤溶酶原激活剂（rt-PA）。急性高危 PTE，如无溶栓禁忌，推荐溶栓治疗；急性中高危 PTE，建议先给予抗凝治疗，并密切观察病情变化，一旦出现临床恶化且无溶栓禁忌，建议给予溶栓治疗；急性非高危 PTE 患者，不推荐常规溶栓治疗。

3. 下腔静脉滤器：下腔静脉滤器可以预防和减少 PE 的发生；对于髂、股静脉或下腔静脉内有漂浮血栓等情况可以植入下腔静脉滤器。

4. 手术取栓。

#### （二）长期治疗

1. 抗凝治疗：①药物及强度：维生素 K 拮抗剂（华法林）、直接 Xa 因子拮抗剂（利伐沙班）有效，INR 维持在 2.0 ～ 3.0；②抗凝的疗程：一过性危险因素且初发，华法林 3 月，危险因素不明者 6 ～ 12 月，反复复发则需长期。

2. 静脉活性药物：如黄酮类、七叶皂苷类。七叶皂苷类（如迈之灵、威利坦）具有抗炎、减少渗出、增加静脉血管张力、改善血液循环、保护血管壁等作用。黄酮类（如地奥司明）具有抗炎、促进静脉血液回流、减轻患肢肿胀和疼痛作用，从而改善症状。

3. 物理治疗：包括弹力袜、间隙气压治疗等。

### （三）烧伤 DVT 的预防

1. 评估

烧伤后 DVT 重在预防。尤其是男性，有吸烟、饮酒史，过度肥胖，年龄＞50 岁，烧伤面积＞20%，入住 ICU、多次手术、输血、机械通气；有深静脉穿刺置管，伴肺部感染等的中高风险患者需要积极的预防（包括药物预防）。因此对患者进行风险评估至关重要。在风险评估的基础上，监测 D- 二聚体等指标，然后综合分析，能更好地评估发生 VTE 的风险。

目前国内常用的 VTE 风险评估表是 Caprini 风险评估模型，在骨科、普外、血管外科、泌尿外科和修复重建外科等常规使用。但 Caprini 风险评估模型是否适合评估烧伤？国外有些研究提示该模型可用于评估烧伤患者 DVT 风险，但仍有不足之处：为评估 1 ～ 2 次手术制订，不包括烧伤的因素如 TBSA、吸入性损伤等。我们将烧伤高风险因素融入 Caprini 风险评估，制订出更适合烧伤患者的 DVT 风险评估表（表 4-10）。

### 表4-10　VTE风险评估（Caprini模型）

| 以下每项风险因素计 1 分 | | 以下每项风险因素计 2 分 | |
|---|---|---|---|
| □年龄为 41 ～ 60 岁<br>□下肢水肿（现患）<br>□静脉曲张<br>□肥胖（BMI ≥ 25）<br>□计划小手术<br>□败血症 | □急性心肌梗死<br>□充血性心力衰竭（＜1个月）<br>□卧床的内科患者<br>□炎症性肠病史<br>□大手术史（＜1个月）<br>□肺功能异常（COPD） | □年龄为 61 ～ 74 岁<br>□关节镜手术<br>□恶性肿瘤（既往或现患）<br>□腹腔镜手术（＞45 分钟）<br>□患者需要卧床（＞72 小时）<br>□石膏固定（＜1个月）<br>□吸入性损伤<br>□TBSA（10% ～ 30%）<br>小计：_____ | □中心静脉置管<br>□大手术（＞45 分钟） |
| □严重的肺部疾病，含肺炎（＜1个月）<br>□口服避孕药或激素替代治疗<br>□妊娠期或产后（＜1个月）<br>□不明原因死产，习惯性流产（≥3 次），早产伴有新生儿毒血症或发育受限<br>□其他风险因素：<br>□TBSA ＜ 10%<br>小计：_____ | | **以下每项风险因素计 3 分** | |
| | | □年龄≥ 75 岁<br>□DVT/PE 患者史<br>□因子 VLeiden 阳性△ | □血栓家庭病史*<br>□凝血酶原 G20210A 阳性△<br>□狼疮抗凝物阳性 |
| **以下每项风险因素计 5 分** | | □血清同型半胱氨酸升高<br>□肝素引起的血小板减少（HIT）<br>（不可使用肝素或任何低分子量肝素）<br>□抗心磷脂抗体升高<br>□其他先天或后天血栓形成<br>类型：_____<br>□TBSA（30% ～ 50%）<br>*最易漏诊的风险因素；△为欧美人群遗传相关的指标 | |
| □脑卒中（＜1个月）<br>□多发性创伤（＜1个月）<br>□选择性下肢关节置换术<br>□髋关节、骨盆或下肢骨折<br>□急性脊髓损伤（瘫痪）（＜1个月）<br>□TBSA ＞ 50%<br>小计：_____ | | | |

风险因素总分：_____

续表

| 风险因素总分 | 风险等级 | DVT 发生率 | 推荐预防方案 |
|---|---|---|---|
| 0 ~ 1 | 低危 | ＜ 10% | 早期活动 |
| 2 | 中危 | 10% ~ 20% | 药物预防或物理预防 |
| 3 ~ 4 | 高危 | 20% ~ 40% | 药物预防和（或）物理预防 |
| ≥ 5 | 极高危 | DVT 发生率 40% ~ 80%, 死亡率 1% ~ 5% | 药物预防和物理预防 |

□门诊小手术，无需VTE预防

### 抗凝药物的使用禁忌

活动性出血：
□ 慢性、显性出血＞ 48 小时
□ 活动性出血，24h 内输血多于 2U（800ml）

凝血功能异常：
□ 血小板减少（＜ $50×10^9$/L）
□ 血小板功能异常（药物、尿毒症、造血异常）
□ 凝血因子异常（VII 因子缺乏，严重肝病）
□ PT/APTT 升高（不含狼疮抑制剂）

器官出血风险：
□ 近期中枢神经系统出血，有出血风险的颅内 / 脊髓损伤
□ 近期行有高出血风险的大手术
□ 12h 内可能接受脊髓麻醉和腰麻穿刺
□ 高跌倒风险（头颅外伤）
□ 未控制的高血压
□ 其他：_____

### 物理预防的使用禁忌

□ 充血性心力衰竭，肺水肿或下肢严重水肿　　□ 下肢静脉血栓症、血栓（性）静脉炎或肺栓塞
□ 间歇充气加压装置和梯度压力弹力袜不适用于下肢局部情况异常（如皮炎、坏疽、近期接受皮肤移植手术）、下肢血管严重动脉硬化或其他缺血性血管病、下肢严重畸形等
□ 其他：_____

2. 预防策略

专科基本预防：缩短疾病疗程，鼓励患者早期下床运动；加强患者肢体的主、被动运动，严格深静脉穿刺、镇静镇痛等指征。

物理预防措施：使用弹力袜和间隙充气加压装置（intermittent pneumatic compression, IPC），但因创面的存在，其使用常受到限制。

药物预防：有普通肝素、低分子量肝素等。但目前在国内对于烧伤后 DVT 的药物预防仍有争议，因为目前烧伤科医生对 VTE 的患病率、肺栓塞发生率、预防 VTE 的适应证、低分子量肝素的剂量和持续时间，以及与 DVT 和低分子肝素有关的并发症都缺乏足够的认识，也缺少相关的多中心研究来提供足够的证据。支持抗凝预防的专家认为，烧伤患者具备 DVT 形成的三个主要因素，评估为中、高风险者应抗凝预防，且无症状的 DVT 并不少见，特别是下肢烧伤时创面肿胀，不易与 DVT 症状鉴别，猝死或许是 PE 所致；不支持抗凝预防的医师认为，虽然烧伤患者有 DVT 高危因素，但总体发病率并不高，基础预防即可，且肝素可致出血倾向和血小板减少症等。

无论如何，烧伤患者，特别是严重烧伤的患者，是发生 VTE 的高危人群。VTE 是可预防的。对于烧伤患者，应及时有效地评估和监测，尽量避免长时间深静脉置管，鼓励卧床患者早期肢体活动和锻炼，并预防性用药，是预防 VTE 的有效手段。

# 第十三节　烧伤 ICU 设置和管理

重症医学病房（intensive care unit，ICU）是以重症医学系统理论与实践为基础，专门从事重症患者救治的专业化队伍的临床基地，是来自临床各科室的重症患者和手术后高危患者的集中管理单位。烧伤 ICU 与普通 ICU 有很多相通之处，但也存在很大的不同和特殊性。烧伤 ICU 的从业者，不仅要具有一定的重症医学知识，还应熟知烧伤患者的病理生理变化，熟悉烧伤救治不同阶段的具体操作流程。本节从学科发展和定位的角度，浅谈烧伤 ICU 的设置和管理。

## 一、烧伤 ICU 的基本条件

烧伤 ICU 作为专科化的重症监护病房，负责集中收治各种原因导致的急危重烧伤患者，及时提供系统、持续、高质量的监护和救治。烧伤 ICU 的设置规模由收治烧伤重症患者的数量及病情严重程度的需要确定。

烧伤 ICU 应具有与其功能和任务相适应的场所、设备、设施和人员条件。烧伤 ICU 应设置独立病房，由符合条件的医师和护士等专业人员组织诊疗团队，为烧伤患者提供 24h 不间断的脏器功能监护和复苏救治，为重症烧伤救治提供支持。

烧伤 ICU 必须配备足够数量、受过专门训练，掌握烧伤和重症医学的基本理念、基础知识和基本操作技术，具备独立工作能力的医护人员。其中医师人数与床位数之比应大于 0.8：1，护士人数与床位数之比应大于 3：1，可根据需要配备适当数量的医疗辅助人员（呼吸治疗师、理疗师、专科药剂师等），有条件的医院可配备相关的设备技术与维修人员。

烧伤 ICU 应至少配备一名具有副高以上专业技术职务的医师全面负责诊疗工作。ICU 内必须配备必要的监测和治疗设备、设施，医院的相关科室也应具备足够的技术支持能力，能为烧伤 ICU 提供床边 B 超、X 线摄片等影像学，以及生化和细菌学等实验室检查。

## 二、烧伤 ICU 的管理制度

烧伤 ICU 应加强质量控制和管理，指定专（兼）职人员负责医疗质量和安全管理。应当建立和健全各项规章制度、岗位职责和相关技术规范、操作规程，并严格遵守执行，保证医疗服务质量。由于烧伤 ICU 运转和管理的特殊性，应在医院一般管理制度的基础上，制订针对烧伤 ICU 的管理制度，具体包括：烧伤 ICU 基本制度、烧伤 ICU 各级医护人员的职责、医护人员培训与上岗准入规范、烧伤 ICU 患者抢救程序、病情沟通制度、各类知情同意书规范、烧伤 ICU 不良事件防范与报告规范、烧伤 ICU 医院感染控制规范、烧伤重症患者分级管理制度等。

## 三、烧伤 ICU 的收治范围

1. 烧伤总面积 ≥ 30% TBSA 或三度面积 ≥ 10% TBSA 的成年烧伤患者。

2. 烧伤总面积 ≥ 10% TBSA 或面颈部烧伤面积 ≥ 3% 的烧伤患儿。

3. 烧伤面积或深度未达到上述标准，但合并严重吸入性损伤、严重复合伤、电击伤、严重基础性疾病的患者。

4.化学性烧伤且可能存在严重化学中毒的患者。

5.有心搏骤停或者需要手术治疗的包括闪电等所致的严重电烧伤患者。

6.可能严重影响呼吸功能的面颈部烧伤或合并吸入性损伤的患者。

7.怀疑可能由烧伤创面、烧伤感染或化学中毒引起的严重的多脏器功能障碍／衰竭、严重的脓毒症、脓毒症休克或其他危及生命的、需要严密监测的患者。

8.其他存在各种高危因素，具有潜在生命危险，经过严密的监护和有效的治疗可能减少死亡风险的烧伤患者。

### 四、烧伤 ICU 的常规管理

入住烧伤 ICU 的患者由烧伤重症专业医师负责管理，患者的相关专科情况应该由烧伤重症专业医师与相关专科医师共同协商处理。在条件成熟时，应考虑逐步对烧伤重症医学医师、护士实行高危技术操作授权许可制度，病定期对其进行培训和质量评估。

对入住烧伤 ICU 的患者实行疾病严重程度评估制度，用于评价烧伤 ICU 资源使用的适宜性与诊疗质量。医院应建立和完善烧伤 ICU 信息管理系统，确保烧伤 ICU 的医务人员及时获得医技科室的检查结果，以及质量管理与医院感染监控的信息。

### 五、烧伤 ICU 的医院感染管理

烧伤 ICU 病房的整体布局应该使放置病床的医疗区域、医疗辅助用房区域、污物处理区域和医务人员生活辅助用房区域等有相对的独立性，以减少各区域之间的感染，便于医院感染的控制。

烧伤 ICU 尤其是要加强医院感染的管理，严格执行手卫生规范及对特殊感染的隔离制度。对烧伤 ICU 内细菌的流行病学情况进行监控。对呼吸机相关肺炎、动静脉置管所致血流感染、留置导尿管所致感染进行监控。烧伤 ICU 应具备良好的通风、采光条件。医疗区域内的温度应维持在 $27 \sim 33℃$。具备足够的感应式洗手设备和手部消毒装置，单间每床 1 套，开放式病床至少每两床 1 套。三级甲等医院及有条件的医疗机构可考虑设置负压床单元。

### 六、烧伤 ICU 医务人员的基本技能要求

#### （一）医师基本技能要求

1.经过严格的专业理论和技术培训并考核合格。

2.掌握烧伤患者基本的病理生理变化知识以及烧伤救治的基本理论与技能；掌握重症患者重要的器官、系统功能监测和支持的理论与技能，对脏器功能及生命的异常信息具有足够的快速反应能力，包括：复苏、休克、严重感染、呼吸功能衰竭、心功能不全、严重心律失常、急性肾功能不全、中枢神经系统功能障碍、严重肝功能障碍、胃肠道功能障碍与消化道大出血、急性凝血功能障碍、严重内分泌与代谢紊乱、水电解质与酸碱平衡紊乱、肠内与肠外营养支持、镇静与镇痛、多器官功能障碍综合征、免疫功能紊乱、疾病危重程度评估方法等。

#### （二）护士基本技能要求

经过烧伤及重症医学专业培训，掌握烧伤及重症护理的基本理论和技能，考核合格。

## 七、烧伤 ICU 的必配设备

1. 每床配备完善的功能设备带或功能架，提供电、氧气、压缩空气和负压吸引等功能支持。每张监护病床装备电源插座 12 个以上，氧气接口 2 个以上，压缩空气接口 2 个和负压吸引接口 2 个以上。医疗用电和生活照明用电线路分开，每个床位的电源应该是独立的反馈电路供应。烧伤 ICU 病房应有备用的不间断电力系统和漏电保护装置，每个电路插座都应在主板上有独立的电路短路器。

2. 应配备适合重症烧伤患者的病床，包括配备防压疮床垫的大床、翻身床和悬浮床。

3. 每床配备床旁监护系统，进行心电、血压、脉搏血氧饱和度、有创压力监测等基本生命体征监护。为便于安全转运患者，每个重症加强治疗单元至少配备便携式监护仪一台。

4. 三级医院的烧伤 ICU 应该每床配备一台呼吸机，二级医院的 ICU 可根据实际需要配备适当数量的呼吸机，每床配备简易呼吸器（复苏呼吸气囊）。为便于安全转运患者，每个重症加强治疗单元至少配备便携式呼吸机一台。

5. 每床均应配备输液泵和微量注射泵，其中微量注射泵需每床 4 台以上，另配备一定数量的肠内营养输注泵。

6. 其他必备设备，如空气净化器、心电图机、血气分析仪、除颤仪、心肺复苏抢救装备车（车上备有喉镜、气管导管、各种管道接头、急救药品以及其他抢救用具等）、换药车、纤维支气管镜、升/降温设备及超声检查设备等。三级医院必须配置血液净化装置、血流动力学与氧代谢监测等设备。

## 八、烧伤 ICU 的选配设备

除上述必备设备外，有条件者可选配以下设备：简易生化仪和乳酸分析仪；闭路电视探视系统，每床一个成像探头；脑电双频指数监护仪（BIS）、输液加温设备、胃黏膜二氧化碳张力与 pHi 测定仪；呼气末二氧化碳代谢等监测设备；体外膜肺（ECMO）；代谢车；床边脑电图和颅内压监测设备；胸部震荡排痰装置；防止下肢深静脉血栓（DVT）形成的静脉压力泵；主动脉内球囊反搏（IABP）和左心辅助循环装置；无创多普勒血流动力学监测仪。

# 参考文献

韩春茂，王新刚.《国际烧伤协会烧伤救治实践指南》2018 版解读 [J]. 中华烧伤杂志，2021，37（2）：196-200. doi:10.3760/cma.j.cn501120-20191129-00447.

黄跃生. 烧伤 // 陈孝午. 外科学（第 1 版）[M]. 北京：人民卫生出版社，2002：257-272.

黎鳌. 黎鳌烧伤学 [M]. 上海：上海科学技术出版社，2001.

《抗菌药物临床应用指导原则》修订工作组. 抗菌药物临床应用指导原则（2015 年版）[M]. 北京：人民卫生出版社，2015.

彭毅志，袁志强. 烧伤感染术语及诊断标准的商榷 [J]. 中华烧伤杂志，2007，23（6）：404-405.

肖光夏. 烧伤感染的现状、对策与防治新动向 [J]. 中华烧伤杂志，2007，23（2）：81-83.

许伟石. 烧伤创面细菌生态和抗生素治疗 [J]. 中华烧伤杂志，2008，24（5）: 334-336.

杨海波. 肠源性脓毒症诊治新进展 [J]. 医学综述，2010，16（10）: 1508-1511.

中华医学会. 临床技术操作规范——烧伤分册 [M]. 北京：人民军医出版社，2004.

中华医学会. 临床诊疗指南——烧伤外科学分册 [M]. 北京：人民卫生出版社，2007: 24-38.

Church D, Elsayed S, Reid O, et al. Burn wound infections[J]. Clin Microbiol Rev, 2006, 19(2): 403-434.

Csenkey A, Jozsa G, Gede N, et al. Systemic antibiotic prophylaxis does not affect infectious complications in pediatric burn injury: A meta-analysis[J]. PLoS One, 2019, 14(9): e0223063. doi:10.1371/journal.pone.0223063.

Grundmann H, Barwolff S, Tami A, et al. How many infections are caused by patient-to-patient transmission in intensive care units?[J]. Crit Care Med, 2005, 33(5): 946-951.

Horton J W, Maass D L, White J, et al. Reducing susceptibility to bacteremia after experimental burn injury: A role for selective decontamination of the digestive tract [J]. J Appl Physiol, 2007, 102(6): 2207-2216.

Karaiskos I, Antoniadou A, Giamarellou H. Combination therapy for extensively-drug resistant gram-negative bacteria[J]. Expert Rev Anti Infect Ther, 2017, 15(12): 1123-1140. doi: 10.1080/14787210.2017.1410434.

Kengkla K, Kongpakwattana K, Saokaew S, et al. Comparative efficacy and safety of treatment options for MDR and XDR Acinetobacter baumannii infections: A systematic review and network meta-analysis[J]. J Antimicrob Chemother, 2018, 73(1): 22-32. doi:10.1093/jac/dkx368.

Lachiewicz A M, Hauck C G, Weber D J, et al. Bacterial infections after burn injuries: Impact of multidrug resistance[J]. Clin Infect Dis, 2017, 65(12): 2130-2136. doi:10.1093/cid/cix682.

Luo G, Tan J, Peng Y, et al. Guideline for diagnosis, prophylaxis and treatment of invasive fungal infection post burn injury in China 2013[J]. Burn Trauma, 2014, 2: 45-52. doi: 10.4103/2321-3868.130182.

Palmieri T L. Infection prevention: Unique aspects of burn units[J]. Surg Infect (Larchmt), 2019, 20(2): 111-114.

Pham T N, Cancio L C, Gibran N S. American Burn Association Practice Guidelines: Burn Shock Resuscitation. J Burn Care & Research, 2008, 29: 257-266.

Ramos G, Cornistein W, Cerino GT, et al. Systemic antimicrobial prophylaxis in burn patients: Systematic review[J]. J Hosp Infect, 2017, 97(2): 105-114. doi:10.1016/j.jhin.2017.06.015.

Schofield C M, Murray C K, Horvath E E, et al. Correlation of culture with histopathology in fungal burn wound colonization and infection [J]. Burns, 2007, 33(3): 341-346.

Souto E B, Ribeiro A F, Ferreira M I, et al. New nanotechnologies for the treatment and repair of skin burns infections[J]. Int J Mol Sci, 2020, 21(2).